"十二五"职业教育国家规划教材
经全国职业教育教材审定委员会审定

YINGYANG YU SHANSHI

营养与膳食

（第2版）

张金梅 主编

高等教育出版社·北京

内容简介

本书是“十二五”职业教育国家规划教材。

本书内容包括绪论，热能与营养素，各类食物的营养价值，合理营养与膳食，营养调查，医院膳食，肠内营养与肠外营养，以及营养、膳食与疾病。本书注重实际和整套书的统一与完整，以必需、新颖、实用、适用为原则，辅以相关链接等方式介绍了一些营养学科的最新学术观点、动态及相关知识，在保证“三基”、“五性”的前提下，体现简洁、条理、新颖、有趣等特点。

本书可作为高等职业院校、高等专科院校、成人高等院校、本科院校二级学院、本科院校高职教育护理专业及相关专业学生学习用书，也可供五年制高职院校、中等职业学校及其他有关人员参考使用。

图书在版编目（CIP）数据

营养与膳食 / 张金梅主编 .--2 版 .-- 北京：高等教育出版社，2014.11（2016.12重印）
ISBN 978-7-04-041204-8

Ⅰ. ①营… Ⅱ. ①张… Ⅲ. ①营养学－高等职业教育－教材②膳食－食物营养－高等职业教育－教材 Ⅳ. ①R151

中国版本图书馆 CIP 数据核字（2014）第 232433 号

策划编辑 肖 娴　责任编辑 肖 娴　封面设计 李小璐　版式设计 于 婕
责任校对 孟 玲　责任印制 赵义民

出版发行	高等教育出版社	网　　址	http://www.hep.edu.cn
社　　址	北京市西城区德外大街4号		http://www.hep.com.cn
邮政编码	100120	网上订购	http://www.landraco.com
印　　刷	北京市密东印刷有限公司		http://www.landraco.com.cn
开　　本	787mm×1092mm 1/16		
印　　张	13.5	版　　次	2009年8月第1版
字　　数	300千字		2014年12月第2版
购书热线	010-58581118	印　　次	2016年12月第4次印刷
咨询电话	400-810-0598	定　　价	24.00 元

物 料 号 41204-00

编写人员

主　编　张金梅

编　委（以姓氏汉语拼音为序）

冯晓昕（唐山职业技术学院）

高欢玲（山西医科大学汾阳学院）

黄　回（浙江大学医学院）

李焕勇（滨州职业学院）

梁　芳（山西医科大学第一医院）

王志凡（西北民族大学医学院）

张金梅（山西医科大学汾阳学院）

出版说明

教材是教学过程的重要载体，加强教材建设是深化职业教育教学改革的有效途径，推进人才培养模式改革的重要条件，也是推动中高职协调发展的基础性工程，对促进现代职业教育体系建设，切实提高职业教育人才培养质量具有十分重要的作用。

为了认真贯彻《教育部关于"十二五"职业教育教材建设的若干意见》（教职成〔2012〕9号），2012年12月，教育部职业教育与成人教育司启动了"十二五"职业教育国家规划教材（高等职业教育部分）的选题立项工作。作为全国最大的职业教育教材出版基地，我社按照"统筹规划，优化结构，锤炼精品，鼓励创新"的原则，完成了立项选题的论证遴选与申报工作。在教育部职业教育与成人教育司随后组织的选题评审中，由我社申报的1 338种选题被确定为"十二五"职业教育国家规划教材立项选题。现在，这批选题相继完成了编写工作，并由全国职业教育教材审定委员会审定通过后，陆续出版。

这批规划教材中，部分为修订版，其前身多为普通高等教育"十一五"国家级规划教材（高职高专）或普通高等教育"十五"国家级规划教材（高职高专），在高等职业教育教学改革进程中不断吐故纳新，在长期的教学实践中接受检验并修改完善，是"锤炼精品"的基础与传承创新的硕果；部分为新编教材，反映了近年来高职院校教学内容与课程体系改革的成果，并对接新的职业标准和新的产业需求，反映新知识、新技术、新工艺和新方法，具有鲜明的时代特色和职教特色。无论是修订版，还是新编版，我社都将发挥自身在数字化教学资源建设方面的优势，为规划教材开发配备数字化教学资源，实现教材的一体化服务。

这批规划教材立项之时，也是国家职业教育专业教学资源库建设项目及国家精品资源共享课建设项目深入开展之际，而专业、课程、教材之间的紧密联系，无疑为融通教改项目、整合优质资源、打造精品力作奠定了基础。我社作为国家专业教学资源库平台建设和资源运营机构及国家精品开放课程项目组织实施单位，将建设成果以系列教材的形式成功申报立项，并在审定通过后陆续推出。这两个系列的规划教材，具有作者队伍强大、教改基础深厚、示范效应显著、配套资源丰富、纸质教材与在线资源一体化设计的鲜明特点，将是职业教育信息化条件下，扩展教学手段和范围，推动教学方式方法变革的重要媒介与典型代表。

教学改革无止境，精品教材永追求。我社将在今后一到两年内，集中优势力量，全力以赴，出版好、推广好这批规划教材，力促优质教材进校园、精品资源进课堂，从而更好地服务于高等职业教育教学改革，更好地服务于现代职教体系建设，更好地服务于青年成才。

高等教育出版社
2014年10月

第2版前言

本书是“十二五”职业教育国家规划教材。本次修订的指导思想和内容是在遵循高职高专学生培养目标和要求的基础上，密切结合《高等职业学校专业教学标准（试行）》提出的培养高素质技能型人才的需求，进行充分调研，征求部分专家意见，最终确定的。

本次教材修订注重编写团队的开放性，吸纳了医院营养师的参与。在原教材基础上，把握教材编写的深度和广度，使内容不同于本科教材，高于中职教材但又与其有所衔接，以适应高职高专学生的教学规律，并增加与职业资格鉴定要求相关的内容，服务于学生获得“双证书”的需求。根据营养与膳食课程教学的基本要求，剔除不合时宜的教学内容，吸收营养学和相关专业的新知识、新技术及新的学术观点和动态，充实、完善、更新教材内容，如增加了中国营养学会第十一次全国营养科学大会暨DRIs国际研讨会（2013年5月15－17日，杭州）的新观点——用低聚配方制剂替换要素膳等。在保持原有编写体例的基础上，吸取同类教材的优点，从新颖、实用、适用的角度选取教学内容，使教材内涵更丰富，并具有一定的先进性和前瞻性。教材层次分明，布局合理，各章节衔接紧密，内容由浅入深，以表格代替一些文字描述，以食谱举例加深学生对营养、膳食与疾病的理解，以相关链接拓展学生的视野，符合教学规律及高职高专学生接受知识的思维方式，符合高职教育工学结合、学做一体的人才培养模式。

全书编写老师及负责的内容分别是：绪论及第1章1～6节张金梅，7～8节王志凡；第2～4章冯晓昕；第5～6章黄回；第7章1～3节高欢玲，4～5节李焕勇和梁芳，第6节王志凡，第7节黄回。

本教材在编写过程中，吸取了近年来许多营养学书籍、杂志之精华及相关学科的知识，在此对这些作者表示诚挚感谢。特别感谢兰州医科大学王玉教授对本教材修订提出的宝贵意见，感谢乔晓霞老师对稿件的认真校对。谨向所有支持、帮助本教材编写和出版工作的组织、领导、同行及编者致谢。

限于水平和时间有限，可能存在不足和错误，恳请读者予以指正！

张金梅

2014年9月

第 1 版前言

营养与膳食与人们日常生活密切相关。人们每天必须摄入一定量的食物，来满足身体的营养需要，维持自身的健康。合理的营养与膳食可预防疾病，延长寿命，也可影响疾病的转归及预后。学习和掌握营养与膳食的基本知识与技能是适应现代高等护理教育的需要，也是护理专业学生为服务对象提供整体护理所必需的。

本书适用人群为高职高专护理专业学生，旨在培养高职高专应用型人才。因此，本教材以必需、实用、够用为原则，注重学生基础知识和能力的培养，又通过链接等方式增加了相关知识与学科最新动态，使教材具有一定的先进性和前瞻性，并舍弃一些文字的赘述，列出了大量的表格以方便学习和记忆。本书共分七章，主编为张金梅，参编人员有王志凡、王忠霞、冯晓昕、黄回、高欢玲。绪论及第 1 章 1 ~6 节由张金梅（山西医科大学汾阳学院）编写，7 ~8 节由王志凡（西北民族大学医学院）编写，第 2 ~4 章由冯晓昕（唐山职业技术学院）编写，第 5 ~6 章由黄回（浙江大学医学院）编写，第 7 章第 1 ~3 节由高欢玲（山西医科大学汾阳学院）、张金梅编写，第 4 节由王忠霞（山西医科大学公共卫生学院）、黄回编写，第 5 ~6 节由王忠霞、冯晓昕编写，第 7 节由黄回编写。

本书汲取了近年来许多营养学书籍、杂志中之精华及相关学科的知识，充实了本书的内容，在此对这些作者表示衷心的感谢。在本书的编写过程中，承蒙兰州医科大学王玉教授的悉心指导，主审全书；每位参编者单位领导、同事及家人也都给予了大力支持与帮助，在此表示诚挚的感谢。此外，我们谨向所有支持本教材编写出版工作的组织、领导、编辑同志们表示诚挚的谢意！

本教材编写人员都从事本专业教学工作多年，有一定的实践经验，但限于篇幅及时间等原因，可能存在不足之处，热切希望得到来自各方面的批评意见，以便在修订时加以改进，使教材质量不断提高。

张金梅

2009 年 3 月

目 录

绪论

膳食、营养与人类生活息息相关，为了维持生存和健康的生活，人类每天都必须从膳食中获取各种营养物质。膳食是指每餐所食用的各种食物种类、质量，是经相互搭配以及一定的加工烹调而形成的一组食物。膳食中含有的能被人体消化吸收，并且具有一定生理功能的成分称为营养素(nutrient)。人体所需要的营养素有七大类：即蛋白质、脂类、糖类、维生素、矿物元素、膳食纤维和水。机体摄取、消化、吸收和利用食物中的营养素以维持正常的生理、生化、免疫功能以及生长发育、新陈代谢等生命活动的整个过程称为营养(nutrition)。营养学(nutriology)则是研究机体营养规律以及改善措施的科学，即研究食物中对人体有益的成分及人体摄取和利用这些成分以维持、增进健康的规律和机制，在此基础上采取各种措施改善人类健康，提高生命质量。

营养学的形成和发展与国民经济和科学技术水平紧密相连，早在三千年前，医学名著《黄帝内经·素问》中就提出了“五谷为养，五果为助，五畜为益，五菜为充，气味合而服之，以补精益气”的思想。它是根据人们多年的实践经验加以总结而形成的古代朴素的营养学说，是符合现代营养科学观点的膳食模式，可以认为是世界上最早的“食物归类和膳食指南”。随着科技的进步，人民生活水平的提高，营养、膳食与人类的健康越来越被重视，许多研究表明营养与膳食不仅影响人的生长发育、体质、工作效率等，同时与心脑血管疾病、糖尿病、癌症等慢性病的发生、发展以及人群的亚健康状态有着密切的联系。合理营养与膳食已成为预防和治疗这些疾病的重要手段。2005 年 5 月发布的吉森宣言(Giessen declaration)以及同年 9 月第十八届国际营养学大会上均提出了营养学的新定义：营养学是一门研究食品体系、食品和饮品及其营养成分与其他组分和它们在生物体系、社会和环境体系之间及之内的相互作用的科学。新营养学强调营养学是生物学、社会学和环境科学三位一体的综合学科。

营养与膳食属于营养学研究的重要范畴，主要内容包括热能与营养素，各类食物的营养价值，合理营养与平衡膳食，营养调查，医院膳食，肠内与肠外营养，营养、膳食与疾病等。

良好的营养可维持机体正常的生理功能、促进健康和生长发育、增强体质、预防疾病，某些营养素长期摄取不足或过多就可能发生相应的营养缺乏或过剩的危害，影响机体健康。为了帮助人们合理安全地摄入各种营养素，避免营养不良，许多国家的营养学术团体均制定了适宜自己国民需要的膳食营养素参考摄入量(dietary reference intakes, DRIs)。DRIs 是为了保证人体合理摄入营养素而设定的每日平均膳食营养素摄入量的一组参考值。为了适应国际上的发展趋势，2000 年中国营养学会制定了适宜于我国各类人群的《中国居民膳食营养素参考摄入量》(简称《中国居民 DRIs》)，主要包括 4 个指标：平均需要量、推荐摄入量、适宜摄入量和可耐受最高摄入量。

平均需要量(estimated average requirement, EAR)　EAR 是指某一特定性别、年龄及生理状况群体中的所有个体对某种营养素需要量的平均值。EAR 可用于评价或计划群体的膳食摄入量,或判断个体某营养素摄入量不足的可能性。摄入量达到 EAR 水平时可以满足群体中 50% 个体对该营养素的需要。

推荐摄入量(recommended nutrient intake,RNI) RNI 是指可以满足某一特定性别、年龄及生理状况群体中绝大多数个体(97% ~98%)需要量的某种营养素摄入水平。RNI 是个体适宜营养素摄入水平的参考值,是健康个体膳食摄入营养素的目标。长期摄入 RNI 水平,可以维持组织中有适当的储备。摄入量低于 RNI 时并不一定表明该个体未达到适宜营养状态,但如果某一个体的平均摄入量达到或超过了 RNI,则可认为该个体没有摄入不足的危险。它相当于以前的推荐膳食供给量(recommended dietary allowances,RDA)。

适宜摄入量(adequate intake,AI) AI 是通过观察或实验获得的健康群体某种营养素的摄入量。AI 也可作为群体中个体营养素摄入量的目标,能满足该群体中几乎所有个体的需要。但 AI 可能高于 RNI,准确性远不及 RNI。健康个体摄入量达到 AI 时,出现营养缺乏的危险性很小;长期摄入超过 AI 时,则有可能产生毒副作用。

可耐受最高摄入量(tolerable upper intake level,UL) UL 是营养素或食物成分的每日摄入量的安全上限,是一个健康人群中几乎所有个体都不会产生毒副作用的最高摄入水平。在大多数情况下,UL 包括膳食、强化剂和添加剂等各种来源的营养素之和。当摄入量超过 UL 时,损害健康的危险性随之增大,因此,UL 的主要用途是检查个体摄入量过高的可能,用以指导安全消费,避免发生中毒。目前有些营养素还没有足够的资料来制定其 UL,并不意味着过多摄入这些营养素没有潜在的危险。

近十几年来,国内外营养科学得到了很大发展,有关国际组织和许多国家的营养学术团体先后对 DRIs 进行了修订。中国营养学会根据中国居民营养监测结果和营养需要量研究进展,应用循证营养学研究资料,结合国内外营养学研究成果以及发展我国营养学科的需要,也对《中国居民 DRIs》进行了修订,于 2014 年 6 月发布了《中国居民膳食营养素参考摄入量速查手册(2013 版)》,在 2000 版的基础上增加了与非传染性慢性病(non-communicable chronic diseases,NCD)有关的三个指标:宏量营养素可接受范围、预防非传染性慢性病的建议摄入量和特定建议值。纳入的营养素包括能量与宏量营养素、维生素、矿物质及水和其他膳食成分 4 类,合计 67 项。

宏量营养素可接受范围(acceptable macronutrient distribution ranges,AMDR) AMDR 指蛋白质、脂肪和糖类理想的摄入量范围,该范围可以提供人体对这些必需营养素的需要,并且有利于降低慢性病的发生危险,常用占能量摄入量的百分比表示。AMDR 显著特点之一是具有上限和下限,摄入量达到 AMDR 的下限可以保证人体对能量和营养素的生理需要,而低于其上限则有利于降低慢性病的发生风险。

预防非传染性慢性病的建议摄入量(proposed intakes for preventing non-communicable chronic diseases,PI-NCD,**简称建议摄入量**,PI) PI 是以非传染性慢性病(NCD)的一级预防为目标,提出的必需营养素的每日摄入量。当 NCD 易感人群某些营养素的摄入量接近或达到 PI 时,可以降低他们发生 NCD 的风险。

特定建议值(specific proposed levels,SPL) SPL 是指某些疾病易感人群膳食中具有改善人体生理功能、预防慢性疾病生物学作用的营养素以外的某些膳食成分摄入量达到或接近这个建议水平时,有利于维护人体健康。

目前，尽管我国人民生活总体上已达到小康水平，但由于经济发展的不平衡，一些地区营养缺乏问题仍较严重，而另一些地区营养过剩，肥胖和一些慢性病则有日益增长的趋势。因此，今后一段时期，我国营养科学工作的重点是加强和推广 DRIs 的宣传和应用；开发食物新资源，完善营养法规体系；保障整个生命过程的良好营养，有效控制膳食相关慢性疾病；改善我国居民营养状况，全面提高国民素质，延长健康寿命。

（张金梅）

第一章　热能与营养素

学习目标

1. 掌握食物特殊动力作用、必需氨基酸、蛋白质消化率、蛋白质生物价、蛋白质功效比值、蛋白质互补作用、限制氨基酸、必需脂肪酸、维生素、膳食纤维等概念。
2. 掌握人体热能消耗的组成部分。
3. 掌握评价膳食蛋白质和脂类营养价值的主要指标。
4. 掌握宏量元素与微量元素的概念。
5. 掌握影响钙、铁、锌吸收的因素。
6. 熟悉各类营养素的营养学意义与缺乏病。
7. 熟悉各类营养素的膳食来源及参考摄入量。
8. 熟悉钙、铁、锌、碘、硒的生理功能及缺乏症。
9. 熟悉各种矿物元素的膳食来源及参考摄入量。
10. 熟悉水的生理功能与需要量。
11. 了解各类维生素的营养状况鉴定。
12. 了解各类维生素的理化性质。
13. 了解水的来源。

第一节　热　　能

热能(thermal energy)又称热量、能量等,它是生命的能源。在体内,热量维持体温的恒定并不断地向环境中散发,并维持各种生命活动和体力活动的正常进行。没有热能人类就不可能生存。人体所需的热能均来源于我们日常的膳食,具体为来自膳食中的蛋白质、脂类和糖类,它们三者称为产热营养素(energy source nutrient)。它们进入机体后经过分解代谢释放热能,满足机体需要。此外,酒中所含的乙醇也可产生热能,称为纯热能食物。现代营养学研究认为每克膳食纤维在人体内也能产生大约 8.4 kJ 热能。

一、热能单位与热能系数

(一) 热能单位

营养学上惯用的热能单位是千卡(kilocalories,kcal),1 kcal 即指 1 000 g 的纯水由 15℃ 上升到 16℃ 所需要的能量。现国际上通用焦耳(Joules,J),1 J 是 1 牛顿的力将 1 kg 的物体移动 1 m 所需要的能量。为了实用,常以千焦耳(kJ)或兆焦耳(MJ)来计算。

$$1\ \text{kcal} = 4.184\ \text{kJ}$$
$$1\ \text{kJ} = 0.239\ \text{kcal}$$
$$1\ \text{MJ} = 1\ 000\ \text{kJ} = 10^6\ \text{J}$$

（二）热能系数

每克糖类、脂肪、蛋白质在体内氧化产生的热能值称热能系数。它们在体外完全氧化可分别产生 17.15 kJ(4.10 kcal)、39.54 kJ(9.45 kcal)、23.64 kJ(5.65 kcal)的热能；糖类和脂肪在体内可以完全氧化生成 H_2O 和 CO_2，所产生的热能与体外所测值相同；蛋白质在体内不能完全氧化，其终产物除 H_2O 和 CO_2 外，还有尿素、尿酸、肌酐等含氮化合物不能再继续分解而排出体外，每克蛋白质产生的这些含氮物质在体外完全氧化还可产生 5.44 kJ(1.30 kcal)热能。此外，考虑三种营养素在消化道内消化吸收率分别为 98%、95%、92%，故三种营养素的热能系数为：

糖类 17.15 kJ/g × 98% = 16.81 kJ/g(4.02 kcal/g)

脂肪 39.54 kJ/g × 95% = 37.56 kJ/g(8.98 kcal/g)

蛋白质(23.64 − 5.44) kJ/g × 92% = 16.74 kJ/g(4.00 kcal/g)

我国蛋白质消化吸收率一般为 80.5%，这比西方学者报道的低很多，顾景范教授根据我国资料统计得出蛋白质热能系数为 13.81 kJ/g(3.30 kcal/g)。

二、人体热能消耗

一般情况下，健康成人摄入的热能与消耗的热能保持着动态平衡。热能消耗主要用于维持基础代谢、体力活动和食物特殊动力作用三方面的需要，儿童还应包括机体生长发育所需的热能消耗，孕妇和乳母还应满足胎儿生长、母体组织储备和授乳的热能需要。

（一）基础代谢及其影响因素

1. 基础代谢(basal metabolism)　指人处于空腹、静卧、室温 18 ~ 25℃ 及清醒状态下测定的维持体温、心跳、呼吸等机体最基本生命活动所必需的热能消耗。单位时间内人体单位体表面积所消耗的基础代谢能即为基础代谢率(basal metabolism rate, BMR)。BMR 占每日热能总消耗的比例最大，占 60% ~ 75%。体表面积可以查表，亦可按公式计算：

体表面积(m^2) = 0.006 1 × 身高(cm) + 0.012 8 × 体重(kg) − 0.152 9(Stevenson, 1926)

体表面积(m^2) = 0.006 59 × 身高(cm) + 0.012 6 × 体重(kg) − 0.160 3(中国赵松山，1984)

基础代谢所耗热能可以以人体体表面积乘以不同年龄、性别的 BMR，再乘以 24 h 计算而来。Harris 和 Benedict 提出的公式可以直接计算 24 h 的基础代谢消耗热能(basic energy expenditure, BEE。单位：kcal，1 kcal = 4.184 kJ)。

男：BEE = 66.473 0 + 13.75 × 体重(kg) + 5.003 3 × 身高(cm) − 6.755 0 × 年龄(岁)

女：BEE = 65.095 5 + 9.463 × 体重(kg) + 1.849 6 × 身高(cm) − 4.675 6 × 年龄(岁)

一般成年人也可按男性 1 kcal/(kg · h)，女性按 0.95 kcal/(kg · h)粗略地估算基础代谢所耗热能。1985 年，世界卫生组织(WHO)报告提出以静息代谢率(resting metabolism rate,

RMR）代替 BMR。静息代谢的热能消耗（resting energy expenditure，REE）是维持身体正常功能和稳态的能量消耗，测定过程要求全身处于休息状态。在进食后 3～4 h 测定，此时机体仍处于正常的消化活动，这种状态比较接近人体的休息状态。它比基础代谢消耗的能量略高。美国第 10 版 RDA 推荐的膳食营养素供给量中提出，在实际工作中，BMR 与 REE 二者之值相差小于 10%。因此，这两个概念也可以通用。

2. 影响基础代谢的因素

（1）体表面积与体型：体表面积越大，向外环境散热越快，BMR 亦越高。同等体重者，矮胖的人较瘦高的人相对体表面积小，因此其 BMR 相对低些。

（2）年龄与性别：女性的 BMR 比男性低 5%～10%。婴儿时期，因为身体组织生长旺盛，BMR 最高，随年龄的增长代谢缓慢地降低，BMR 也逐渐降低。一般每隔 10 年降低约 2%。

（3）环境温度与气候：环境温度在 18～25℃时人体的基础代谢最低，在低温或高温环境中，代谢都会有不同程度的增高。一般严寒地区居民 BMR 约比温带同种居民的 BMR 高 10%。

（4）内分泌：许多腺体（如甲状腺、肾上腺等）分泌的激素对细胞代谢起调节作用，激素分泌异常可影响 BMR。如甲状腺功能亢进时，可致 BMR 比正常人平均值增高 40%～80%。

（5）其他因素：严重饥饿及长期营养不良、药物及交感神经活动等因素都可影响基础代谢。

（二）体力活动热能消耗

体力活动热能消耗是肌肉活动所需的热能消耗。体力活动是影响人体热能消耗的最主要因素，同时也是个体耗能差别的最大影响因素。肌肉越发达，体重越重者，做相同活动所消耗的热能越多；劳动强度越大，持续时间越长，工作越不熟练，其所消耗的热能也就越多。

相关链接

体力活动比

现采用体力活动比（physical activity rate，PAR）来表示体力活动的热能消耗。体力活动比是每分钟测定每一种体力活动的热能消耗，按 BMR 的倍数表示或按 REE 的倍数表示均可。所以，不同性别不同体重的人进行同一活动，体力活动比非常相似。按体力活动比值区分各种动作的劳动强度，1.0～2.5 为轻度劳动，2.6～3.9 为中度劳动，4.0 以上为重度劳动。

摘自：顾景范，杜寿玢，查良锭，等. 现代临床营养学. 北京：科学出版社，2003：5.

（三）食物特殊动力作用

食物特殊动力作用（specific dynamic action，SDA）也称食物的热效应（thermic effect of food，TEF）。它是食物在消化、吸收、转运、代谢和储存过程中需要额外消耗的热能，这种因消化食物而引起的热能额外消耗称食物的热效应。食物热效应在餐后 1 h 达最高，4 h 后消失。不同的成分其食物的热效应各有差异，其中以蛋白质食物热效应最大，相当于本身产生热能的 30%，糖类为 5%～6%，脂肪为 4%～5%。混合性膳食的食物热效应相当于基础代谢的 10%。

三、膳食热能来源与能量需要量

（一）膳食热能来源

相关链接

总能量消耗量（TEE）测定的五种方法

1. 双标水法
2. 能量平衡观察法
3. 气体代谢法
4. 生活观察法
5. 运动传感器法

摘自：中国营养学会第十一次全国营养科学大会暨 DRIs 国际研讨会（2013.5.15－17 杭州）的《学术报告及论文摘要汇编》上册 99 页

人体热能的膳食来源主要为食物中的糖类、脂肪及蛋白质。这三种产热营养素普遍存在于各种食物中。谷类和薯类食物含糖类较多，是膳食热能最经济的来源；干豆类、坚果、种子类、肉类、鱼虾蟹贝类、乳类、蛋类富含蛋白质和脂肪，是膳食热能的重要来源。糖、酒、油脂类属纯热能食物，果蔬类含热能较少。根据我国居民的饮食习惯兼顾营养素之间的平衡，主张蛋白质占总热能的 10%～15%，脂肪占总热能的 20%～30%，糖类占总热能的 50%～65% 为宜。

（二）能量需要量

能量需要量（estimated energy requirement，EER）是指能长期保持良好的健康状态、维持良好的体型和机体构成及理想活动水平的个体或群体，达到能量平衡时所需要的膳食能量摄入量。群体的能量推荐摄入量直接等同于该群体的能量平均需要量，因此，能量的推荐摄入量不用推荐摄入量表示，而直接用能量需要量来描述。详见附录 I 表 1。

第二节 蛋 白 质

蛋白质是一切生命的物质基础，是细胞组成部分中含量最丰富、功能最多的高分子有机物质，约占细胞固体成分的 80%。营养学上按照蛋白质中必需氨基酸的含量及相对构成将蛋白质分为三类：① 完全蛋白质，也叫优质蛋白质，其所含必需氨基酸种类齐全，数量充足，比例适当，不仅能维持成人的健康，也可促进儿童的生长发育，如乳类蛋白、蛋类蛋白。② 不完全蛋白质，缺少一种或数种人体必需氨基酸，既不能维持成人的健康，也不能促进儿童的生长发育，如动物结缔组织中的蛋白。③ 半完全蛋白质，介于二者之间，如玉米中的醇溶谷蛋白。

一、蛋白质的营养学意义

（一）构成组织，提供生长、更新和修补组织的材料

蛋白质是构成机体组织的重要成分，成年人体重的 16%～19% 为蛋白质，即一位体重60 kg的

成年男子有9.6~11.4 kg的蛋白质。体内的这些蛋白质处于不断地分解、重建及修复的动态平衡中。每天约有3%的蛋白质参与更新,即使机体完全不摄入蛋白质,体内仍然进行着蛋白质的分解和合成。因此,为了维持机体的氮平衡,每日必须从膳食中摄取一定量的蛋白质。

当摄入氮与排出氮相等时,机体处于零氮平衡,摄入的氮主要参与组织蛋白的更新,见于正常成年人;若摄入氮大于排出氮时,则为正氮平衡,摄入的氮除维持组织更新外,主要用于合成新的组织,满足机体生长发育,见于婴幼儿、孕妇、乳母及疾病恢复期病人;摄入氮小于排出氮时,为负氮平衡,此时机体组织蛋白被降解,见于饥饿、慢性消耗性疾病病人。应注意尽可能避免负氮平衡,以保持健康、促进疾病康复和延缓衰老。

(二)维持体液及酸碱平衡

血浆蛋白帮助维持身体内的体液平衡。血浆蛋白浓度降低,血浆渗透压也下降,血浆中的水分流入组织引起水肿。血浆中的"蛋白质钠盐/蛋白质"为一缓冲对,维持血液酸碱度恒定在弱碱性(pH 7.35~7.45)。

(三)调节机体生理生化及免疫功能

酶的催化作用、激素的调节功能、血浆蛋白的运输功能、胶原蛋白的支架作用及抗体的免疫作用等都需要充足的蛋白质来完成。近年来一些研究发现,许多蛋白质降解的肽也具有特有的生理功能。

(四)供给必需氨基酸

必需氨基酸是人体不能合成或合成速率不能满足机体需要,必须由膳食供给的氨基酸,共有9种,即苏氨酸、色氨酸、苯丙氨酸、缬氨酸、赖氨酸、蛋氨酸、亮氨酸、异亮氨酸和组氨酸(为婴儿必需)。其余的氨基酸均为非必需氨基酸。非必需氨基酸并非不重要,而是它们在体内可以合成,不一定由膳食供给。

(五)供给热能

通常情况下供能不是蛋白质的主要功能,但也有一小部分氨基酸不被利用合成新的蛋白质而分解产热。每克蛋白质可产生16.81 kJ(4.02 kcal)的热能,人体每日所需要的热能有10%~15%来自蛋白质。

二、膳食蛋白质营养价值评价

膳食蛋白质营养价值取决于它的含量及构成成分,蛋白质含量高,必需氨基酸种类齐全,数量充足,比例越接近人体需要,其蛋白质营养价值就越高。

(一)膳食蛋白质含量

膳食蛋白质含量是评价膳食蛋白质营养价值的基础指标。蛋白质含氮量一般在16%左右,根据测定的含氮量乘以6.25(100/16)即为蛋白质含量。不同食物蛋白质含量不同,一般动物性食物蛋白质含量多在10%~20%,豆类含量20%~40%,粮谷类含量为10%左右,薯类、蔬菜、水果类等含量较低。

（二）蛋白质消化率

蛋白质消化率（protein digestibility）是指膳食蛋白质被机体消化酶消化分解的程度。消化率高，则表示蛋白质容易被消化酶分解为氨基酸，被机体吸收利用得多，说明其营养价值高。公式表示如下：

$$\text{蛋白质消化率}=\frac{\text{氮吸收量}}{\text{摄入氮量}}\times 100\%=\frac{\text{摄入氮量}-(\text{粪氮}-\text{粪代谢氮})}{\text{摄入氮量}}\times 100\%$$

蛋白质消化率受食物本身的影响，如肉类为92%~94%，蛋类为98%，奶类为97%~98%，大米为82%。加工烹调方法不同，蛋白质消化率也不同，如煮黄豆的消化率仅为60%左右，但将其加工成豆腐，可提高到90%，豆浆为85%。一般植物性蛋白质消化率低于动物性蛋白质的消化率。此外，人的情绪、消化功能、全身状态、饮食习惯、对食物感官状态是否适应等多种因素也影响蛋白质的消化率。

（三）蛋白质利用率

反映蛋白质利用率的指标很多，各指标分别从不同的角度反映蛋白质被利用的程度，常用的指标如下。

1. 蛋白质的生物学价值（biological value，BV） 蛋白质的生物学价值简称生物价，是指食物蛋白质消化吸收后被机体利用的程度，生物学价值越高，表明其吸收后被机体利用的程度越高，最大值为100。公式表示如下：

$$\text{生物价}=\frac{\text{氮储留量}}{\text{氮吸收量}}\times 100=\frac{\text{氮吸收量}-(\text{尿氮}-\text{尿内源性氮})}{\text{摄入氮量}-(\text{粪氮}-\text{粪代谢氮})}\times 100$$

蛋白质中必需氨基酸的种类及相互比值决定着蛋白质被机体利用的程度，其种类齐全、相互比值适宜，则蛋白质在体内利用程度高；反之则低。如谷类食物中赖氨酸含量不足，大豆蛋白质中含有充足的赖氨酸，将谷类和大豆混合食用可以提高蛋白质生物价。

为充分发挥食物蛋白质的互补作用，可遵循以下原则进行食物搭配。

（1）远属：即食物的生物学种属越远越好。如荤素合用，粮豆混食，粗细搭配。

（2）多样：即搭配的种类越多越好。

（3）同餐：即搭配的食物要同餐食用。

根据试验，单个氨基酸在组织液中仅停留 4 h 左右，超过时间就会被氧化产热，间隔时间越长，互补作用越差，8 h 消失。所以各种氨基酸最好同时供应。几种食物蛋白质单独或混合食用时的生物价见表 1－2－1。

表 1－2－1 几种食物蛋白质单独和混合食用的生物价

食物名称	单独食用生物价	在混合食物中所占份数				
		（1）	（2）	（3）	（4）	（5）
豌豆	38		3			
高粱米	56			3		
小米	57	2	6			6
玉米	60	2		5	3	
大豆	64	1	3	2	1	1
小麦	67		7			4
牛肉	76					2
混合食用生物价		73	74	75	76	89

2. 蛋白质净利用率(net protein utilization,NPU)　蛋白质净利用率指膳食蛋白质摄入后被机体利用的程度。蛋白质净利用率高,表示摄入的蛋白质在体内实际被利用的越多,营养价值越高。公式表示如下:

$$\begin{aligned}\text{蛋白质净利用率} &= \text{生物价} \times \text{消化率} \\ &= \frac{\text{氮储留量}}{\text{氮摄入量}} \times 100\% \\ &= \frac{\text{摄入氮量} - (\text{粪氮} - \text{粪代谢氮}) - (\text{尿氮} - \text{尿内源氮})}{\text{摄入氮量}} \times 100\%\end{aligned}$$

BV 和 NPU 都是比较精确的方法,缺点是都要收集和分析大量的粪尿样品。

3. 蛋白质功效比值(protein efficiency ratio,PER)　蛋白质功效比值是指摄入单位质量蛋白质时动物体重增加的量。一般用雄性刚断乳大白鼠,用含 10% 蛋白质的饲料喂养 28 天,然后计算相当于摄入 1 g 蛋白质所增加的体重(单位 g)。凡能使幼鼠体重增加较多者,蛋白质营养价值较高。公式表示如下:

$$\text{蛋白质功效比值} = \frac{\text{动物增加体重(g)}}{\text{摄入食物蛋白质(g)}}$$

本指标简便实用,已被美国分析化学家协会(AOAC)推荐为评价蛋白质营养价值的必测指标。缺点是其数值并不与受试蛋白质的营养价值成正比,如蛋白质功效比值为 1,其营养价值并不等于功效比值为 2 的蛋白质的 50%。

4. 氨基酸评分(amino acid score,AAS)　氨基酸评分也叫蛋白质化学评分,是食物蛋白质中某种必需氨基酸含量与等量参考蛋白质中该氨基酸含量的比值,公式表示如下:

$$\text{氨基酸评分} = \frac{\text{待测蛋白质每克氮(或蛋白质)中某种必需氨基酸量(mg)}}{\text{参考模式蛋白质每克氮(或蛋白质)中该氨基酸量(mg)}} \times 100$$

膳食蛋白质必需氨基酸含量和比值越接近人体蛋白质氨基酸模式,越容易被人体利用,该蛋白质质量就越高,如鸡蛋和人乳中的蛋白质。某一种必需氨基酸数量不足,则其他氨基酸也不能被充分利用,而使蛋白质营养价值降低,这些含量相对较低的氨基酸称为限制氨基酸(limiting amino acid),即由于这些氨基酸的不足,限制了其他氨基酸的利用。其中含量最低的称为第一限制性氨基酸,依次类推,有第二限制性氨基酸、第三限制性氨基酸等。

往往用待评蛋白质中最容易缺乏的限制氨基酸进行评分。一般常为赖氨酸、蛋氨酸和色氨酸,如赖氨酸为面粉蛋白质第一限制氨基酸。

氨基酸评分简单、费用低。优点是可通过测得的限制氨基酸及缺乏程度,进行蛋白质互补或氨基酸强化,是目前被广为采用的一种评价方法。缺点是不能反映蛋白质在体内的利用情况。

三、蛋白质营养不良

(一)膳食中蛋白质长期摄入不足

膳食中蛋白质长期摄入不足时,可出现疲倦、贫血、血浆蛋白质下降,尤其血清蛋白含量降低。蛋白质营养不良,常与热能营养不良同时发生,称蛋白质 - 热能营养不良(protein-energy malnutrition,PEM),可分为 3 种类型。

1. 消瘦型(marasmus) 也称干瘦型,主要由热量严重不足引起,或伴有一定程度蛋白质不足,消瘦为其特征。多见于经济落后国家一岁以下婴儿,表现为精神萎靡,生长发育迟缓,皮下脂肪减少或消失,明显消瘦,体弱易哭闹,皮肤毛发干燥无光泽,腹泻、脱水,对传染病的抵抗力降低,容易发生感染。

2. 水肿型(kwashiorkor) 又称恶性营养不良,以蛋白质严重缺乏为主,全身性水肿为其特征。多见于断奶及断奶后 1~3 岁的幼儿,表现为表情淡漠,哭声低弱,应激反应不良,体重不增或减轻,皮肤毛发干燥无光泽,伴有营养性皮炎,好发于身体易受刺激的部位,如臂、背、胸等处,肝(脾)大,全身水肿等。若不及时治疗,死亡率很高。

3. 混合型 热能蛋白质共同缺乏,兼有程度不同的消瘦和水肿特征。

(二) 膳食中蛋白质摄入过高

膳食中蛋白质摄入过高,会增加饱和脂肪酸和胆固醇的摄入,尿钙的丢失及肝、肾的负担。最近一些研究表明,蛋白质摄入过高还与一些癌症的发生有关,尤其是结肠癌、乳腺癌、肾癌、胰腺癌和前列腺癌。

四、膳食蛋白质来源与参考摄入量

(一) 膳食来源

蛋白质广泛存在于动、植物性食物中。动物性食物有各种肉类,包括畜、禽、鱼类,蛋白质含量一般为 10%~20%;奶类 1.5%~4%、奶粉 25%~27%;蛋类 12%~14%。动物性食物蛋白质含量高,生物价高,多为优质蛋白。豆类含蛋白质丰富,干豆类为 20%~40%,且含有各种必需氨基酸,可以与动物蛋白质媲美,但含硫氨基酸含量略低。谷类蛋白质含量为 7%~12%,赖氨酸和色氨酸含量低,而含硫氨基酸含量较高,可与豆类互补。薯类蛋白质含量为 2%~3%。蔬菜、水果类极低。硬果类,如花生、核桃、莲子、葵花子等含蛋白质 15%~25%,可作为蛋白质来源的一个很好补充。我国以谷类为主食,植物性蛋白质是人们膳食蛋白质的主要来源。因此,合理利用植物性蛋白质日益受到关注。

(二) 参考摄入量

蛋白质摄入必须适量。在工业发达国家,成年人蛋白质的供给量为每日每千克理想体重 0.8 g[0.8 g/(kg · d)],这是基于膳食中优质蛋白质的比重较高。我国居民蛋白质参考摄入量见附录 I 表 2。

第三节 脂　　质

脂质(lipids)是人体不可或缺的营养物质,包括脂肪(fat)和类脂(lipoids)及它们的衍生物,即广义的脂肪,它们都能溶解于有机溶剂而难溶于水。脂肪又名三酰甘油(甘油三酯)或中性脂肪,即狭义的脂类。食物中的脂质 95% 是三酰甘油,类脂包括磷脂、糖脂、固醇类、脂蛋白等。

一、脂质的营养学意义

（一）构成人体组织的重要成分

脂质以多种形式存在于体内，占正常人体重的10%~20%，女性略多。脂质分为动脂和定脂。动脂（variable fat）主要存在于脂肪组织中，称为储存脂肪（stored fat），如皮下脂肪、肠系膜、大网膜，它受机体营养状况和活动量的影响而变动。定脂（fixed fat）即类脂，在体内相对稳定，不受机体营养状况和活动量的影响，约占总脂质量的5%，是生物膜、原生质以及神经髓鞘的重要成分。

（二）供给热能，储存热能

脂肪是浓缩的产热物质，1 g可以产生37.7 kJ（9.0 kcal）的热能。当机体摄入热能过多或不能被及时利用，则以脂肪的形式储存在体内。

（三）提供必需脂肪酸

1. 定义　必需脂肪酸（essential fatty acid，EFA）是指人体必不可少而自身不能合成，必须由膳食供给的多不饱和脂肪酸（polyunsaturated fatty acid，PUFA），包括 $n-6$ 系列中的亚油酸（linoleic acid，十八碳二烯酸），$n-3$ 系列中的 α-亚麻酸（linolenic acid，十八碳三烯酸）。

2. 作用

（1）构成线粒体和细胞膜的重要组成成分：人体缺乏可导致线粒体肿胀，细胞膜结构功能改变，出现鳞屑样皮炎、湿疹等。

（2）与脂质代谢关系密切：能降低血脂含量，减少血液的黏稠性，对保持微血管的弹性有一定作用。

（3）是合成前列腺素必需的前体，并与动物的精子形成有关：缺乏可导致组织形成前列腺素能力减退及动物不育。

（4）对有些皮肤损伤有保护作用：必需脂肪酸对X射线引起的一些皮肤损伤有保护作用，对促进生长发育，提高智力、视力有一定作用。

3. 膳食来源　植物油尤其是大豆油、玉米油、紫苏子油、葵花子油、芝麻油是其良好的来源。动物性来源中，鱼肉大于禽肉，禽肉大于畜肉，内脏高于肌肉，猪油高于牛、羊油。成年人EFA供给量达到总热能的4%~5%时即可满足机体的需要，婴儿需要量更高。

相关链接

EFA在生命各阶段的重要作用

EFA可提高孕妇体内DHA含量，稳定妊娠期，促进胎儿大脑和眼部发育；EFA可提高母乳中DHA含量，可促进婴幼儿认知能力发育、改善视力、减少超重和肥胖风险；对成年人可降低甘油三酯含量，增加高密度脂蛋白胆固醇含量，改善血管功能，有利于保持心血管功能正常；对老年人，可减缓认知能力的衰退，降低老年黄斑变性和患阿尔茨海默病的风险。

摘自：中国营养学会第十一次全国营养科学大会暨 DRIs 国际研讨会（2013.5.15－17 杭州）的 Dr. Manfred Eggersdorfer 的“微量营养素缺乏与非传染性慢性疾病”报告

（四）提供脂溶性维生素，并促进其吸收利用

膳食中脂溶性维生素常与脂肪并存，如鱼油及肝脂肪富含维生素 A、维生素 D，麦胚芽油含丰富的维生素 E。膳食缺乏脂肪或脂肪吸收障碍时，会引起机体脂溶性维生素不足或缺乏。

（五）节约蛋白质作用

饥饿或患病时，机体首先消耗糖原和体脂以提供热能，保存蛋白质。

（六）改善食品的感官性状，增加饱腹感

烹调油脂可增加食品的色、香、味，赋予食品特殊风味，促进食欲；摄入较多的脂肪，可刺激产生抑胃素，抑制胃肠蠕动，延迟胃的排空。

（七）其他

维持体温，保护脏器，润肠缓泻，产生代谢水等。

二、膳食脂肪营养价值评价

膳食脂肪营养价值的评价主要从以下四方面进行。

（一）脂肪的消化率

脂肪的消化率与其熔点密切相关，熔点高于 50℃ 的脂肪不易消化。熔点越低，越容易消化，如室温下是液态的脂肪消化率可高达 97%~98%。

（二）必需脂肪酸的含量

一般植物油中亚油酸含量高于动物脂肪，其营养价值优于动物脂肪，但有例外，如椰子油、棕榈油，其亚油酸含量很低，饱和脂肪酸含量高。

（三）脂溶性维生素含量

一般脂溶性维生素含量高的脂肪，营养价值也高。动物的储存脂肪几乎不含维生素，肝脂肪含维生素 A 和维生素 D 丰富，以鲨鱼肝油的含量为最多，奶油次之，猪油内不含维生素 A 和维生素 D。植物油中富含维生素 E，特别是麦胚芽油，维生素 E 含量可高达1 194 μg/g。

（四）脂类的稳定性

稳定性的大小与不饱和脂肪酸的多少和维生素 E 的含量有关。不饱和脂肪酸不稳定，容易氧化、酸败。维生素 E 有抗氧化作用，可防止脂类酸败。

相关链接

反式脂肪酸

反式脂肪酸(trans fatty acid,TFA)是一类含反式非共轭双键的不饱和脂肪酸的总称,是加工油脂类或含油脂类加工食品中常见的一种加工生成成分。临床研究和基础研究已证明TFA能改变人体血脂组成、干扰正常的脂质代谢、刺激系统炎症反应诱导内皮细胞损伤和凋亡,并进一步导致心血管疾病的发生和发展。

摘自:邱斌,徐同成,刘丽娜,等.反式脂肪酸与心血管疾病的研究进展[J].中国食物与营养,2013,19(6):67-69.

三、脂质营养不良

摄入脂肪过高易引起肥胖及与肥胖相关的疾病,如高脂血症、高血压、冠心病、胆石症及癌症等,甚至影响寿命。肥胖症本身又容易引起疲劳、睡眠困难、下肢水肿等,并有可能对病人造成心理负担,影响其生活质量。但脂肪摄入过少,又有可能引起必需脂肪酸、脂溶性维生素和热能等摄入不足,也会影响人体健康。

四、膳食脂质来源与参考摄入量

(一)膳食来源

膳食脂质主要来源于动物的脂肪组织和肉类及植物的种子。动物性食品主要有猪油、牛油、羊油、奶油、蛋类及其制品,肥肉和骨髓最多,可高达90%;植物性食品有菜籽油、大豆油、大豆、花生、芝麻、核桃仁、瓜子仁等,谷类较少,蔬菜更低。磷脂丰富的食品有蛋黄、脑、骨髓、心肝肾等,但此类食物同时含有较高的胆固醇。海蜇胆固醇含量很少,海参则根本没有。近年来,发现有些海产鱼油中含有丰富的二十碳五烯酸(EPA)和二十二碳六烯酸(DHA)。这两种多不饱和脂肪酸具有扩张血管、降低血胆固醇、防止血栓形成、减少动脉硬化的作用,同时还有改善大脑机能、提高学习记忆的能力。

(二)参考摄入量

各国脂肪摄入量由于生产情况、气候条件、饮食习惯的不同,占每日总热能的比例在15%~35%。我国脂肪参考摄入量见附录Ⅰ表3和表8。此外,多数学者建议在控制总脂肪供能比在30%以下、满足饱和脂肪酸(satisfied fatty acid,SFA)、$n-6$系列和$n-3$系列PUFA适宜摄入量的前提下,其余膳食脂肪供能由单不饱和脂肪酸(monounsaturated fatty acid,MUFA)提供,膳食中胆固醇含量应低于300 mg/d。

第四节 糖 类

糖类又称碳水化合物(carbohydrate),广泛存在于自然界,是食物中的主要成分之一。

一、糖类的分类

根据 FAO/WHO 专家组(1998 年)的建议,按聚合度把糖类分为糖、寡糖和多糖。

(一)糖

包括单糖、双糖和糖醇。

1. 单糖(monosaccharide) 是由 3 ~ 7 个碳原子构成的糖,有丙糖、丁糖、戊糖、己糖、庚糖,以己糖分布最广。食物中主要的单糖如下。

(1) 葡萄糖(glucose):是构成其他许多糖类物质的基本单位,人体的血糖就是指血液中葡萄糖的含量。

(2) 果糖(fructose):多存在于各类水果中,蜂蜜中含量最为丰富,是天然糖类中最甜的糖。

(3) 半乳糖(galactose):是乳糖、棉子糖的组成成分,它不单独存在于天然食物中。

2. 双糖(disaccharides) 由两个单糖分子组成,营养学上有意义的双糖有蔗糖、麦芽糖和乳糖。

(1) 蔗糖(sucrose):由一分子葡萄糖和一分子果糖缩合而成,在甘蔗和甜萝卜中含量最为丰富。日常食用的白糖、红糖、砂糖等都是蔗糖,其甜度仅次于果糖。

(2) 麦芽糖(maltose):由两分子葡萄糖缩合而成,在发芽的谷粒,尤其是麦芽中含量较多。淀粉、糖原等被淀粉酶水解后也可产生少量的麦芽糖。

(3) 乳糖(lactose):由一分子葡萄糖和一分子半乳糖缩合而成,只存在于人和动物的乳汁中,人乳中含 6%~7%,牛、羊乳中含 4%~5%。甜味只及蔗糖的 1/6,较难溶于水。乳糖不刺激胃肠黏膜,且促使肠道中有益菌生长,故有益于婴儿营养。

3. 糖醇 是一类多羟基醇,如甘露糖,是许多多糖和树胶的组成成分;山梨醇,在肠内吸收比葡萄糖慢得多,食后对血糖的影响小,故可用来制作糖尿病病人的食品。此外,还有甘露醇、卫矛醇、木糖醇以及肌醇等。

上述糖类的甜度不一,一般以蔗糖甜度为 100,其他糖类与之比较得其相对甜度,分别为果糖 170,葡萄糖 70,甘露醇 70,山梨醇 60,麦芽糖 40,半乳糖 30,乳糖 20。

(二)寡糖

寡糖(oligosaccharide)是一类由 3 ~9 个单糖分子结合而成的糖,又叫低聚糖。包括水解后产生的所有糖分子都是葡萄糖的麦芽寡糖,如麦芽糊精;水解后产生不止一种单糖的杂寡糖,如豆类中由葡萄糖、果糖、半乳糖组成的棉子糖和比它多一个半乳糖的水苏糖,二者合计约占大豆糖类的一半。杂寡糖不能被人体肠道消化酶消化吸收,故有人主张计算大豆产生热能时,对其中的糖类应折半计算。但人体自身合成的杂寡糖可促使有益菌群如双歧杆菌等增殖,被称为益生元,有重要的生理功用。

(三)多糖

多糖(polysaccharide)是一类由 10 个及以上的同种单糖或异种单糖缩合而成的可被人体

消化酶消化分解而吸收的大分子糖，包括淀粉、糖原、菊粉等。

1. 淀粉(starch) 占膳食中糖类的绝大部分，是由葡萄糖分子聚合而成。因聚合方式不同分为直链淀粉(amylose)和支链淀粉(amylopectin)，前者遇碘呈蓝色反应，易使食物老化；后者呈棕色反应，易使食物糊化。淀粉存在于植物种子、根茎以及干果中，在消化道可缓慢分解为麦芽糖和葡萄糖而被人体消化吸收。

相关链接

抗性淀粉

抗性淀粉(resistant starch，RS)是指在健康人小肠中不吸收的淀粉及其降解产物。不同类型的RS都具有在小肠中部分消化，结肠中完全发酵、再重吸收的特殊代谢方式。抗性淀粉产生的血糖反应低，可减少胰岛素的分泌量，从而改善糖耐量，有益于糖尿病人。RS还可以通过其产生的短链脂肪酸减低肠道pH，提高无机盐在肠道的溶解度，促进盲肠壁的增大，而使无机盐吸收增强。

摘自：李敏，杨晓光，朴建华. 抗性淀粉生理功能的研究进展[J]. 卫生研究，2008，37(5)：640－643.

2. 糖原(glycogen) 也叫动物淀粉，是人和动物体内糖的储存形式。分布于所有组织之中，而以肝和肌肉含量最多。成年人体内储存的糖原约为340 g。

3. 菊粉 为多聚果糖，存在于洋葱、大蒜等的茎部。

此外，还有一些结合糖和人工合成的糖。结合糖是糖与非糖物质的结合物，如黏多糖、糖脂。人工合成的糖如右旋糖酐以及转化糖，前者用于临床，增加病人血容量，改善微循环；后者可代替蔗糖用于食品工业，制造甜食品。

二、糖类的营养学意义

(一) 供给热能

每克糖类在人体内可以产生16.7 kJ(4.0 kcal)的热能，虽然低于同样质量脂肪所产生的热能，但糖类来源广泛，价格低廉，而且大量食用不会引起油腻感。更重要的是糖类在体内氧化较快而彻底，能及时供给机体所需的热能。其氧化的最终产物为二氧化碳和水，对机体无害。即使在缺氧条件下，糖类仍能进行酵解，为机体提供部分热能。此外，神经系统和红细胞所需要的热能，只能由糖类(葡萄糖)提供，故糖类对维持神经组织和红细胞的功能具有重要意义。

(二) 参与构成重要的生命物质

核糖核酸和脱氧核糖核酸由核糖和脱氧核糖参与构成，对遗传信息起传递作用；糖蛋白含有氨基己糖，参与细胞膜的构成；氨基多糖是由氨基己糖或其衍生物与糖醛酸构成的长链物质，参与细胞间质和结缔组织的构成；糖脂是含有糖的脂类，参与神经组织的构成。

（三）节约蛋白质及抗生酮作用

当糖类摄入不足，热能供给不能满足机体需要时，膳食蛋白质中会有一部分通过糖原异生分解成葡萄糖以满足机体对能量的需要，而不能参与构成机体需要的重要物质。摄入充足的糖类则可以避免这一部分蛋白质的消耗，不需要动用蛋白质来供能，增加体内氮的潴留，这一作用被称为糖类对蛋白质的节约作用或者节氮作用（sparing protrein action）。当糖类供给不足时，身体所需热能大部分由脂肪来供给，脂肪动员加强，肝内生成酮体增多，若超过肝外组织氧化酮体的能力而聚积体内，易产生酮中毒。所以充足的糖类供给可避免脂肪不完全氧化而产生过量的酮体，这一作用称为糖类的抗生酮作用（antiketogenesis）。

（四）解毒保肝的作用

动物实验发现，肝糖原不足时，动物对四氯化碳、酒精、砷等有害物质及伴有细菌毒素疾病的抵抗力显著下降。摄入足够的糖类，保持肝含有丰富的糖原，既可保护肝免受有害因素的毒害，又能保持肝正常的解毒功能。

（五）其他

糖蛋白有润滑作用，葡聚糖、肽多糖有抑制癌细胞增殖的作用等。

三、糖类营养不良

糖类的食物来源广泛，一般不会缺乏。但因饥饿或特殊情况造成糖类长期供给不足或缺乏时，可导致机体热能缺乏，对机体产生诸多不良影响。同样，摄入过多也对机体不利。

（一）糖类摄入不足对主要脏器的影响

1. 心脏缺乏糖原储备，则在低血糖时可能出现心绞痛。

2. 肝糖原储备下降，肝对有害物质的解毒功能下降，有可能导致肝组织及肝功能受损，如发生药物中毒、酒精中毒等，故不宜空腹饮酒。

3. 血糖浓度下降，脑组织因能源短缺而发生功能障碍，导致头晕、心悸、出冷汗；当血糖浓度继续下降，低于 3.33 mmol/L 时，即可出现“低血糖昏迷”。

（二）糖类摄入不足对全身的影响

机体缺乏必要的能量补充，将引起消瘦、疲乏，工作效率低下，对于婴幼儿，还可能导致体重减轻，生长发育迟缓，严重时会使智力受到一定影响。

（三）糖类摄入不足对其他营养素代谢的影响

糖类摄入不足导致机体动员体内储备的脂肪，消耗大量蛋白质，导致脂肪、蛋白质代谢紊乱，从而发生酮症酸中毒、负氮平衡等，使机体对疾病的抵抗力下降，免疫力下降，易患传染病等。此外，还可能导致水、矿物元素代谢紊乱。

（四）糖类摄入过多对机体的影响

机体可将多余的糖转化为脂肪，留于机体内。单、双糖摄入过多，可使冠心病、糖尿病、高脂血症、肿瘤、龋齿等发病率增加。

四、膳食糖类来源与参考摄入量

（一）膳食来源

人类所需的糖类主要来自植物性食品，谷类、豆类、根茎类、干果类是膳食中淀粉的主要来源，蔗糖、蜂蜜、糖果、各种甜食、甜味水果及含糖饮料等则是饮食中单、双糖的主要来源。普通的蔬菜、水果含糖量较低，一般在10%以下，动物性食品中只有肝含有少量糖原，乳类中含有一定量的乳糖，其他食物含量甚微。

（二）参考摄入量

膳食中糖类的摄入量主要根据民族饮食习惯、经济条件、劳动强度和环境因素决定。联合国粮食与农业组织（FAO）资料显示糖类摄入量在全世界均呈下降趋势，但适宜摄入量还没有任何一个国家能精确确定，常用可提供的热能的百分比来表示，多在50%～65%。按我国目前的实际摄入情况，和FAO/WHO的建议推荐量，《中国居民DRIs（2013）版》建议糖类占能量的百分比为50%～65%，添加糖应低于能量的10%。

第五节　膳食纤维

膳食纤维（dietary fiber）是指不能被人体消化酶消化的多糖以及非多糖类的木质素。膳食中各种纤维成分与预防某些疾病的关系目前受到极大重视，并不断有新的研究进展被报道。

一、膳食纤维的分类

膳食纤维可分为两大类：不可溶性膳食纤维和可溶性膳食纤维。

（一）不可溶性膳食纤维

不可溶性膳食纤维包括纤维素、部分半纤维素和木质素。

1. 纤维素　是植物细胞壁的主要成分，由葡萄糖以β-1,4-糖苷键连接的直链聚合物，不能被人体消化酶分解。人类大肠中少量细菌能发酵纤维素，草食动物肠道具有纤维素酶，可分解纤维素。

2. 半纤维素　往往与纤维素共存于粮食的皮层中，组成复杂。这类物质能在结肠中被细菌部分分解。

3. 木质素　不是多糖类物质，而是苯基类丙烷的聚合物。因存在于植物细胞壁中难以与纤维素分离，故在膳食纤维中也包括木质素。通常存在于坚硬的木质组织中，人及动物均不能消化。

（二）可溶性膳食纤维

可溶性膳食纤维包括果胶、藻胶、豆胶以及树胶等亲水胶体物质和部分半纤维素。果胶类物质存在于植物的软组织细胞之间，有形成凝胶的性能，在食品工业中可作为增稠剂和乳化剂来制造果酱、果冻等凝胶类食品。

二、膳食纤维的营养学意义

（一）调整肠道功能，预防肠道疾患

膳食纤维可刺激肠道蠕动，缩短胃内容物通过肠道的时间，促使粪便排出，减少有害物质与肠壁的接触时间，降低致癌物的浓度，减少毒素的再吸收。膳食纤维还可改善肠内的菌群，使双歧杆菌等有益菌活化、繁殖，并因而产生有机酸，使大肠内酸性化，从而抑制肠内有害菌的繁殖，并吸收掉有害菌产生的二甲基联胺等致癌物质，从而减少和预防便秘、肛裂、痔疮和大肠癌等肠道疾患的发生。

（二）降低血胆固醇，预防心血管疾病与胆结石

膳食纤维可与胆汁酸结合，妨碍其吸收，并可部分阻断胆汁酸的肠肝循环，降低胆汁与血清中胆固醇浓度，从而降低心血管疾病发生的危险及胆结石的发生。富含可溶性膳食纤维的食物如燕麦、大麦、荚豆类和蔬菜等摄入后，一般血浆总胆固醇可降低 5%～10%，且降低的是低密度脂蛋白胆固醇，而不降低或很少降低高密度脂蛋白胆固醇。

（三）降低餐后血糖，预防糖尿病

许多研究表明，可溶性膳食纤维可降低餐后血糖升高的幅度和降低血清胰岛素或提高胰岛素的敏感性，从而防止糖尿病的发生、发展，减少糖尿病病人对胰岛素和降糖药物的依赖作用。

（四）防止热能摄入过多，控制肥胖

膳食纤维可增加饱腹感，减少食物的摄入量，从而降低全日总热能的摄取，有利于减轻体重和控制肥胖。

（五）对抗有害物质

膳食纤维可吸附金属离子排出体外，对抗化学药物和食品添加剂中的有害成分，减少有害物质的吸收。

三、膳食纤维营养不良

膳食纤维摄入过少，可导致肠道疾患，如便秘、痔疮、肛裂、结肠息肉、结肠癌和憩室性疾病等，还可以增加高脂血症、胆结石、糖尿病等疾病的发病率。摄入过多，可降低糖

类、脂肪、蛋白质的吸收,增加粪便中脂肪和氮的排出,同时引起脂溶性维生素的丢失及矿物元素排出量的增加;过多摄入膳食纤维还会引起腹部不适,如增加肠道的蠕动和增加产气量等。

四、膳食纤维的膳食来源与参考摄入量

(一)膳食来源

膳食纤维的来源非常广泛,植物性食物品种不同、加工方法不同,其膳食纤维的种类、含量也不同。一般来说,谷类食物中的麦麸、米糠含量最高,标米、标粉、燕麦片、嫩玉米、豆类等含量较高;蔬菜中的芹菜、韭菜、竹笋、芦笋、萝卜、鲜豆荚、洋白菜等,水果中的柑橘、草莓、橙、柚、柿等含量也较高;菌藻类如木耳、银耳、紫菜、海带、海藻等,坚果中的花生、核桃等含量较高。品种的老嫩不同、部位不同,其膳食纤维的含量也不同。除天然食物所含的膳食纤维外,近年来,已有从天然食物中提取的膳食纤维产品供食用。

在日常生活中,适量选用粗杂粮,经常生食一些水果、蔬菜,少吃精制米面,粗细搭配,合理烹调,不难满足机体膳食纤维的需要。

(二)参考摄入量

各国膳食纤维的适宜摄入量不同。美国 FAD 推荐的总膳食纤维的摄入量成年人每日 20 ~ 35 g。美国供给量专家委员会推荐摄入膳食纤维的组成以 70%~75% 不可溶性纤维和 25%~30% 可溶性纤维为宜,认为应以天然食物作为膳食纤维的来源而不是纯纤维素。中国营养学会建议,我国成年人膳食纤维的适宜摄入量为 25g/d,该数值也是预防非传染性慢性病的特定建议值,见附录 I 表 10。

第六节 维 生 素

一、概述

维生素是维持机体正常生理功能及细胞内特异代谢反应所必需的一类微量低分子有机化合物。维生素不是构成组织的原料,也不能提供热能,只需少量即可满足机体生理需要,大多数以辅酶或辅酶前体的形式参与代谢。一般在体内不能合成或合成量极少,当膳食中缺乏或机体吸收不良时可产生特异的营养缺乏病。近年来,新的发现认为维生素在预防慢性退化性疾病及先天性畸形等方面有重要作用。

(一)分类

根据维生素的溶解性可将其分为两大类,即脂溶性维生素与水溶性维生素。

1. 脂溶性维生素　包括维生素 A、维生素 D、维生素 E、维生素 K,溶于脂肪及有机溶剂而不溶于水,在食物中与脂类共同存在。摄入机体后,大部分储存于脂肪组织,少量通过胆汁排出,故长期大剂量摄入时,易引起中毒。

2. 水溶性维生素　水溶性维生素包括维生素 C 与 B 族维生素，后者有维生素 B_1、维生素 B_2、维生素 B_6、维生素 B_{12}、尼克酸、叶酸、泛酸、生物素等。水溶性维生素溶于水，在体内仅有少量储存，组织内达到饱和后很容易从尿中排出体外，故必须每天从食物中摄取。

此外，天然食物中还存在一些化合物，其活性类似维生素，如生物类黄酮、肉碱、肌醇、对氨基苯甲酸、泛醌、硫辛酸和牛磺酸等，被称为“类维生素”。近年来对牛磺酸研究较多，认为它有促进大脑发育的作用。

（二）维生素缺乏

维生素不足或缺乏可由许多原因造成，常见的原因如下。

1. 膳食供给不足　各种原因导致的食物供给不足以及食物收获、运输、储存、加工、烹调等过程处理不当，使维生素丢失和破坏都可能导致维生素摄入量减少。另外，也可因膳食搭配不合理或偏食而导致摄入量过少，使人体的维生素量不足。

2. 机体需要量相对增高　人体处在特殊生理状况时，如幼儿，孕妇，乳母，特殊生活环境和劳动条件下的人群，某些疾病病人以及服用某些药物如异烟肼、避孕药的人等，均可使需要量相对增加，若摄入量未相应增加时，容易出现维生素缺乏。

3. 人体吸收利用率降低　消化系统功能障碍，如慢性腹泻、胃肠功能紊乱使胃酸分泌减少，消化道、胆道梗阻，胆汁分泌受限等，都可影响维生素的吸收；膳食中膳食纤维含量过高，脂肪含量过低，也影响脂溶性维生素的吸收。

维生素缺乏在体内是一个渐进过程，初始体内维生素储备量降低，继而有关生化代谢异常，影响正常生理功能，继续发展则引起组织病理改变，出现一系列相应维生素缺乏的症状和体征。轻度维生素缺乏常呈亚临床状态，出现劳动效率下降，对疾病抵抗力降低等非特异性表现。目前我国维生素营养问题主要表现的是亚临床型维生素缺乏症，并且常系多种维生素混合缺乏的症状和体征，应特别注意。

二、维生素 A

（一）理化性质与膳食来源

维生素 A 也叫视黄醇（retinol）或抗干眼病维生素，实际上包括所有具有视黄醇生物活性的物质，即动物性食物中的维生素 A 和植物性食物中的胡萝卜素，其表示单位为视黄醇活性当量（retinol activity equivalents，RAE）。

1. 理化性质　维生素 A 为淡黄色结晶，胡萝卜素为深红色，溶液呈黄色或橘黄色，二者溶于脂肪和有机溶剂，不溶于水。天然食物中的维生素 A 多以酯的形式存在，耐热、耐碱，一般烹调、罐头加工不易破坏。但在碱性环境中不稳定，且极易氧化和受紫外线破坏。同样条件下，植物性食物中的胡萝卜素较易被氧化破坏。

2. 膳食来源　维生素 A 含量丰富的有各种动物肝、肾，蛋黄，乳类及其制品等，如猪肝含 4 972 μg RAE/100 g、奶油含 1 042 μg RAE/100 g、蛋黄粉含 776 μg RAE/100 g。鱼肝油中的维生素 A 含量很高，可作为婴幼儿的营养补充来源；自然界 600 多种胡萝卜素中大约有 50 多种在体内能转化成视黄醇,称为维生素A原,其中最主要的是β-胡萝卜素。有色蔬菜尤其绿色和黄色蔬菜及部分水果中含量最多,如胡萝卜、西蓝花、菠菜、韭菜、油菜、苜蓿、豌豆苗、红心甜薯、青辣椒、南瓜、芒果、杏、柿子、木瓜等都是胡萝卜素的丰富来源,胡萝卜含4 010 μg β-胡萝卜素/100 g,西蓝花含7 210 μg β-胡萝卜素/100 g,菠菜含2 920 μg β-胡萝卜素/100 g,杏含480 μg β-胡萝卜素/100 g。

(二)生理功能与缺乏症

1. 参与视色素的合成、维持正常视觉　维生素A是视色素的组成成分,视网膜中的视杆细胞和视锥细胞分别是感受有颜色的强光和暗光的感光细胞,其感光能力取决于视色素合成的数量及速率。当维生素A充足时,视色素尤其是感受暗光的视紫红质的再生快而且完全,暗适应时间短。当机体维生素A营养状况较差时,视紫红质单位时间内合成的量少,视杆细胞功能下降,暗光下恢复视觉所需的时间较长,暗适应能力下降,黄昏后视物不清,尤其从强光处突然进入暗处,视觉不能适应,不能很快看清物体,严重时可致夜盲症。

2. 维持上皮组织健全、增强机体抵抗力　维生素A在维持上皮细胞的正常生长与分化中起着十分重要的作用。有试验表明,细胞膜表面糖蛋白的合成需要维生素A作为运载和活化的中介体。当维生素A不足时,黏膜细胞中糖蛋白的生物合成可能受影响,从而使黏膜上皮细胞的正常结构改变,出现上皮组织萎缩及过度角化。

维生素A不足或缺乏时,上皮组织细胞分化不良,可发生眼干燥症,表现为:结膜及角膜干燥、发炎、软化、溃疡、角质化、毕脱氏斑等一系列变化,角膜损伤严重时可导致不可逆转的失明;皮肤特别是上臂外侧、腿、肩、下腹部等部位皮肤粗糙、干燥、鳞状角化,出现棘状丘疹;头发干燥、无光泽、易脱落;口腔、消化道、呼吸道和泌尿生殖道的腺体分泌减少,黏膜失去滋润、柔软性,细菌易侵入而感染。

3. 促进生长发育、维持正常生殖功能　维生素A有助于细胞增殖与生长,是机体生长发育及维持正常性功能的要素。维生素A缺乏,蛋白质生物合成及骨细胞分化受阻,使儿童生长发育迟缓。维生素A与生殖的关系表现在它对生殖系统上皮组织的作用,当维生素A缺乏时,雄性动物精子发育不良,雌性动物阴道上皮和卵巢功能异常,导致排卵减少,胚胎形成受阻。

4. 维持和增强免疫功能　维生素A缺乏可使机体细胞免疫功能降低,并且呼吸道或消化道感染能加重维生素A缺乏。补充维生素A可明显降低感染性疾病的发病率和病死率。

5. 抑制肿瘤细胞生长的作用　近年来研究发现,可能因为维生素A能够抑制鸟氨酸脱羧酶的活性,减少了细胞内多胺的形成,维生素A可延缓和阻止癌前病变,防止各种上皮肿瘤的发生和发展。维生素A缺乏,对化学致癌物的易感性增强,促使肿瘤尤其上皮细胞肿瘤的发生。

近年来,β-胡萝卜素的防癌、抗癌作用受到人们更多的重视。β-胡萝卜素可阻止过多的活性氧和自由基对机体的损伤,从而抑制癌变及预防多种疾病的发生。许多研究表明β-胡萝卜素对若干癌症,特别是肺癌有保护作用。

6. 其他　维生素A可改善铁的吸收、转运,增强造血系统功能的作用,缺乏可致贫血。

相关链接

胡萝卜素降解物的抑癌作用

β-胡萝卜素为红褐色或暗红色，是非常容易分解的物质。对空气、光、热、氧气十分敏感，特别在溶液中格外敏感，其主要是先发生氧化作用后再发生降解，最后分解为二氢猕猴桃内酯、β-紫罗兰酮、6-羟基-2,2,6-三甲基环己酮等产物。研究证明胡萝卜素的这些降解产物对小鼠H22肝癌细胞在体外有直接的抑制作用。

摘自：郑国强，张倩云，滕安国，等．胡萝卜素降解物体外对小鼠H22肝癌细胞的抑制作用[J]．营养学报，2013，35(2)：162-166.

(三) 营养水平鉴定

维生素A营养状况应根据临床体检、生化指标、膳食调查等情况综合予以评定，常用的检查方法如下。

1. 血清维生素A水平　血清维生素A水平反映的是近期膳食维生素A的摄入量，为常用指标，其成人血清维生素A的正常含量范围为1.5～3 μmol/L。由于个体肝储能力差异很大，一次大量摄入维生素A及体温升高等也可影响血清维生素A水平。故血清维生素A水平很低时可肯定为体内维生素A不足，但在正常范围时却不能肯定维生素A营养状况良好。

2. 血浆视黄醇结合蛋白(retinol binding protein，RBP)含量　血浆中视黄醇结合蛋白含量与血浆中维生素A水平呈正相关，可作为人体维生素A营养状况的一个测定指标。

3. 相对剂量反应试验(relative dose response test，RDR)　受试者口服视黄基酯(450～1 000 mg)，测定口服前和服用后5 h的血浆视黄醇浓度，按公式计算RDR，RDR=[(5 h视黄醇浓度-口服前视黄醇浓度)/5 h视黄醇浓度]×100%，评价标准是：RDR>50%为缺乏，20%～50%边缘缺乏。

4. 眼结膜印迹细胞学检查(conjunctival impression cytology)　这是一项简便适用于检查儿童和青少年维生素A营养状况的指标。用醋酸纤维薄膜贴于受试者眼结膜上取样，经染色、镜检，观察结膜细胞的大小、形态区分维生素A的营养状况。维生素A缺乏时，结膜上皮细胞变大并角化。

5. 其他　暗适应能力及生理盲点测定。

(四) 膳食维生素A参考摄入量

由于膳食中维生素A的供给来自维生素A和植物性食物中的胡萝卜素，且它们均有质量单位和国际单位，为了统一单位，计算方便，统一采用视黄醇活性当量的概念，换算关系如下：

1 μg 全反式视黄醇 = 1.0 μg RAE

1 μg 纯品全反式 β-胡萝卜素 =0.5 μg RAE

1 μg 膳食全反式 β-胡萝卜素 =0.083 μg RAE

1 μg 其他膳食维生素A原类胡萝卜素 =0.042 μg RAE

1 IU 维生素A =0.3 μg 视黄醇

1 IU β-胡萝卜素 =0.6 μg β-胡萝卜素

视黄醇活性当量(RAE,μg)=膳食或补充剂来源全反式视黄醇(μg)+1/2 补充剂纯品全反式 β-胡萝卜素(μg)+1/12 膳食全反式 β-胡萝卜素(μg)+1/24 其他膳食维生素 A 原类胡萝卜素(μg)。

我国维生素 A 参考摄入量见附录Ⅰ表 6。

胡萝卜素在体内利用率不高,而我国人民膳食中,维生素 A 主要来源于胡萝卜素,因此建议维生素 A 最好占膳食总视黄醇当量的 1/3 以上。此外,弱光下工作的驾驶员及对皮肤黏膜有损伤的职业如雷达作业人员,应适当提高维生素 A 的摄入量。

(五) 维生素 A 过量

过量摄入维生素 A 可蓄积体内引起中毒,常发生于长期大量服用维生素 A 制剂的儿童。当儿童一次摄入维生素 A 制剂大于 100 mg RAE(330 000 IU)或成人一次摄入大于 200 mg RAE(660 000 IU)时,会发生急性中毒,其主要症状为恶心呕吐、头晕头痛、视物模糊、肌肉运动不协调,婴儿囟门凸起等。当婴儿长期摄入 3.75 mg RAE(12 500 IU)或成人摄入 10 mg RAE(33 000 IU)时,会发生慢性中毒,其常见症状为头疼、脱发、运动失调、长骨末端和肌肉疼痛、肝脾肿大、皮肤瘙痒等。孕妇大剂量摄入还可能导致胚胎吸收、流产或新生儿畸形。

如及时停用维生素 A,症状可很快消失。除大量食用某些食肉野生动物与鱼类的肝外,由一般食物中摄入维生素 A 不会引起中毒。大量摄入胡萝卜素,可引起皮肤发黄,但未见有其他危害性的报道。

三、维生素 D

(一) 理化性质与膳食来源

1. 理化性质　维生素 D 是具有钙化醇生物活性的一大类化合物,其中主要包括维生素 D_2(麦角钙化醇)及维生素 D_3(胆钙化醇)。维生素 D_2 由植物中存在的麦角固醇经紫外线照射转变而来,维生素 D_3 除少数来源于动物性食品外,主要由储存于皮下的 7-脱氢胆固醇在紫外线的照射下转变而来。维生素 D 溶于脂肪及脂溶剂,不溶于水,化学性质较稳定,耐热、耐碱、耐氧,但在酸性环境中可逐渐分解。一般加工、烹调对其影响不大。脂肪酸败时可引起维生素 D 破坏,过量辐射线照射还可能生成少量既无抗佝偻病活性又有毒性的化合物。

2. 膳食来源　含有维生素 D 的食物不多,一般天然食物中基本不含有维生素 D_2,其前体麦角固醇存在于植物油或酵母中。少数动物性食物含有维生素 D_3,在海鱼的肝中含量最丰富,如沙丁鱼、比目鱼等可达 8 500 IU/100 g 左右,其他畜禽肝、蛋黄、奶油含量相对较多,为 50~100 IU/100 g,奶类、瘦肉及蔬菜水果则含量很低。

经常从事户外活动或日光浴是机体获得维生素 D 的重要来源。此外,鱼肝油中含维生素 D 量极高,可作为婴幼儿维生素 D 的补充剂。为预防佝偻病的发生,还可在鲜奶和婴儿配方食品中强化维生素 D。

相关链接

通过晒太阳获得维生素 D 的影响因素

1. 纬度 >37°及季节
2. 户外活动时间长短及时间段
3. 天气和空气污染情况
4. 使用防晒霜(防晒指数 >SPF8)
5. 城市化的加速及生活方式的变化(户外活动减少)
6. 民族(皮肤色素)及包裹程度(着纱巾)
7. 年龄及肥胖
8. 纯母乳喂养婴儿

摘自:中国营养学会第十一次全国营养科学大会暨 DRIs。国际研讨会(2013.5.15 - 17 杭州)的《学术报告及论文摘要汇编》上册 89 页

(二) 生理功能与缺乏症

维生素 D 的主要生理功能是通过其活性代谢产物 1,25(OH)$_2$D$_3$ 与甲状旁腺素共同作用,调节体内钙、磷代谢,维持血钙水平的稳定,促进骨与软骨的骨化,维持骨骼和牙齿的正常生长与发育。近年来研究发现 1,25(OH)$_2$D$_3$ 有提升肌肉力量,防止摔跤的作用,对正常人表皮细胞及肿瘤细胞有明显的抗增殖和诱导分化作用,还具有调节免疫功能,降血压、降低多发性硬化症和糖尿病风险的作用。

维生素 D 缺乏,导致肠腔对钙、磷的吸收减少,骨与软骨的骨化异常,发生佝偻病、骨软化症及骨质疏松症。

1. 佝偻病　多见于早产儿及喂养不当的婴幼儿。患儿表现烦躁、多汗、夜惊等,严重者可出现蛙腹、出牙迟缓、手足搐搦等症状;继之出现骨骼变化,如方颅、鸡胸、"X"或"O"形腿、肋骨串珠、"哈氏沟"以及全身生长发育迟缓、身材矮小等。由于北方气温偏低、日光照射不足,一般佝偻病发病率高于南方。

2. 骨软化症　发生于成年人,尤其多次妊娠的妇女和体弱多病的老年人。主要症状为四肢酸痛,以夜间为甚,多在背部及腰部,沿脊髓神经放射;不能长距离行走,行走呈鸭步,起、坐、蹲、卧均有困难等;X 射线检查可以看到骨皮质有裂纹样的骨折。严重时骨骼脱钙,骨质变软,骨盆、脊柱、胸骨等受压而变形,可引起自发性、多发性骨折及难产。

3. 骨质疏松症　多见于老年人,女性高于男性。老年人由于肝、肾功能降低,胃肠吸收功能减弱,户外活动减少,致使体内维生素 D 水平较低,容易导致骨质疏松症,表现为骨矿物质密度减少、骨小梁变细减少、脊椎骨压缩变形、股骨颈和前臂腕部容易骨折。人群干预试验提示,维生素 D 与钙剂合用能延缓绝经后妇女的骨质丢失及骨折。

(三) 营养水平鉴定

1. 血浆 25 -(OH)D$_3$ 含量的测定　25 -(OH)D$_3$ 是维生素 D 在血循环中的主要存在形式,其半衰期长,可直接反映机体维生素 D 的营养状况。成年人血浆 25 -(OH)D$_3$ 的正常范

围为25～150 nmol/L(10～60 ng/mL)，低于25 nmol/L为维生素D缺乏。

2. 其他　血清钙磷比、血清碱性磷酸酶活性也可用于鉴定维生素D水平，判断是否患了佝偻病，但这两个指标容易受多种因素的影响，特异性不强，不被看作该项鉴定的良好指标。

（四）膳食营养素参考摄入量

维生素D的计量单位有国际单位(IU)和质量单位，二者的换算为：

$$1\ \mu g \text{ 维生素 } D_3 = 40\ IU \text{ 维生素 } D_3$$

$$1\ IU \text{ 维生素 } D_3 = 0.025\ \mu g \text{ 维生素 } D_3$$

维生素D既来源于膳食，也可在人体合成，其合成量受日光照射时间、强度、身体暴露面积及生活地区季节变化、大气污染程度等影响。加之食物成分表也缺乏维生素D的数据，因此很难估计膳食维生素D的摄入量。在钙、磷供给充足的条件下，成年人的维生素D RNI为10 μg/d。见附录Ⅰ表6。

（五）维生素D过量

膳食来源的维生素D一般不会过量，但摄入大量的维生素D制剂可产生副作用，甚至中毒。其主要表现有食欲减退、恶心呕吐、烦躁、多尿、腹泻、便秘等。此外，血钙、血磷明显升高，可在肾及其他组织内沉积钙化，发生结石。严重者可导致肾功能障碍甚至死亡。

四、维生素B_1

（一）理化性质与膳食来源

1. 理化性质　维生素B_1又称硫胺素(thiamine)、抗神经炎因子或抗脚气病因子。维生素B_1为白色结晶体，略带酵母气味，易溶于水、微溶于乙醇，耐酸不耐碱，在酸性环境中经加热高达120℃亦不失其生理活性，而在中性、碱性环境中遇热则很容易破坏，氧化剂或还原剂都可使其失活，尤其对亚硫酸特别敏感。此外，铜离子、紫外线也可加快它的破坏。

2. 膳食来源　维生素B_1广泛存在于各种天然食物中，主要膳食来源为未精制的谷类(0.3～0.4 mg/100 g)，但随加工精度而逐渐减少。动物内脏及瘦肉中含量也很丰富(0.4～0.5 mg/100 g)。豆类，杂粮，坚果类如花生、核桃、南瓜子等含量较高(0.4～0.7 mg/100 g)。蛋类、乳类、蔬菜、水果中也含有维生素B_1，但含量较少。在一些天然食物中，如某些鱼及蕨菜植物中含有硫胺素酶，可分解破坏维生素B_1，但该酶能被热破坏，所以不要生食这类食物。

（二）生理功能与缺乏症

1. 参与物质和能量代谢　维生素B_1主要以焦磷酸硫胺素(TPP)的形式参与机体的物质和能量代谢，TPP是α-酮酸脱氢酶系的辅酶，也是转酮基酶等的辅酶。α-酮酸脱氢酶系促使丙酮酸及α-酮戊二酸氧化脱羧，保证糖酵解及三羧酸循环顺利进行；促使支链氨基酸脱氨基后的α-酮酸氧化脱羧，使其进入相应的氧化途径，释放能量。转酮基酶如转酮醇酶是磷酸戊糖途径的重要酶。维生素 B_1 不足,辅酶形成量少,糖代谢发生障碍,影响机体的能量代谢以及氨基酸和脂肪代谢。

2. 维持正常的神经传导　维生素 B_1 可抑制胆碱酯酶的活力,减少神经介质乙酰胆碱的水解,维生素 B_1 缺乏,神经传导功能将受影响。

3. 其他　维持心肌的正常功能,维持正常食欲、胃肠蠕动和消化液的分泌。

维生素 B_1 缺乏症多见于以精白米、面为主食的人群。其早期症状有食欲减退、恶心、便秘、肌肉酸痛、下肢软弱无力、烦躁不安、头疼失眠、工作能力下降等。其典型缺乏症称脚气病,脚气病一般分为以下三类。

(1) 干性脚气病:以神经症状为主,出现对称性周围神经炎,表现为指(趾)端麻木、腓肠肌压痛、腿沉重麻木并有蚁行感;膝反射先亢进,后减弱,以至消失,向上发展累及手臂肌群、腿伸屈肌,常出现垂足、垂腕、共济失调等症。累及胃肠神经,使胃肠蠕动减弱,消化液分泌减少,消化不良。

(2) 湿性脚气病:以水肿和心脏症状为主,出现上行性水肿、心悸、气促、心动过速,也有消化道的一些症状。若处理不及时,常可导致心力衰竭,但及时治疗较干性痊愈快。

(3) 混合性脚气病:既有神经炎症状又有心力衰竭和水肿。

另外,还有一种特殊类型的脚气病,即婴儿得脚气病,多发于2~5个月的婴儿,尤其是母乳喂养缺乏维生素 B_1 的婴儿。其症状往往比成人严重,常表现有食欲减退、腹泻或便秘,呼吸、心跳加快,烦躁不安,严重时全身水肿、深反射消失、显著发绀、心动过速,甚至突然死于心力衰竭。

此外,少数病人可出现 Wernicke - Korsakoff 综合征,表现有精神错乱、共济失调、眼肌麻痹等。有人称之为脑型脚气病,但比较少见。

(三) 营养水平鉴定

1. 红细胞转酮醇酶活力或 TPP 效应试验　这是评价维生素 B_1 营养状况比较特异的指标。血液中维生素 B_1 主要以 TPP 形式存在红细胞中,以转酮醇酶辅酶而发挥作用。维生素 B_1 的浓度直接影响此酶的活力。故可通过体外试验测定加 TPP 与不加 TPP 时红细胞中转酮醇酶活力的变化,反映体内维生素 B_1 的营养状况。

$$\text{TPP 效应} = \frac{\text{加入 TPP 酶活性} - \text{不加 TPP 酶活性}}{\text{不加 TPP 酶活性}} \times 100\%$$

评价标准:TPP 效应 >25% 为缺乏, >16% 为不足。

2. 尿负荷试验　成人一次口服 5 mg 维生素 B_1 后,收集测定服用后 4 h 尿中维生素 B_1 的排出量。评价标准:排出量小于 100 μg 为缺乏,100~200 μg 为边缘缺乏,大于 200 μg 为正常。

3. 24 h 尿中排出量　评价标准:小于 40 μg 为缺乏,40~150 μg 为边缘缺乏,大于 150 μg 为正常。收集 24 h 尿比较繁琐,故少用。

4. 任意一次尿中硫胺素与肌酐排出量比值　相当于每克肌酐尿中维生素 B_1 排出量,以维生素 B_1 μg/g 肌酐表示。该法尿样采集方便,适于大规模人群营养调查。评价标准: <27 为缺乏,27~66 为边缘缺乏,≥66 为正常。

5. 红细胞中维生素 B_1 含量　评价标准: <70 mmol/L 为缺乏,70~90 mmol/L 为边缘缺

乏，>90 mmol/L 为正常。

（四）膳食维生素 B_1 参考摄入量

维生素 B_1 的需要量与机体能量代谢有关，随能量的增加而增加。目前许多国家包括我国在内，成年人维生素 B_1 的供给量都定为 2.1 mg/1 000 kJ(0.5 mg/1 000 kcal)，儿童、孕妇、乳母及老年人较高，为2.1～2.5 mg/kJ(0.5～0.6 mg/1 000 kcal)，《中国居民 DRIs(2013 版)》推荐的参考摄入量见附录Ⅰ表7。

五、维生素 B_2

（一）理化性质与膳食来源

1. 理化性质　维生素 B_2 又称核黄素(riboflavin)，是黄色针状结晶物，略带苦味，微溶于水，在27.5℃时100 mL 水仅能溶解12 mg。它耐热、耐酸不耐碱，在碱性溶液中极易破坏。游离型维生素 B_2 对光尤其紫外线敏感，可引起不可逆的分解，而结合型维生素 B_2 较稳定。食物中的维生素 B_2 大多为结合型，故一般加工烹调损失较少。

2. 膳食来源　维生素 B_2 广泛存在于动、植物食物中，一般来说动物性食物中含量较高，尤以动物内脏(心、肝、肾)为最多，其次为蛋类、乳类、肉类、豆类、绿叶蔬菜等。谷类及一般蔬菜含量较少。此外，一些野菜、菌藻类食物含维生素 B_2 也较为丰富。根据我国膳食结构模式，维生素 B_2 摄入量一般呈现不足状态。

（二）生理功能与缺乏症

1. 生理功能

(1) 参与机体代谢、促进能量释放：维生素 B_2 进入体内后转变成黄素单核苷酸(flavin mononucleotide，FMN)和黄素腺嘌呤二核苷酸(flavin adenine dinucleotide，FAD)，它们是各种黄素酶的辅基，起传递氢体的作用，如琥珀酸脱氢酶、氨基酸氧化酶、黄嘌呤氧化酶、甘氨酸氧化酶等，在细胞代谢呼吸链反应中作为吡啶核苷酸与细胞色素间的联系体。黄素酶在脂肪氧化、蛋白质与某些激素的合成、糖类和氨基酸的代谢中也发挥重要的作用，因此，维生素 B_2 不足影响体内生物氧化，导致物质代谢障碍。

(2) 激活维生素 B_6 的作用：维生素 B_2 可激活维生素 B_6，参与色氨酸转变为尼克酸的过程和一些药物的代谢。

(3) 其他：维生素 B_2 还与肾上腺皮质激素的产生，骨髓中红细胞的形成及铁在体内的吸收、储存与动员等有关。近年来发现维生素 B_2 具有抗氧化活性，缺乏时常出现脂质过氧化作用增强，可能与黄素酶——谷胱甘肽还原酶的活性有关。

2. 维生素 B_2 缺乏症　摄入不足、长期透析和酗酒是维生素 B_2 缺乏最常见的原因，在人体主要表现为眼、口腔、皮肤等处的炎症反应及贫血等。

(1) 眼：畏光、流泪、容易疲劳，严重者角膜形成溃疡，出现特征性血管增生(血管翼)，结膜出现弥漫性炎症，眼睑边缘糜烂，有时还可能引起暗适应能力下降。

（2）口腔：早期表现为嘴唇、口腔、舌的疼痛和烧灼感，随着病情的进展可出现明显的唇炎、舌炎、口角炎。① 唇炎：早期有红肿、纵裂纹加深，继而出现干裂、溃疡及色素沉着。② 舌炎：舌色紫红或品红色、蕈状乳头肥大，舌肿胀、出现卵石状花纹，称“地图状舌”。严重者出现裂隙、剧痛，对热、酸、辛辣食物敏感。③ 口角炎：口角湿白、裂隙、疼痛、溃疡。

（3）皮肤：脂溢性皮炎，常见于皮肤较为细嫩的部位如鼻唇的皱襞、眼周及耳后，患处皮肤有黄色油性鳞屑，表现在男性的阴囊则为阴囊炎，初发阶段阴囊皮肤瘙痒，以后出现发亮的红斑，覆盖灰色或褐色鳞屑或薄痂，也有的形成黄豆大小、扁平的圆形丘疹。

（4）贫血：维生素 B_2 缺乏常影响铁在体内的吸收利用，致血中铁水平降低，严重者可出现缺铁性贫血。

（5）其他：维生素 B_2 缺乏还可能影响生长发育，妊娠期可致胎儿骨骼畸形，还可能出现四肢感觉过敏等周围神经症状。有人认为维生素 B_2 与再生障碍性贫血的发展及某些肿瘤也有一定的关系。

（三）营养水平鉴定

1. 红细胞谷胱甘肽还原酶活性系数　这是评价维生素 B_2 营养状况的快捷灵敏的指标。在体外试验中，测定红细胞在加与不加 FAD 时谷胱甘肽还原酶的活性，然后计算活性系数（activity coefficient，AC）。

$$AC=\frac{\text{加 FAD 后谷胱甘肽还原酶活性}}{\text{不加 FAD 时谷胱甘肽还原酶活性}}$$

评价标准：AC < 1.2 为正常，1.2 ~ 1.4 为边缘缺乏，> 1.4 为缺乏。

2. 负荷试验　成年人一次口服 5 mg 维生素 B_2 后，测定 4 h 尿中维生素 B_2 的排出量。评价标准：排出量 < 400 μg 为缺乏，400 ~ 800 μg 为边缘缺乏，800 ~ 1 300 μg 为正常。

3. 24 h 尿中排出量　评价标准：< 100 μg 为缺乏，100 ~ 200 μg 为边缘缺乏，> 200 μg 为正常。

4. 任意一次尿中核黄素与肌酐排出量比值　以维生素 B_2 μg/g 肌酐表示。评价标准：< 27 为缺乏，27 ~ 79 为边缘缺乏，80 ~ 269 为正常。

5. 红细胞维生素 B_2 含量　反映体内维生素 B_2 的储存情况。如其含量超过 150 μg/L 为正常，低于 100 μg/L 为缺乏。

（四）膳食维生素 B_2 参考摄入量

维生素 B_2 的需要量与机体能量代谢及蛋白质的摄入量有关，因此，能量需要量增加、处于创伤修复及生长发育加速期，维生素 B_2 的供给量应随之增加。此外，维生素 B_2 的需要量还与膳食模式有关，高蛋白质、高脂肪、低糖类膳食对维生素 B_2 需要量增加。参考摄入量见附录 I 表 7。

六、烟酸

（一）理化性质与膳食来源

烟酸又称维生素 PP、尼克酸或抗癞皮病因子，为无色或白色结晶物，溶于水和乙醇，其性质稳定，能耐热、酸、碱、氧、光，除随水流失外，一般加工、烹调和储存损失较少。

烟酸广泛存在于各种食物中，含量丰富的有动物内脏、瘦肉、花生、豆类、粗粮及酵母，奶类、蛋类、蔬菜、水果含量很低。但奶类、蛋类含丰富的色氨酸（60 mg 色氨酸可转变为 1 mg 尼克酸），可作为尼克酸的来源。玉米中的尼克酸含量较高，但其中 64%～73% 为结合型尼克酸，不能被人体吸收利用，而玉米的蛋白质限制氨基酸为色氨酸，故以玉米为主食的人群易发生癞皮病。如用食碱或碳酸氢钠（小苏打）处理玉米，可使玉米中结合型的尼克酸水解为游离型尼克酸，易被机体利用。

（二）生理功能与缺乏症

1. 生理功能

（1）以烟酰胺腺嘌呤二核苷酸（Co Ⅰ 或 NAD^+）和烟酰胺腺嘌呤二核苷酸磷酸（Co Ⅱ 或 $NADP^+$）的形式参与细胞内生物氧化过程。

（2）作为葡萄糖耐量因子的组成成分，促进胰岛素的功能。

（3）参与氨基酸和 DNA 的代谢，对维持皮肤、消化及神经系统正常功能起重要作用。

（4）大剂量有降低血清胆固醇、三酰甘油浓度及扩血管作用。

2. 缺乏症　烟酸缺乏可引起癞皮病，发病初期有疲劳、精神不振、工作效率降低、记忆力差及失眠等表现，其典型症状为皮炎、腹泻和痴呆，主要影响皮肤、消化及神经系统功能。

（1）皮肤：主要表现为皮炎，多发于身体暴露部位和易受摩擦部位，如面颊部、颈部、手背、足背、膝、肘以及阴囊等处，呈对称性，患部皮肤与健康皮肤有明显界线，多呈晒斑样改变，按形态可分为红斑、糜烂、肥厚和鱼鳞癣四种。

（2）消化系统：主要表现为食欲减退、消化不良及腹泻。此外，口腔黏膜和舌部还可能发生溃疡和糜烂，急性期呈猩红色，俗称杨梅舌。

（3）神经系统：主要表现为精神抑郁、易激动、头痛、眩晕、失眠、四肢对称性烧灼或麻木感，记忆力减退，甚至痴呆。

（三）营养水平鉴定

1. 尿中 2－吡啶酮/N'－MN 比值　正常成人 24 h 尿中排出烟酸的代谢产物约 2～8 mg，其中 20%～30% 为 N'－甲基烟酰胺（N'－MN），40%～60% 为 2－吡啶酮。当烟酸摄入不足时，2－吡啶酮在缺乏症出现之前就消失，故尿中 2－吡啶酮/N'－MN 的比值可反映机体烟酸的营养状况。评价标准：比值 1.3～4.0 为正常，<1.3 为边缘缺乏，<1 为缺乏。

2. 负荷试验　成人一次口服 50 mg 烟酸后，测定 4 h 尿中 N'－MN 的排出量。评价标准：排出量 3.0～3.9 mg 为正常，2.0～2.9 mg 为边缘缺乏，<2 mg 为缺乏。

3. 任意一次尿中 N'－MN 与肌酐的比值　评价标准：比值 1.6～4.2 为正常，0.5～1.59 为边缘缺乏，<0.5 为缺乏。

（四）膳食烟酸参考摄入量

膳食中蛋白质含量增多时，色氨酸含量一般也高，尼克酸供给量可适当减少，但由于色氨酸转变为尼克酸时需要维生素 B_2、维生素 B_6 的参与，因此，应注意复合 B 族维生素的供给。消化不良、经常腹泻或大量服用异烟肼、磺胺类药物和广谱抗生素者会导致烟酸的丢失或破坏，应注意补充。其参考摄入量见附录Ⅰ表 7。

（五）烟酸过量

目前尚未见到食用烟酸中毒的报道。但在临床大剂量用于治疗高脂血症病人时，可出现一些副作用，如颜面潮红、皮肤红肿、头晕眼花、皮肤瘙痒等血管扩张的症状，此外，还可伴发恶心、呕吐、腹泻等胃肠道反应。

七、维生素 C

（一）理化性质与膳食来源

维生素 C 又称抗坏血酸（ascorbic acid），自然界存在 L 型和 D 型两种构型，后者无生物活性。L 型易被氧化形成脱氢型抗坏血酸（未脱氢者称为还原型抗坏血酸），脱氢型与还原型同具生理活性，但进一步氧化形成二酮古洛糖酸即失去生理活性。

1. 理化性质　维生素 C 为白色结晶体，有明显的酸味，易溶于水，微溶于乙醇，不溶于有机溶剂。维生素 C 除在酸性溶液中较为稳定外，其水溶液不稳定，遇热、碱、氧、光等极易氧化破坏，尤其有氧化酶与微量重金属离子铜、铁等存在时，可加速其氧化破坏进程。维生素 C 易随水流失，在加工、烹调、储存过程中也容易丢失，尤其烹调时间过长，采用煮、炸等方法将使维生素 C 大量损失。

2. 膳食来源　维生素 C 的主要来源是新鲜蔬菜和水果，叶菜类比根茎类含量多，酸味水果比无酸味水果多。含量丰富的有油菜、小白菜、生菜、苜蓿、菠菜、柿椒、番茄、菜花、雪里蕻、四季豆，以及红果、鲜枣、柠檬、草莓、橘子等。谷类、豆类不含维生素 C，但豆芽含维生素 C 较高，可作为蔬菜淡季维生素 C 的重要来源。动物性食物除肝、肾含量稍多外，肉类、蛋类、奶类含量很少。此外，一些野菜、野果如山楂、酸枣、沙棘、刺梨、猕猴桃、苋菜等含维生素 C 也很丰富。

（二）生理功能与缺乏症

1. 促进胶原蛋白的合成　胶原蛋白是细胞间连接的重要成分，其内含有较多的由脯氨酸和赖氨酸羟化而成的羟脯氨酸和羟赖氨酸，维生素 C 在羟化过程中的主要功能是激活它们的羟化酶。维生素 C 缺乏时，胶原蛋白合成受到影响，成纤维细胞不能形成胶质，成骨细胞不能正常合成骨质。血管壁失去了胶原纤维的支持，可使微血管脆性增加而产生程度不等的出血。

2. 清除自由基与活性氧　维生素 C 是体内一种强有力的水溶性抗氧化剂，与脂溶性抗氧化剂协同，可有效清除各种自由基与活性氧；同时，可延缓或防止维生素 A、维生素 E、不饱和脂肪酸的氧化，以及阻止某些过氧化物的形成。

3. 促进铁、钙、叶酸的吸收　维生素 C 作为还原剂,可将三价铁还原为二价铁,使小肠对膳食中非血红素铁的吸收增加 2 ~4 倍,并促使运铁蛋白的铁转移到器官铁蛋白中,以利于铁在机体的储存。维生素 C 也参与叶酸活化为四氢叶酸,因此对缺铁性贫血和巨幼红细胞性贫血都有一定的辅助治疗作用。维生素 C 在肠道内还可与钙螯合形成可溶性络合物,而促进钙的吸收。

4. 降低血胆固醇作用　抗坏血酸硫酸盐可在体内促进胆固醇转变成能溶于水的硫酸盐,以利于其排出。维生素 C 也参与肝中胆固醇的羟化,提高胆固醇转化为胆酸的转化率,从而降低血液中胆固醇含量,对动脉粥样硬化性疾病起一定的预防和治疗作用。

5. 参与肾上腺皮质激素的合成　肾上腺富含维生素 C,但在应激情况下如缺氧、低温、创伤时其含量会降低,推测维生素 C 与激素的合成有关。也有人认为肾上腺皮质激素的释放也需维生素 C 参与。曾有报道,迫使大鼠在冰水中游泳,若予以补充维生素 C,其游泳耐力延长。

6. 解毒保肝及防癌作用　维生素 C 能减轻砷和重金属对肝及肝功能的损害,可用来缓解砷化物、铅、汞、一氧化碳等引起的慢性中毒。维生素 C 有阻断致癌物亚硝胺在体内形成的作用,并能合成透明质酸酶抑制剂以阻止癌细胞的扩散,对防治某些癌症具有良好的效果。

7. 其他　参与酪氨酸的代谢;促进抗体的形成,提高白细胞的吞噬功能;促进肉碱的生物合成;促使脂肪酸提供能量等。

我国人民膳食中含有大量蔬菜,婴儿又多母乳喂养,故典型维生素 C 缺乏症现已少见。但当膳食中维生素 C 长期供给不足,尤其处于应激状态时,可导致维生素 C 缺乏症,其早期症状为倦怠、乏力、性情急躁,牙龈松肿、关节肌肉疼痛、皮肤黏膜出血、食欲下降、体重减轻等。小儿可有消化不良、生长迟缓等表现。

典型症状:① 牙龈肿胀、疼痛、出血,严重者牙齿松动甚至脱落。② 皮肤毛囊过度角化带有出血性晕轮,继之毛囊肿胀肥厚,使皮肤更加粗糙。毛囊周围出现的瘀斑可发展成溃疡,严重时因腹腔、心包、颅内出血,有猝死的可能。小儿尤其 5 ~24 月龄的婴儿因骨膜下出血,导致下肢肿胀、疼痛,两大腿外展、小腿内弯,呈假性瘫痪状。③ 全身一般状况差,常有贫血、水肿,机体抵抗力下降,伤口愈合延缓而易继发感染。

(三) 营养水平鉴定

1. 空腹血浆维生素 C 含量　表示近期摄入状况。评价标准(2,4 -二硝基苯肼比色法,mg/dL):<0.4 为不足,0.4 ~0.8 为正常,>0.8 为充裕。

2. 尿负荷试验　成人一次口服 500 mg 维生素 C 后,测定 4 h 尿中维生素 C 的排出量。评价标准(2,4 -二硝基苯肼比色法,mg):排出量 <5 为不足,5 ~13 为正常,>13 为充裕;评价标准(2,6 -二氯酚靛酚滴定法,mg):排出量 <3 为不足,3 ~10 为正常,>10 为充裕。若静脉注射维生素 C 100 mg 后,3 h 内排出 50% 者为正常,15% 者为缺乏。

(四) 膳食维生素 C 参考摄入量

各国颁布的膳食维生素 C 参考摄入量差异较大,考虑我国人民膳食习惯,蔬菜经过炒、熬、炖后，维生素C的损失较多，因此，我国制订的RNI值略高于其他一些国家的RDA。见附录Ⅰ表7。

疾病、创伤、高温及低温环境作业人员，吸烟者，其维生素C摄入量应适当增加。

（五）维生素C过量

一些文献报道，一次过量口服达数克时出现渗透性腹泻、腹胀；长期过量服用维生素C，有少数肾病病人形成结石。多数文献报道，补充大剂量维生素C未见毒性反应。但剂量≥1 000 mg时健康人可以产生高尿酸尿症和高草酸尿症。

八、其他几种常见维生素

其他几种常见维生素简介见表1-6-1。

表1-6-1 其他几种常见维生素简介

种类	理化性质与膳食来源	生理功能与缺乏症	营养状况鉴定	过量
维生素E（生育酚）	黄色油状物，无臭无味，溶于乙醇、脂溶剂，耐酸、热，对碱、光、氧、铁、铜等敏感，在酸败的油脂中易破坏。含量丰富的食物有植物油、麦胚、硬果、种子类、豆类及其他谷类，蛋类、绿色蔬菜含量一般，肉、鱼类、水果及其他蔬菜含量很少	1. 抗脂质过氧化，预防衰老 2. 促进蛋白质更新合成 3. 与动物的生殖功能、精子形成及许多酶的活性有关 4. 调节血小板的黏附力和聚集作用 维生素E缺乏在人类很少见，在动物可引起不孕症	1. 血清维生素E水平：正常范围为11.5～46 μmol/L（50～200 mg/L） 2. 红细胞溶血试验：>20%为缺乏，10%～20%为偏低，<10%为正常	毒性相对较维生素A、维生素D小。大剂量可抑制生长，干扰甲状腺功能及血液凝固
维生素K	自然界有维生素K_1（存在于食物中）和维生素K_2（肠道细菌合成）两种形式，人工合成的为维生素K_3。维生素K为黄色黏稠油状物，耐热，对光、碱及氧化剂敏感。食物中分布广，以绿色蔬菜、动物肝脏和鱼类含量最丰富，肉类、乳类中等，水果和谷类较少	1. 参与凝血因子的激活 2. 与骨代谢有密切关系 很少发生缺乏症，但由于肝疾病等可引起继发性缺乏，主要症状为出血		维生素K中毒少见。维生素K_3是有毒的，可引起致命性贫血、低凝血酶原血症和黄疸

续表

种类	理化性质与膳食来源	生理功能与缺乏症	营养状况鉴定	过量
维生素 B_6	包括吡哆醇、吡哆醛和吡哆胺，无色结晶，易溶于水及醇，微溶于脂溶剂，耐酸，在中性及碱性环境中易被紫外线破坏。吡哆醇耐热，吡哆醛及吡哆胺不耐热，在食品加工烹调中吡哆醇一般不易破坏。食物中含量不高，但来源广泛，含量较多的有畜禽肉、鱼类、肝、酵母、蛋黄、豆类以及绿色蔬菜	1. 作为辅酶参与氨基酸代谢 2. 参与糖原分解，维持正常血糖 3. 参与脂肪酸的代谢，降低血胆固醇 严重缺乏罕见，但轻度缺乏较多见，表现为眼、鼻与口腔周围皮肤脂溢性皮炎，个别有神经精神症状。一般与其他维生素共同缺乏	1. 色氨酸负荷试验：>12 为不足 2. 血浆磷酸吡哆醛(PLP)含量：正常范围为 14.6 ~ 72.9 nmol/L 3. 红细胞转氨酶活性	无食用中毒的报道，在大剂量治疗其他疾病时，可出现一些感觉神经病变和变形性皮肤损伤
维生素 B_{12}（钴胺素）	为唯一含金属的维生素，红色结晶，溶于水，在弱酸溶液中对热稳定，在强酸或碱性溶液中容易分解，遇强光或紫外线易被破坏，一般加工烹调损失不大。主要来源于动物食品，如肉类、动物内脏、蛋类，乳及乳制品含量较少，植物性食品基本不含有	1. 参与同型半胱氨酸甲基化转变为蛋氨酸 2. 参与甲基丙二酸与琥珀酸异构化反应 缺乏主要表现为巨幼红细胞贫血，同型半胱氨酸血症及神经系统损害	1. 血清钴胺素测定：< 150 pg/mL 为缺乏 2. 血清转钴胺素 Ⅱ 测定：一般以 40 pg/mL 定为维生素 B_{12} 负平衡 3. 血浆与尿中甲基丙二酸的测定：血浆含量增高至 50 ~ 100 μmol/L 为缺乏	
叶酸（蝶酰谷氨酸）	淡黄色结晶，微溶于水，不溶于乙醇及其他有机溶剂。对热、光、酸不稳定，在碱性和中性溶液中对热稳定。一般加工烹调损失率可达 50% 以上。食物来源广泛，肝、肾、蛋、豆类、酵母及绿叶蔬菜含量丰富，牛肉、马铃薯、谷类及一些水果、坚果含量也较多	1. 在体内代谢反应中充当一碳单位的载体 2. 通过参与嘌呤和胸腺嘧啶的合成，进一步影响 DNA 与 RNA 的合成 3. 参与氨基酸之间的相互转化 4. 参与血红蛋白及甲基化合物如肾上腺素、胆碱、肌酸等的合成叶酸缺乏主要表现为巨幼红细胞贫血，同型半胱氨酸血症，孕妇先兆子痫发生率高，胎儿神经管畸形	1. 血清叶酸含量：< 6.8 nmol/L (3 ng/mL)为缺乏 2. 红细胞叶酸水平：< 318 nmol/L (140 ng/mL) 为缺乏 3. 血浆同型半胱氨酸含量：>16 μmol/ L 为高于正常	服用大剂量叶酸可能掩盖维生素 B_{12} 缺乏的早期症状，而导致神经系统损害，可能影响锌的吸收及干扰抗惊厥药物的作用

（张金梅）

第七节 矿物元素

一、概述

矿物元素是人体内除去碳、氢、氧、氮以外的其他元素，占成年人体重的5%~6%。按照它们在体内的含量或膳食需要量分为宏量元素和微量元素。

宏量元素(macro element)又称常量元素，指含量较多，占人体总质量万分之一以上的元素，有钙、磷、钾、钠、镁、氯、硫7种，每日膳食需要量都在100 mg以上，常量元素均为必需元素。

微量元素(micro element)指含量极少，占人体总质量万分之一以下的元素，每日膳食需要量在100 mg以下。1995年FAO/WHO将微量元素进一步分为3类。第一类是维持正常人体生命活动不可缺少的必需微量元素，有铁、碘、锌、铜、硒、铬、锰、钴、氟、钼10种；第二类是可能必需微量元素，在体内可能具有一定生物学作用，如硅、镍、硼、矾等；第三类是具有潜在毒性的微量元素，具有体内蓄积倾向和潜在毒性，但低剂量时可能表现有一定的生理功能，如铅、镉、汞、砷、铝、锡、锂等。

(一) 矿物元素的特点

1. 矿物元素在体内代谢既不能合成也不消失。但每日都有一定量随各种途径如粪、尿、汗、头发、指甲、皮肤及黏膜脱落排出体外，因此必须通过膳食和饮水补充。一旦缺乏，可引起特征性的生化紊乱、病理变化及疾病。

2. 矿物元素在体内分布不均匀。如钙、磷集中在骨骼和牙齿，铁集中在红细胞，碘集中在甲状腺，钴主要在造血器官等，各自在相应的部位发挥着重要的生理作用。

3. 矿物元素之间存在相互的协同或拮抗作用。如膳食中钙、磷比例不当可影响它们的吸收，过量的镁干扰钙的吸收，过量锌影响铜的代谢。

4. 某些矿物元素其生理作用剂量与毒作用剂量距离较小，因此要注意用量不宜过大。

(二) 矿物元素的生理功能

1. 构成人体组织的重要成分　如钙、磷、镁是组成骨骼和牙齿等组织的成分，铁为血红蛋白的组成成分。

2. 维持组织细胞的渗透压　钠、钾、氯等与蛋白质共同维持各种组织的渗透压，在体液移动和潴留过程中起着重要作用。

3. 维持机体的酸碱平衡　硫、磷、氯等酸性元素与钙、镁、钾、钠等碱性元素维持适当比例，调节体内酸碱平衡。

4. 维持神经肌肉的兴奋性　各种矿物元素，特别是钾、钠、钙、镁比例适当是维持神经、肌肉兴奋性的必要条件。

5. 构成激素、蛋白质、维生素及多种酶的成分，参与生物氧化，调节能量和物质代谢　如谷胱甘肽过氧化物酶中含硒和锌,细胞色素氧化酶中含铁,维生素 B_{12} 中含钴等。

根据我国人民的膳食结构,我国居民比较容易缺乏钙、铁及锌,在特殊地理环境下还容易缺乏碘、硒。

二、钙

钙是人体内含量最多的矿物元素,正常成年人体内含钙 850 ~ 1 200 g,占体重的 1.5%~2.0%,其中 99% 集中在骨骼和牙齿中;其余 1% 有一半与柠檬酸螯合或与蛋白质结合,另一半则以离子状态存在于软组织、细胞外液和血液中,称为混溶钙池(miscible calcium pool)。这部分钙与骨钙保持着动态平衡,是维持体内细胞正常生理状态所必需。机体具有调控钙浓度恒定的机制,主要通过甲状腺素和降钙素及维生素 D 相互作用来维持。当膳食严重缺钙或机体发生异常钙丢失时,可通过调节机制使骨骼脱矿化以维持血钙浓度的稳定。

(一)生理功能

1. 构成骨骼和牙齿　骨骼和牙齿是人体中含钙最多的组织。体内 99% 的钙沉积在这些钙化的硬组织中,使骨骼具有特定的硬度、强度及机械性能,对机体起着支持、运动和保护的作用。骨钙在破骨细胞作用下不断被释放入混溶钙池,混溶钙池中的钙也不断沉积于成骨细胞中,如此反复使骨骼不断更新。幼儿骨骼 1 ~2 年更新一次,随年龄增长更新速度减缓,成年人 10 ~12 年更新一次;40 ~50 岁后骨的吸收率降低,骨质逐渐丢失,每年丢失约 0.7%。女性早于男性,妇女在绝经期加速,但适当的体育锻炼可缓解这一过程。

2. 调节体内某些酶的活性　钙对许多参与细胞代谢的酶均有重要调节作用,如对三磷腺苷酶、琥珀酸脱氢酶、淀粉酶、脂肪酶、酪氨酸羟化酶等都有激活作用。

3. 参与神经肌肉的功能活动　钙离子可与细胞膜的蛋白和各种阴离子基团结合,调节离子通道通透性及神经信号传递物质的释放,从而维持神经肌肉的正常生理功能,包括神经肌肉的兴奋性、神经冲动的传导和心脏搏动等。

4. 其他　钙还参与调节激素的分泌,参与血液的凝固,维持体液酸碱平衡以及细胞内胶质稳定性,降低血压等。

(二)钙的吸收与代谢

钙在小肠上段以主动转运吸收为主。$1,25-(OH)_2-D_3$ 通过促进钙结合蛋白合成和激活钙的 ATP 酶调节钙的吸收。钙浓度高时也可通过被动扩散吸收。人体钙吸收率一般在 20%~60%。钙的吸收率取决于生理因素、体力活动情况和膳食成分等因素。

1. 生理因素和体力活动状况　一般随年龄增加,机体对钙的吸收率逐渐降低,婴儿高达 60%,青少年 30%~40%,成年人 15%~20%,老年人更低。当机体钙需要量增加时吸收率也会增加,如孕妇、乳母对钙的吸收率可高达 50%。维生素 D 有促进肠道对钙吸收的作用,因此增加体内维生素营养,如从事户外活动和体育锻炼等,均能改善机体对钙的吸收。

2. 膳食成分

(1)促进钙吸收的因素:① 维生素 D 可促进钙的吸收;② 乳糖和乳酸可与钙螯合形成低

分子可溶性络合物，当其分解发酵产酸，使肠内 pH 降低，有利于钙的吸收；③ 膳食蛋白质充足时，某些氨基酸如赖氨酸、色氨酸、精氨酸等可与钙结合形成可溶性络合物，有利于钙吸收。一些实验表明，亮氨酸、异亮氨酸、组氨酸、蛋氨酸也有类似的作用。但如摄入过多而超过需要，可使尿钙排出增多出现负钙平衡。

(2) 抑制钙吸收的因素：① 粮食中植酸较多，某些蔬菜如雍菜、菠菜、苋菜、竹笋等含草酸较多，它们可与钙结合成不溶性的盐类，从而降低钙的吸收；② 膳食纤维中的醛糖酸残基与钙结合可干扰钙的吸收，同时增加钙的排泄；③ 脂肪消化不良时，未被吸收的脂肪酸与钙结合成钙皂，影响钙的吸收。此外，长期服用制酸剂、糖皮质激素、肝素也可干扰钙的吸收。

钙的排泄主要通过以下各种途径：大部分钙通过肠黏膜上皮细胞的脱落及消化液的分泌排入肠道，每日约 400 mg，有一部分被重吸收。小部分钙由尿排出，每日 100 ~ 350 mg。高温环境工作的人每日从汗液排出的钙可达 100 mg，哺乳期的女子每日从乳汁中排出钙 100 ~ 300 mg。

（三）钙的缺乏与过量

1. 骨骼、牙齿发育障碍　多见于儿童，长期摄入钙不足，并伴随维生素 D 缺乏，可引起儿童骨钙化不良、生长发育迟缓、软骨结构异常、牙齿不坚固、易患龋齿，严重者出现佝偻病。

2. 婴儿手足搐搦症　婴儿缺钙时血钙过低可致神经肌肉兴奋性增高，手足因屈肌群兴奋亢进而痉挛抽搦，严重者发生突发性喉痉挛，多见于喂养不当的婴儿。

3. 骨软化与骨质疏松　成人骨钙沉积减少，钙丢失量增加。膳食钙缺乏，可加重骨钙丢失程度，发生骨软化与骨质疏松。骨软化多见于生育次数多、哺乳时间长的妇女，骨质疏松多发生于老年人。骨质疏松还与雌激素分泌减少、维生素 D 摄入不足有关。

4. 出血以及血压升高　许多报道说明钙摄入量不足与高血压的发生有关，膳食钙对血压有一定的调节作用。但钙与高血压的关系仍有争议。

5. 其他　迄今尚未见人类因摄入钙过多中毒的报道，但许多研究表明，大量补钙对其他元素的吸收有不利的影响，并有增加肾结石危险的可能。

（四）钙的膳食来源及参考摄入量

1. 膳食来源　钙的膳食来源应考虑钙含量及吸收利用率。乳与乳制品含钙丰富，吸收率也高，是最理想的钙来源。小鱼、虾皮、海带、芝麻酱、骨头汤、豆类、豆制品、坚果类、绿色蔬菜、水果中的山楂，某些野菜如荠菜等都属于含钙高的食物。但有的品种因草酸含量较高对钙的吸收有所影响。

2. 参考摄入量　见附录 Ⅰ 表 4。

三、铁

铁是人体含量最多也是最容易缺乏的微量元素。人体内铁含量随年龄、性别、营养与健康状况等不同而存在较大差异。正常人体含铁量为 3 ~ 5 g，其中 70% 存在于血红蛋白、肌红蛋白和各种酶类中，称为功能性铁。其余部分主要以蛋白质和含铁血黄素的形式存在于肝、脾、骨髓等处，称为储存铁。

（一）生理功能

1. 参与氧的转运　血红蛋白在血液中运送氧和二氧化碳，肌红蛋白在肌肉中转运和储存氧，这是铁在体内发挥的极重要生理功能。

2. 参与组织呼吸、促进生物氧化还原反应　铁构成过氧化物酶、过氧化氢酶、细胞色素C、细胞色素氧化酶等多种酶的辅基，参与细胞呼吸过程、电子传递、生物氧化还原反应等过程。

3. 参与红细胞的生成与成熟　铁在骨髓造血组织中，进入幼红细胞内与原卟啉、珠蛋白结合生成血红蛋白。铁缺乏时，血红蛋白合成不足，红细胞寿命缩短，自身溶血增加。

4. 其他　催化β-胡萝卜素转化为维生素A，促进嘌呤与胶原的合成、抗体的产生以及药物在肝的解毒等。

（二）影响铁吸收的因素

膳食铁有两种存在形式，它们的吸收机制各不相同。

1. 血红素铁(haem iron)　主要是以血红蛋白及肌红蛋白等形式存在于肉类食物中，占膳食铁的15%，可被肠黏膜上皮细胞直接吸收。故不受植酸等因素影响，只轻度受个体铁营养状况、血红素铁的数量的影响，且胃黏膜分泌的内因子有促进其吸收的作用，吸收率较非血红素铁高，一般在20%~30%。

2. 非血红素铁(non-haem iron)　又称离子铁，主要以Fe(Ⅲ)络合物的形式存在于植物性食物中，占膳食铁量的绝大部分，此型铁必须在胃酸作用下与有机部分分开，还原为亚铁离子后被吸收。影响它被吸收的因素很多，使其吸收率很低，在1%~5%。

(1) 促进铁吸收的因素：① 维生素C可将铁还原为亚铁离子，并与其形成小分子可溶性铁螯合物，有利于铁的吸收。② 存在于肉类中的一些因子(肉、鱼、禽因子)也可促进非血红素铁的吸收。有研究表明，由肉、鱼或禽肉组成的膳食，其非血红素铁的吸收比含相等量的牛奶、干酪或鸡蛋组成的膳食高出若干倍，但机理尚不清楚。③ 维生素B_2有利于铁的吸收、转运与储存，当其缺乏时，铁吸收、转运与肝、脾储存铁均受阻。④ 某些单糖如葡萄糖、果糖，有机酸如柠檬酸、琥珀酸，一些发酵蔬菜、酱油以及含硫氨基酸也可促进铁的吸收。

(2) 抑制铁吸收的因素：① 膳食中存在的磷酸盐、植酸盐、草酸盐以及存在于茶叶、咖啡中的鞣酸、多酚类物质等，可与非血红素铁形成不溶性的铁盐而抑制铁的吸收。有报道指出：面包中植酸含量即使只有5~10 mg，可减少铁吸收达50%，茶减少铁吸收达60%，咖啡减少达40%。② 膳食纤维摄入过多时可与铁、钙等结合，干扰其吸收。③ 存在于蛋类中的卵黄高磷蛋白，可干扰蛋类铁的吸收，使其吸收率仅为3%。④ 碱或碱性药物可使非血红素铁形成难溶性的氢氧化铁而影响铁的吸收。⑤ 萎缩性胃炎以及胃大部分切除后，胃酸分泌减少，降低膳食中三价铁的溶解度和低分子量铁螯合物的生成，从而影响铁的吸收。

以上两种类型的铁都受机体铁储存量的影响，当存量多时吸收率降低，存量减少时机体需铁量增加，吸收率亦增加。如成年男子平均膳食铁的吸收率为6%，而育龄妇女可达13%。

（三）铁的缺乏与过量

1. 铁缺乏　WHO报告全世界约30%的人口存在铁缺乏，是全球最为普遍的营养性疾病，也是我国主要的公共营养问题之一。婴幼儿生长发育迅速，对铁需要量大，乳中铁不能满足其需要；青少年期生长发育快，血红蛋白、肌红蛋白和含铁酶增加都需要铁；生育期妇女因妊娠、分娩和哺乳对铁的需要量增加而又未及时增加铁的摄入量，她们是受铁缺乏威胁最大的人群。尽管铁缺乏患病率高，但往往被认为是一种"潜在饥饿"，易被忽视。

当体内缺铁时，铁损耗可分三个阶段：第一阶段为铁减少期（ID），此时储存铁耗竭，血清铁蛋白浓度下降。第二阶段为红细胞生成缺铁期（IDE），此时除血清铁蛋白下降外，血清铁也下降，同时铁结合力上升（运铁蛋白饱和度下降），游离原卟啉浓度（FEP）上升。第三阶段为缺铁性贫血期（IDA），血红蛋白和红细胞比容均下降。

铁缺乏对人体的影响如下。

（1）影响脑功能：缺铁儿童易烦躁或冷漠呆板，影响智商。青少年表现为注意力不集中，学习记忆能力下降，认知能力下降。

（2）影响体质：贫血者多体弱，容易疲劳，常伴心慌、气短、头晕、厌食、抗寒能力降低等症状，容易感染及反复感染。严重者出现面色苍白、指甲脆薄、反甲、肝脾轻度肿大，严重者甚至死亡。

（3）影响免疫功能：铁缺乏损害机体免疫功能，尤其是细胞免疫功能。

（4）影响妊娠结局：孕妇缺铁不但增加早产、胎儿发育延迟、出生体重低的发病率，还会增加围产期的死亡率。

（5）缺铁者加重铅中毒症状：经研究发现，铁缺乏可增加铅的吸收，铁缺乏儿童铅中毒的发生率比无铁缺乏的儿童高3～4倍，可能与缺铁时导致机体对二价金属离子吸收率增高有关。

改善膳食结构以增加铁的摄入、食物铁强化、营养素补充剂是解决铁缺乏和缺铁性贫血的重要途径。

2. 铁过量　通过膳食途径一般不会引起铁过量。长期过量服用铁剂或长期大量食用高铁特殊食品，或多次反复大量输血，会造成铁过量和中毒。铁在肝中大量沉积，还可引起皮肤色素沉着症及各种严重器官损害，甚至死亡。

（四）铁的膳食来源及参考摄入量

1. 膳食来源　膳食中铁的良好来源为动物内脏、动物全血、畜禽肉类、黑木耳等，如猪肝含铁量为22.6 mg/100 g。乳及乳制品、蛋、谷类、豆类和蔬菜含铁量不高，都在8%以下，属于非血红素铁，吸收率也低。我国典型的大众化膳食铁的吸收率为2%～5%。膳食合理搭配可增加膳食中铁的吸收率，如有部分动物性食物的混合膳食的铁吸收率可达10%。膳食中富含的维生素也可提高膳食铁的吸收。

2. 参考摄入量　见附录Ⅰ表5。

四、锌

成年人体内含锌为2.0～3.0 g，分布在人体所有组织器官，以肝、肾、肌肉、视网膜、前列腺内含量为高。血液中75%～85%的锌分布于红细胞中，主要与碳酸酐酶和碱性磷酸酶结合，3%～5%存在于白细胞中，其余在血浆中与蛋白质结合。

（一）生理功能

1. 酶的组成成分或酶的激活剂　锌是人体许多重要酶的组成成分或激活剂，目前已知的含锌酶有200余种，主要的有含锌超氧化物歧化酶、碱性磷酸酶、乳酸脱氢酶、DNA聚合酶及RNA聚合酶等，它们在组织呼吸、能量代谢、抗氧化、生长发育等方面发挥重要作用。

2. 促进生长发育与组织再生　锌参与和调节细胞内DNA及RNA复制、翻译和转录，以及蛋白质和核酸的合成过程，在促进胎儿的生长发育及性器官和性机能的正常发育中起着非常重要的作用。

3. 促进食欲　锌通过参加构成一种含锌蛋白，即味觉素而对味觉与食欲发生作用，对口腔黏膜上皮细胞的结构、功能、代谢也具有重要的作用。

4. 促进维生素A代谢及生理功能　锌促进视黄醛的合成和构型的转化，参与肝中维生素A的动员，维持血浆维生素A浓度的恒定，对于维持正常暗适应能力有重要作用。

5. 维持免疫功能　锌维持与保护免疫反应细胞的复制。严重缺锌时，胸腺萎缩，T细胞和自然杀伤细胞数量减少，功能减低，补充锌能使缺陷的免疫功能恢复。

6. 其他　维持生物膜结构和功能，影响胰岛素的释放，维护皮肤健康等。

（二）锌的缺乏与过量

膳食中的植酸盐、膳食纤维以及过多的钙、铁、铜会影响锌的吸收。蛋白质在肠内消化后，产生的氨基酸及维生素D、葡萄糖、乳糖、半乳糖、柠檬酸等有利于锌的吸收。一般锌的生物利用率较低，为20%～30%。锌缺乏是世界性的营养缺乏病，我国锌缺乏的发生率孕妇为30%，儿童为50%。

1. 锌缺乏　锌缺乏可导致诸多生理改变，主要包括以下几个方面。

（1）生长发育不良：包括骨骼和脑发育不良，小儿生长发育迟缓、矮小、瘦弱，严重者形成侏儒。胎儿先天严重缺锌可造成畸形。

（2）食欲减退，味觉、嗅觉敏锐度下降，厌食，甚至出现异食癖。

（3）免疫功能障碍，伤口不易愈合，反复感染。

（4）性成熟延迟，性机能减退：男性有生殖幼稚症和不育症，女性分娩异常，易流产。

（5）影响皮肤、毛发的正常状态：皮肤毛囊过度角化，出现苔藓样变化，头发稀疏、枯黄、无光泽，皮肤干燥、粗糙、并有色素沉着等。

（6）其他：暗适应能力低下，认知行为改变，贫血及肠病性肢端皮炎。

2. 锌过量　一般膳食的含锌量不致中毒。但口服或静脉注射大剂量的锌或食用受污染的镀锌罐头食物和饮料可导致锌过量或锌中毒，引起胃部不适、恶心呕吐、眩晕、贫血等。大量补充锌可发生其他的慢性不良影响，如继发性铜缺乏、免疫功能低下、血清高密度脂蛋白水平下降等。

相关链接

补锌注意事项

1. 补锌以小剂量、短疗程(≤3 个月,诊断性治疗 1 个月无效者须停药)为原则。

2. 补锌期间要定期监测血清锌,血清锌控制在 19.9 μmol/L 以内,达到 19.89 ~ 22.95 μmol/L 时要酌情减量,>22.95 μmol/L 可停药。

3. 如无胃肠反应,以空腹服药为佳;如有胃肠反应则饭后服用,并以低浓度制剂或肠溶胶囊为宜。

4. 动物性食物及乳糖等可增加锌的吸收利用,补锌时应适量增加动物性食物的摄入量。

摘自:尹晓晨,荫士安,胡余明. 补充锌对育龄妇女营养与健康状况的影响[J]. 卫生研究,2011,40(4):544-546.

(三) 锌的膳食来源及参考摄入量

1. 膳食来源　含锌丰富的是海产品中的生蚝及海蛎肉,其次是牡蛎、贝类。动物性食品的锌含量和生物利用率均高于植物性食品。植物性食物中以干豆类、坚果类含量较高(表 1-7-1)。

表 1-7-1　常用食物中的锌含量(mg/100 g 食部)

名称	含锌量	名称	含锌量	名称	含锌量	名称	含锌量
生蚝	71.20	牛肝	5.01	鸭蛋黄	3.09	杏仁	3.64
海蛎肉	47	羊肝	3.45	鸡蛋	1.00	花生仁	>2.5
牡蛎、贝类	10	猪肝	5.78	鸡蛋黄	3.79	菠菜	>0.7
牛肉	2.78	牛脑	4.69	红蹲鱼	4.30	西蓝花	>0.7
羊肉	3.67	羊脑	3.22	干豆类	3~5	雪里蕻	>0.7
猪肉	1.56	猪脑	0.99	鲜毛豆	1.73	大白菜	0.4
鸡肉	1.26	鸭蛋	1.67	松子仁	4.61	菜花	0.4

2. 参考摄入量　见附录Ⅰ表 5。

五、碘

人体含碘 20~50 mg,甲状腺中含碘量最高,为 8~15 mg。其余在肌肉、皮肤、骨骼等组织中,内分泌腺及中枢神经系统中也有一定量的碘。血液中主要是蛋白结合碘(PBI),为 30~60 μg/L。

（一）生理功能

碘在体内主要参与甲状腺素的合成，故其生理作用也通过甲状腺素的作用表现出来。

1. 促进生物氧化和调节能量转换，对维持和调节体温及保持正常的新陈代谢和生命活动至关重要。

2. 促进蛋白质合成、调节糖类和脂肪代谢。

3. 支持垂体的正常功能、促进维生素的吸收和利用，以及组织中的水盐代谢。

4. 激活体内许多重要酶类，包括细胞色素酶系、琥珀酸氧化酶系等100余种，促进物质代谢过程。

5. 保证神经系统和脑的发育。甲状腺激素对神经元增殖和分化、胶质细胞增殖和髓鞘的形成都有影响。

6. 促进儿童生长发育。甲状腺素是机体生长发育和成熟的重要因素，肌肉、骨骼及性器官等的发育或分化都必须有甲状腺激素的参与。甲状腺功能低下的幼儿，可出现体格矮小、肌肉无力及智力低下、性发育障碍等。

（二）碘的缺乏与过量

机体所需的碘可以从饮水、食物及食盐中获得，食物和饮水中的碘离子很容易被消化道吸收并转运至血浆，一般不会缺乏。但远离海洋的内陆山区因土壤和空气中含碘较少，水和食物的含碘量也不高，因而容易导致碘缺乏。机体因缺碘导致的疾患统称为碘缺乏病（iodine deficiency disorder，IDD）。

1. 孕妇、乳母缺碘，使胎儿、新生儿缺碘，易引起流产、死产、新生儿先天畸形。严重者可引起新生儿呆小病（克汀病），患儿表现为发育不全、智力低下、聋哑、斜视、痉挛性瘫痪、水肿以及身材矮小等。

2. 儿童青少年时期缺碘，甲状腺素合成、分泌不足，可出现甲状腺肿、甲状腺功能低下、亚临床克汀病、单纯耳聋及体格和智力发育障碍等。

3. 成年人膳食中碘长期不足，可引起甲状腺肿、甲状腺功能低下、智力障碍及碘性甲状腺功能亢进等。

碘缺乏造成的智力损伤是不可逆的，最好的办法是预防。最经济最有效的方法就是食用碘化食盐，即食盐中加入碘化钾或碘酸钾予以预防，加入量可控制在1：50 000至1：20 000。但应注意：碘盐应随吃随买，置于避光、热、潮的地方保存，菜炒熟时再放盐，以免碘丢失。

也可使用碘油，碘油有口服和注射两种剂型。注射一次可维持为2～3年，口服一次维持1年。碘油只是一种临时替代的辅助措施。碘化饮水、碘化面包、碘茶、含碘药物对特定地区的人群也是补碘的好措施。

长期摄入含碘量高的膳食，以及在治疗甲状腺肿等疾病中使用过量的碘剂，同样危害人体健康，而且可以致病，包括高碘甲状腺肿、碘致性甲亢、碘致性甲低、桥本甲状腺炎、甲状腺癌、碘过敏和碘中毒。我国河北、山东部分县区居民，曾因饮用深层碘水或高碘食物造成高碘甲状腺肿，应该引起重视。

（三）碘的膳食来源及参考摄入量

1. 膳食来源　机体所需要的碘主要来自食物、饮水与食盐。海产品的碘含量远远高于陆生动、植物。含碘丰富的海产品有海带、紫菜、发菜、鲜海鱼、蛤干、干贝、虾、海参、海蜇等。海带含碘量最高，干海带中达 240 mg/kg 以上；其次为鲜海鱼和海贝类，800 μg/kg 左右；但是海盐中碘含量极微。蛋、奶的碘含量较高，为 40 ~ 90 μg/kg，大于一般肉类；肉类大于淡水鱼；植物性食物含碘量最低，尤其是蔬菜和水果。

2. 参考摄入量　见附录Ⅰ表 5。

六、硒

硒在人体内总量为 14 ~ 20 mg，广泛分布于所有组织和器官，肝和肾中浓度最高，其次为胰、心、脾、牙釉质及指甲，而肌肉含硒的总量最多，约占人体总硒量的一半，脂肪组织中最低。

（一）生理功能

1. 抗氧化功能　硒通过构成谷胱甘肽过氧化物酶（GSH－PX）和硒蛋白化合物发挥抗氧化作用，清除自由基，保护生物膜免受活性氧损伤，维持膜结构的完整性及细胞功能。

2. 维护心脏和血管健康　许多调查显示，血硒高的地区人群心血管病发病率低；动物实验证实，硒对心肌纤维、小动脉及微血管的结构及功能有保护作用。硒缺乏是以心肌病变为特征的克山病的主要发病因素。

3. 对重金属有解毒作用　硒与金属有很强的亲和力，在体内与汞、甲基汞、砷、镉、铅等重金属结合形成金属硒蛋白复合物而解毒，并排出体外。

4. 其他　硒有促进生长发育、增强机体免疫力、保护视觉器官及抗肿瘤的作用。

（二）硒的缺乏与过量

1. 硒缺乏　硒的吸收率主要与膳食中硒的化学结构、溶解度有关。如蛋氨酸硒的吸收率大于无机形式的硒，溶解度大者吸收率也高。硒的吸收率大都在 50% 以上，故一般处于低硒的地理环境才容易发生硒缺乏。

（1）克山病：克山病是一种以多发性灶状心肌坏死为主要病变的地方性心肌病，硒缺乏是其重要原因。主要表现为急性或慢性心功能不全和各种类型的心律失常。在我国从东北到西南的 15 个省和自治区的农村均有流行，但最早暴发流行于黑龙江省克山县。其易感人群为 2 ~ 6 岁的儿童和育龄妇女。

（2）大骨节病：目前认为低硒是大骨节病发生的环境因素之一，用亚硒酸钠与维生素 E 治疗儿童早期大骨节病有显著疗效。硒能改善大骨节病病人软骨蛋白多糖和胶原代谢，提高其代谢转化率，对防止恶化有较好效果。

（3）缺硒使机体清除氧自由基和抗脂质过氧化能力减弱：易造成动脉内皮细胞损伤，易发生动脉硬化、高血压等疾病。国外大量流行病学资料表明，膳食中硒水平越低，癌症的死亡率越高。还有人认为低硒可能是艾滋病的致病因素之一。

2. 硒过量　硒摄入过多可致中毒，这在世界一些高硒地区均有发生。我国湖北恩施和陕西紫阳是高硒地区。地方性硒中毒与当地水质与膳食中含硒量高有关,主要表现为毛发变干、变脆、易断裂及脱落;指甲变脆、指甲面出现白点及纵纹,甚至脱甲;肢端麻木、抽搐,甚至偏瘫,严重者可致死亡。硒中毒的一个特征是呼出含少量二甲基硒化物的大蒜味的气体。

(三)硒的膳食来源及参考摄入量

1. 膳食来源　食物中硒的含量随当地水质和土壤中硒含量的变化而有较大的差异,即使是同一品种的谷物或蔬菜,会由于产地不同而硒含量不同。一般动物性食品以及海产品含硒较丰富,蔬菜、水果含量较低。

2. 参考摄入量　见附录Ⅰ表5。

第八节　水

水是维持最基本生命活动的物质,是机体需要量最大、最重要的营养素。机体的一切生命活动都离不开水的参与。只要有足够的饮水,在无食物摄入时机体可以维持生命一周甚至更长时间,但没有水时数日便会死亡。

一、水的生理功能

(一)构成细胞和体液的重要组成成分

水广泛分布在各种组织中,占成年人体重的50%~70%。各种组织器官含水量相差很大,以血液中最多,脂肪组织中最少。病人呕吐、腹泻、大面积烧伤、大量出汗等可导致机体水分丢失,当失水超过体重的10%时,就会危及生命。

(二)促进营养素的消化、吸收与代谢

水是良好的溶剂,能使许多物质溶解,有助于体内的各种反应。水的流动性很大,在体内形成循环载体输送营养物质和排出代谢废物。没有水就无法维持血液循环、呼吸、消化、吸收、分泌、排泄等生理活动,体内的新陈代谢也无法正常进行。

(三)调节体温

水的比热比其他物质高,它能吸收体内不断分解代谢产生的大量能量而使体温保持不变。当外界温度高或体内生热过多时,通过蒸发或出汗使体温保持恒定;环境温度降低时,则通过减少蒸发而保持机体温度。

(四)润滑作用

水是机体的润滑剂。泪液、唾液、关节囊液、浆膜腔液等都有利于局部器官的润滑,减少摩擦,有助于保持其正常功能。

二、水的需要量

水的需要量受年龄、膳食、身体活动情况、外界温度以及机体健康等因素影响。一般情况下，健康成年人每日水需要量在2 800～3 000 mL，包括饮水或饮料（1 500～1 700mL），食物中的水（1 000 mL）以及代谢水（300 mL）。婴儿及青少年的水需要量高于成年人。水的排出主要通过肾，以尿液（1 800～2 000 mL）的形式排出，还有经肺（350 mL）呼出、经皮肤（500 mL）和随粪便（150 mL）排出。人体对水分的需要和代谢有一整套复杂而完善的调节机制。正常人水的需要量与排出量保持动态平衡，增加或减少摄水量，机体会自动通过调节系统来维持水的平衡。在某些病理情况下，水的摄入或排出超出了机体的调节能力，就会出现水肿或脱水。

三、水的来源

1. 液态水　指人们日常饮用的水，包括茶、汤、乳和其他各种饮料如矿泉水、纯净水，是人体水的主要来源。

2. 固态水　是指人们通常所摄食物中含有的水分，如米饭、水果、蔬菜中的水。

3. 代谢水　食物进入体内，某些成分在体内氧化或代谢产生的水，叫代谢水。每100 g营养素在体内代谢产生的水量各不相同，其中蛋白质、脂类、糖类的代谢水分别为41 mL、107 mL、60 mL，一个正常成年人，每天代谢产生的内生水约为300 mL。

（王志凡）

思考与练习

一、名词解释

1. 膳食　2. 营养　3. 营养素　4. 适宜摄入量　5. 食物特殊动力作用　6. 必需氨基酸　7. 蛋白质消化率　8. 蛋白质生物价　9. 蛋白质互补作用　10. 限制氨基酸　11. 必需脂肪酸　12. 维生素　13. 膳食纤维　14. 微量元素　15. 宏量元素　16. 血红素铁

二、填空题

1. 儿童的能量消耗主要用于维持________、________、________、________四方面的需要。

2. 核黄素缺乏可导致________病。

3. 对婴儿来说________也是必需氨基酸。

4. 负氮平衡可见于________、________、________的人。

5. 蛋白质净利用率是反应食物中蛋白质________________的程度，用公式表示等于________________。

6. 视黄醇当活性量（RAE，μg）= ________ + ________ + ________ + ________。

7. 维生素B_1缺乏可导致________病。

8. 尼克酸缺乏可导致________病。

9. 蛋白质、脂类、糖类占全日总热能的百分比分别是________、________、________。

10. 必需脂肪酸包括____________和____________。

11. 维生素 C 的最好食物来源____________、____________。
12. 为充分发挥食物蛋白质的互补作用，可遵循________、________、________的原则。
13. 麦芽糖是由一分子葡萄糖和一分子____________缩合而成。
14. 最好的植物性优质蛋白质是________________。
15. 谷类是膳食中________族维生素的重要来源。
16. 我国居民最容易缺乏的矿物质是____________、____________、____________。
17. 人体钙含量最为丰富的组织是____________。
18. 获取钙最好的食物来源是____________。
19. 随年龄增加机体对钙的吸收率逐渐____________。
20. 能促进铁吸收的因素主要有____________、____________。
21. 大骨节病是由于缺________引起的，克汀病是由于缺________引起的。
22. 新版 DRIs 修订的内容在原来 4 项的基础上，增加了______、______、______ 3 项。

三、单选题

1. 尿负荷试验可用于评价人体的(　　)。
   A. 蛋白质缺乏　　B. 钙缺乏
   C. 水溶性维生素营养状况　　D. 脂溶性维生素营养状况
2. 下面属于单糖的是(　　)。
   A. 蔗糖　　B. 乳糖　　C. 果糖　　D. 麦芽糖
3. 下面不是脂类的主要生理功能的是(　　)。
   A. 供给机体能量　　B. 构成机体组织
   C. 提供必需氨基酸　　D. 促进食欲及增加饱腹感
4. 成年人蛋白质、脂类、糖类占全日总热能的百分比应为(　　)。
   A. 10%~20%　20%~25%　55%~65%
   B. 10%~15%　20%~30%　55%~65%
   C. 10%~15%　20%~25%　55%~65%
   D. 10%~15%　25%~30%　55%~65%
5. 实验期内动物平均每摄入 1 g 蛋白质所增加的体重克数是(　　)。
   A. 蛋白质功效比值　　B. 蛋白质生物价
   C. 蛋白质利用率　　D. 蛋白质消化率
6. 以玉米为主食的地区，人群中容易出现(　　)。
   A. 多发性神经炎　　B. 腹泻、皮炎、痴呆
   C. 牙龈出血　　D. 角膜干燥及毛囊炎
7. 维生素中性质最不稳定的是(　　)。
   A. 维生素 A　　B. 维生素 B_1　　C. 维生素 B_2　　D. 维生素 C
8. 维持人体基本生命活动的热能是(　　)。
   A. 体力活动　　B. 基础代谢
   C. 非体力活动　　D. 食物特殊动力作用
9. 容易在机体脂肪组织中贮存，排出缓慢，过量可导致中毒的维生素是(　　)。

A. 维生素 B_1　B. 维生素 C　C. 维生素 D　D. 维生素 PP

10. 多不饱和脂肪酸含量较多的食品是(　　)。

A. 海鱼　B. 江鱼　C. 畜肉　D. 禽肉

11. 膳食蛋白质中非必需氨基酸(　　)具有节约蛋氨酸的作用。

A. 半胱氨酸　B. 酪氨酸　C. 精氨酸　D. 丝氨酸

12. 维生素 B_2 缺乏体征之一是(　　)。

A. 脂溢性皮炎　B. 周围神经炎　C. "三 D"症状　D. 牙龈疼痛出血

13. 婴幼儿和青少年的蛋白质代谢状况应维持(　　)。

A. 氮平衡　B. 负氮平衡

C. 排出足够的尿素氮　D. 正氮平衡

14. 能被人体消化吸收的糖类是(　　)。

A. 棉籽糖　B. 果胶　C. 水苏糖　D. 淀粉

15. 以下不含膳食纤维的食物是(　　)。

A. 蔬菜水果　B. 大豆类　C. 动物性食物　D. 根茎类

16. 钙主要存在于(　　)中。

A. 红细胞　B. 造血器官　C. 肌肉组织　D. 骨与牙齿

17. 下列属于人体必需微量元素的是(　　)。

A. 铜、钴、硅、铁　B. 铬、铁、钼、镍　C. 碘、硼、硒、镁　D. 铬、锌、铁、硒

18. 下列不利于钙吸收的因素是(　　)。

A. 需要量增大　B. 菠菜中的草酸

C. 色氨酸与钙形成可溶性钙盐　D. 乳糖

19. 下列属于锌缺乏时的表现是(　　)。

A. 克山病　B. 甲状腺肿大　C. 生长发育迟缓　D. 骨质软化

20. 我国居民最容易缺乏的必需微量元素有(　　)。

A. 铜、钴、硅　B. 铬、铁、钼　C. 碘、硼、硒　D. 铁、硒、锌

21. 以下属于微量元素的营养素是(　　)。

A. 钾　B. 镁　C. 钙　D. 碘

22. 下列属于锌的生理功能的是(　　)。

A. 促进生长发育　B. 促进造血　C. 促进物质代谢　D. 促进骨质钙化

23. 下列食物中含铁最丰富的食物是(　　)。

A. 猪肝　B. 黑木耳　C. 菠菜　D. 肉类

24. 下列能抑制钙吸收的因素是(　　)。

A. 维生素 D　B. 乳糖　C. 乳酸　D. 膳食纤维

25. 关于矿物元素的生理作用描述错误的是(　　)。

A. 构成机体组织的重要材料

B. 是很多酶、激素、维生素、蛋白质的辅因子或组成成分

C. 是维持神经、肌肉兴奋性,细胞膜通透性以及所有细胞正常功能的必要条件

D. 提供能量

26. 下列是缺钙引起的症状的是(　　)。

A. 哈氏沟　　B. 地图舌　　C. 毕脱氏斑　　D. "三 D 症"

27. 能促进铁吸收的因素是(　　)。

A. 草酸　　B. 植酸　　C. 抗坏血酸　　D. 脂肪酸

28. 克汀病是由于缺乏(　　)引起的。

A. 锌　　B. 硒　　C. 碘　　D. 氟

29. 正常成人每天应摄入钙的剂量为(　　)mg。

A. 600　　B. 800　　C. 1 000　　D. 1 200

30. 与糖耐量关系密切的矿物元素有(　　)。

A. 镉、锰　　B. 铜、铁　　C. 钼、碘　　D. 铬、锌

四、简答题

1. 某人想知道自己一天热能消耗到底有多少,于是他就记录下自己一天的各种活动花费的时间,并按下列步骤计算:

(1) 查找出单位时间内各种活动的热能消耗,再乘以各种活动花费的时间。

(2) 根据自己的年龄、性别查找出基础代谢率,再根据自己的身高、体重算出体表面积,二者相乘再乘以 24 h。

(3) 把(1)与(2)的结果相加得出自己的全天热能消耗。其结果正确吗? 如认为不正确,请改正。你还可以通过什么方法知道自己一天的热能消耗?

2. 在评价膳食蛋白质营养价值的消化率指标中,若不考虑粪代谢氮,那么得出的结果叫蛋白质的表观消化率,考虑粪代谢氮的结果为蛋白质的真实消化率,二者比较,哪个值更大,对人体而言,哪个更安全?

3. 什么是限制性氨基酸? 什么是蛋白质的互补作用? 玉米面、小米面、小麦粉组成的三和面与大豆粉、小麦粉、玉米面组成的三和面比较,哪一组搭配更合理,为什么? 试再举出一些日常生活中蛋白质互补的例子。

4. 试述必需脂肪酸的定义、主要生理作用,以及其良好的膳食来源。

5. 试比较蔗糖和淀粉在组成、膳食来源和营养学意义上的异同。

6. 我国人民膳食中最易缺乏的维生素有哪些? 试述维生素缺乏的原因及其发展规律。

7. 列表说明维生素 A、维生素 B_1、维生素 B_2、维生素 C 的理化性质。根据它们的理化性质,在日常生活中应注意如何避免其缺乏的发生?

8. 影响膳食钙吸收的因素主要有哪些? 试举一些含钙丰富的食物例子。

9. 锌的主要生理功能有哪些?

10. 人体每日需水量为多少? 人体每天内生水量为多少? 试列举日常生活中常见的饮用水。

11. 影响膳食铁吸收的因素主要有哪些? 试举一些含铁丰富的食物例子。

12. 膳食纤维的生理功能有哪些? 缺乏容易导致哪些疾病?

(张金梅　王志凡)

第二章　各类食物的营养价值

学习目标

1. 掌握食物营养价值的定义及影响因素。
2. 掌握各类食物营养价值的特点。
3. 熟悉加工烹调对各类食物营养价值的影响。
4. 了解食物的种类。

第一节　食物的营养价值

人类接触到的食物种类繁多,但没有任何一种食物的营养成分与人体的组成与需要是相一致的,每一种食物营养成分也不尽相同,我们必须尽量多的食用不同种类的食物,才能充分利用它们的营养物质,满足人体需要。了解各类食物的营养价值可以帮助我们正确选用食物,以达到合理营养的需要。

一、食物的种类

食物的种类共有五大类:谷类及薯类、动物性食物、豆类及其制品、蔬菜水果类、纯热能食物。

第一类为谷类及薯类:谷类包括米、面、杂粮,薯类包括马铃薯、甘薯、木薯等,主要提供糖类、蛋白质、膳食纤维及B族维生素。

第二类为动物性食物:包括畜肉类、禽类、鱼类、奶类、蛋类等,主要提供蛋白质、脂肪、矿物元素、维生素A和B族维生素。

第三类为豆类及其制品:包括大豆及其他干豆类,主要提供蛋白质、脂肪、膳食纤维、矿物元素和B族维生素。

第四类为蔬菜水果类:包括鲜豆、根茎、叶菜、茄果类等,主要提供膳食纤维、矿物元素、维生素C和胡萝卜素。

第五类为纯热能食物:包括动植物油、淀粉、食用糖和酒类,主要提供热能。植物油还可提供维生素E和必需脂肪酸。

二、食物营养价值及影响因素

食物营养价值(nutritional value)是指某种食物所含热能和各种营养素能满足人体营养需要的程度。

食物营养价值高低取决于食物中所含营养素种类是否齐全、数量是否充足、比例是否适宜，以及是否易被人体消化吸收等。不同种类食物因所含营养素的种类及数量不同，营养价值也不同。即使是同一种食物也因品种、部位、生长的环境因素、加工烹调方法等的不同而营养价值也有所不同。

食物本身存在的一些抗营养因子可以影响食物的营养价值，如大豆中影响蛋白质消化吸收的蛋白酶抑制剂、与红细胞发生凝集反应的植物红细胞凝集素、胀气因子、影响矿物元素吸收的植酸，还有刺激胃黏膜的皂苷；鸡蛋蛋黄中影响铁吸收的卵黄高磷蛋白、蛋清中影响生物素吸收的抗生物素、抑制胰蛋白酶活力的抗胰蛋白酶等。食物合理的加工烹调可以去除抗营养因子，从而提高食物的营养价值，如加热处理就可以破坏上述的蛋白酶抑制剂、植物红细胞凝集素、抗生物素、抗胰蛋白酶活性。

三、评价食物营养价值的方法

通过对食物营养价值的评定可以帮助我们充分利用食物资源、提高食物营养价值和科学搭配食物。

（一）食物营养成分分析法

进行食物营养价值的评定时，首先应该确定食物所含营养素的种类和含量。食物中营养素的种类、含量越接近人体需要，其营养价值也越高。一般通过化学分析、酶分析等方法进行测定，也可以通过查找食物营养成分表确定。判断时应与人体的需要结合起来，不能只看绝对数。

（二）计算营养素密度及营养质量指数

判定一种食物营养价值高低，最常用的是营养质量指数（index of nutrition quality，INQ），即营养素密度与热能密度之比。所谓营养素密度（density of nutrient），是指被评价食物中某营养素含量与该营养素供给量标准之比；热能密度是指被评价食物所产生的热能与热能供给量标准之比。以公式表示：

$$INQ = \frac{\text{营养素密度}}{\text{热能密度}} = \frac{\text{某营养素含量/该营养素供给量}}{\text{所产生热能/热能供给量标准}}$$

$INQ=1$，表示被评价食物在热能达到供给量标准时，该营养素正好达到供给量的要求；$INQ>1$表示被评价食物在热能达到供给量标准时，该营养素的含量超过了供给量的要求，故$INQ \geqslant 1$，表示被评价的食物中该营养素的营养价值高；$INQ<1$，表示被评价食物在热能达到供给量标准时，该营养素的含量未能达到供给量的要求，故营养价值较低。单纯长期食用$INQ<1$的食物，可能发生该营养素的不足或热能过剩。

第二节　谷类及薯类的营养价值

谷类（cereals）是人类生活中重要的食物，它是人体最主要的热能来源，在我国人体每天所消耗的热能65%以上来源于谷类。此外，谷类还为人体提供大约50%的蛋白质，它也是人体B族维生素和膳食纤维的重要来源。薯类（tubers）可以作为谷类的补充，含有丰富的膳食纤维及其他营养素。

一、种类

谷类包括大米、小米、大麦、小麦、荞麦、玉米、高粱等;薯类包括马铃薯、甘薯(或称为白薯、红薯、地瓜)、木薯等。

二、谷粒结构与营养素分布

谷粒主要分为谷皮、胚乳和胚。谷皮主要成分是纤维素和半纤维素,也含有较多的矿物元素和脂肪及一定量的蛋白质和维生素。胚乳是谷粒的中心部分,含有丰富的糖类和蛋白质,以及一定量的脂肪、矿物元素和维生素。胚在谷粒的一侧,含有极丰富的B族维生素和维生素E、较多的蛋白质、脂肪、糖类及矿物元素。

三、谷类的营养价值

(一)蛋白质

谷类中蛋白质含量一般在7%~12%,其赖氨酸、苯丙氨酸、甲硫氨酸和色氨酸含量较低,但不同谷类和薯类食物的限制性氨基酸种类不同,将多种粮食混合食用,可以起到蛋白质的互补作用,提高蛋白质的营养价值。

(二)脂肪

脂肪主要存在于胚和谷皮内,多不饱和脂肪酸含量较多。一般谷类中的脂肪含量约为2%,小米和玉米约为4%。

(三)糖类

谷类中的糖类主要是淀粉,平均含量约为70%,经加工烹调利用率在90%以上,是最经济、最主要的热能来源。

(四)维生素

在人类膳食中谷类是B族维生素尤其是维生素B_1的主要来源,主要存在于胚和胚乳的外围部分。玉米中含有丰富的烟酸,但其主要以结合形式存在,烹调加工时加碱可使其游离出来,易于被人体吸收利用。

(五)矿物元素

矿物元素主要在谷皮和胚乳周围,有1.5%~3.0%。主要是磷,其次是钙、铁、钾、镁等。由于多以植酸盐形式存在,人体对其消化吸收较差。

四、薯类的营养价值

(一)蛋白质

薯类中蛋白质含量比谷类低,马铃薯为2%,甘薯约为1%。甘薯蛋白质的含量虽然不高,但氨基酸组成与大米相近，蛋白质的生物价与大米相当。

（二）糖类

薯类中的糖类主要是淀粉和膳食纤维，薯类的淀粉含量仅次于谷类，为16%～30%。薯类所提供的热能只相当于相同质量谷类的1/4～1/3，对于想控制热能摄入的人群是有帮助的。甘薯中的膳食纤维含量丰富，能通便、降低血胆固醇、预防癌症等。

（三）维生素

马铃薯含有丰富的维生素C、B族维生素和胡萝卜素。甘薯含胡萝卜素非常丰富，是胡萝卜素的良好来源。鲜甘薯中的胡萝卜素、维生素C的含量均比大米高。

（四）矿物元素

薯类中还含有一定量的磷、铁、钾、钙。

值得一提的是谷类和薯类中含有不可溶性膳食纤维，这部分膳食纤维具有重要的生理作用，有利于慢性病的预防。

五、加工、烹调及储存对谷类营养价值的影响

（一）谷类的加工

谷类加工是为了去除人体难以消化的谷皮和对人体有害的杂质。谷类在加工时，经过适当碾磨使其呈粉状或颗粒，便于烹饪，更容易被人体吸收利用。由于谷粒特殊的结构特点，维生素、矿物元素及蛋白质主要集中在胚乳周围和胚部分，过分提高米、面的精细程度，会丢掉营养成分，尤其是硫胺素。但谷类加工过于粗糙不仅感官性状不佳，消化吸收率降低，而且保留过多的膳食纤维和植酸，影响人体对其他营养成分的吸收利用。为此，我国加工制作标准米、标准面粉，既最大程度保留了营养成分，又保证了食物的消化吸收率。从营养学的角度来讲，标准米、标准面粉比精米、精粉保留了较多的B族维生素、矿物元素和膳食纤维，更有益于人体健康。

（二）谷类的烹调

稻米的淘洗可以损失其中的营养成分，经过淘洗，维生素B_1、维生素B_2、尼克酸和糖类的损失率分别为40%～60%、23%～25%、23%～25%和2%。淘洗次数越多，浸泡时间越长，用水温度越高，营养素损失越多。

稻米在采用蒸、煮、焖的烹调方法时，营养素的损失较少。稻米烹调要避免捞的方法，因为捞米饭可使大量B族维生素随米汤丢失，同时还可丢失部分矿物元素。米饭在电饭煲中保温，随时间延长，维生素B_1损失增加，可损失50%～90%。

面食的加工方法中，一般的蒸、烤、烙营养素损失不大，但高温油炸时损失较大。面食在焙烤、烙时，还原糖和氨基化合物发生褐变反应（又称美拉德反应），产生的褐色物质在消化道中

不能水解，没有营养价值，还可使氨基酸失去效能。为此要注意加工温度和糖的用量。不同烹调方式 B 族维生素的保存率见表 2－2－1。

表 2－2－1 不同烹调方式 B 族维生素的保存率/%

食物	原料	烹调方式	硫胺素	核黄素	尼克酸
饭	稻米（标一）	捞、蒸	33	50	24
饭	稻米（标一）	碗蒸	62	100	30
粥	小米	熬	18	30	67
馒头	富强粉	发酵、蒸	28	62	91
馒头	标准粉	发酵、蒸	70	86	90
面条	富强粉	煮	69	71	73
面条	标准粉	煮	51	43	78
大饼	富强粉	烙	97	86	96
大饼	标准粉	烙	79	86	100
油条	标准粉	炸	0	50	52

（三）谷类的储存

在温度高、湿度大时谷类的营养素会发生改变，甚至霉变，失去营养价值。谷类应储存在通风、干燥、避光和阴凉的环境中。

第三节 动物性食物的营养价值

动物性食物是一类营养丰富的食物，近年来，随着生活水平的提高，动物性食物在我们日常膳食中所占比例越来越大。以动物性食物为主的膳食提供热能、蛋白质、脂肪过高，而膳食纤维过低，对心脑血管疾病、糖尿病、肿瘤的预防不利。

一、种类

动物性食物包括畜肉类（meat）、禽类（poultry）、鱼类（fish）、奶类（milk）和蛋类（egg）等。

二、畜肉、禽、鱼类的营养价值

（一）蛋白质

畜肉、禽、鱼类食物中的蛋白质含量丰富，畜肉、禽类含蛋白质 10%～20%，鱼类为 15%～25%。其氨基酸的组成和比例接近人体需要，生物学价值及消化吸收率均很高，为优质蛋白质，可以作为植物性食物蛋白质的补充。

（二）脂肪

畜肉类脂肪高于其他食物，为10%～30%，多为饱和脂肪酸；畜类内脏的胆固醇含量也较高；禽肉脂肪含量较低，不饱和脂肪酸含量为20%，易消化吸收；鱼肉中脂肪含量并不多，一般为1%～3%，多不饱和脂肪酸占80%。

（三）矿物元素

肉类的矿物元素主要存在于内脏和瘦肉部分，为0.6%～1.1%，主要为磷和铁；鱼类矿物元素含量为1%～2%，钙和碘较丰富，鱼类还含有钠、钾、镁、铁等多种矿物元素。

（四）维生素

畜、禽、鱼类含有较丰富的维生素，主要为维生素A、维生素D和B族维生素。

三、奶及奶制品的营养价值

（一）奶类

奶类食品主要是指动物奶类，不包括母乳，常见动物奶为牛奶和羊奶，其营养价值相似，下面主要以牛奶为例介绍奶类的营养价值。

1. 蛋白质　牛奶蛋白质平均含量约为3.5%，含有人体所需要的全部必需氨基酸，消化吸收率高，为优质蛋白质。奶中蛋白质主要为酪蛋白（76.6%）和乳清蛋白（11.5%），与人奶中的比例相反，故不利于婴幼儿的消化吸收，但可以通过配方奶粉调整酪蛋白和乳清蛋白的含量，以适应婴幼儿生长发育的需要。

2. 脂肪　牛奶脂肪平均含量约为3.5%，颗粒小，呈高度分散的稳定状态，消化吸收率高达98%。奶类中还含有少量人体所需要的卵磷脂和胆固醇。

3. 糖类　牛奶中的糖类为乳糖。乳糖在肠道中经消化酶分解为乳酸，有助于肠道中乳酸菌的繁殖，抑制肠道腐败菌的生长，并促进钙吸收。牛奶中的乳糖须经过人体小肠中的乳糖酶消化分解才能吸收，但有一部分人（主要是成人）体内缺少这种酶，无法分解牛奶中的乳糖，喝牛奶会导致胀气、腹痛和腹泻等症状，即乳糖不耐受（lactose intolerance）症。对于乳糖不耐受症的人，不要空腹饮奶，可以改用酸奶。

4. 矿物元素　牛奶中含有约0.75%的矿物元素，主要是钙、磷、钾。奶类含钙丰富，100 g牛奶约含钙120 mg，吸收率高，是补钙的首选食品。牛奶为贫铁食品，处于生长发育期的人群，饮奶的同时要注意铁的补充。此外，牛奶中还含有人体所必需的多种微量元素，如铜、锌、锰、氟、钴等。

5. 维生素　牛奶中含有各种脂溶性和水溶性维生素，如维生素A、维生素D、胡萝卜素、维生素C、核黄素、硫胺素等，但含量不稳定，随季节、奶牛饲养条件和加工方式的不同而改变。一般来讲，牧场放养、吃青饲料多、日照充足的奶牛挤出的奶中维生素含量丰富。

（二）奶制品

常见的奶制品包括酸奶、奶粉、炼乳等。

1. 酸奶　酸奶是以鲜奶或奶类制品为原料，加入乳酸菌发酵而成，同鲜奶营养价值相当，其营养特点如下。

（1）酸奶不仅保留了原材料的营养价值，而且更易于消化吸收。

（2）酸奶中的乳酸菌可以刺激胃酸分泌和肠道蠕动，利于人体消化吸收功能，预防便秘。

（3）酸奶中的乳酸菌能降低血清胆固醇水平。

（4）乳酸菌在肠道内繁殖可以抑制肠道腐败菌的生长，使肠道菌群保持平衡。

（5）经发酵而成的酸奶，在发酵过程中乳糖被分解，乳糖含量较低。对于有乳糖不耐受症的人群，可以选用酸奶作为鲜奶替代品。

2. 奶粉

（1）全脂奶粉：将牛奶消毒脱水、喷雾干燥而成。溶解性好，基本保留原有营养成分；食用方便。

（2）脱脂奶粉：生产过程同全脂奶粉，只是脱去牛奶中的脂肪，脂肪含量不超过 1.3%。脱脂过程使原有的脂溶性维生素损失，适用于腹泻婴儿和临床要求低脂膳食的病人。

（3）调制奶粉：多为婴幼儿配方奶粉，是以牛奶为基础，按照母乳的组成加以调制，使之接近母乳，从而适应婴幼儿的需要。调制奶粉主要改变了牛奶中酪蛋白和乳清蛋白的比例，补充乳糖，以适当的比例强化维生素 A、维生素 D、维生素 B_1、维生素 B_2、维生素 C、叶酸、牛磺酸和矿物元素铁、铜、锌、锰等。

3. 炼乳　炼乳是一种浓缩乳，分为甜炼乳和淡炼乳。甜炼乳是一种在牛奶中加入大约 15% 的糖，经减压浓缩到原体积的 40% 的乳制品，其含糖量可达 40%～45%。由于含糖量高，食用前要加水稀释，使其中的蛋白质、维生素、矿物元素等营养素的含量相对较低，故不适于婴幼儿的喂养。淡炼乳为无糖炼乳，又称蒸发乳，是将牛奶浓缩到原体积的 1/3 后装罐密封而成。淡炼乳经高温灭菌后，维生素 B_1 受到破坏，若给予强化，则与鲜奶营养价值相当，可以喂养婴幼儿。

四、蛋类的营养价值

蛋类有鸡蛋、鸭蛋、鹅蛋、鹌鹑蛋等，各种蛋的结构和营养价值基本相似。蛋主要由蛋壳、蛋清、蛋黄构成。蛋壳上布满 15～65 μm 的细孔，细菌可以通过细孔进入蛋中，造成蛋类的腐败。蛋类各部分营养成分组成见表 2－3－1。

表 2－3－1　蛋类各部分营养成分组成/%

营养素	全蛋	蛋清	蛋黄
水分	73.8～75.8	84.4～87.7	44.9～51.5
蛋白质	12.8	8.9～11.6	14.5～15.5
脂肪	11.1	0.1	26.4～33.8
糖类	1.3	1.8～3.2	3.4～6.2
矿物元素	1.0	0.6	1.1

（一）蛋白质

蛋类中的蛋白质为优质蛋白质，含量约为12.8%，含有人体所需要的全部必需氨基酸，而且各种氨基酸含量丰富，之间的相互比值也适宜于人体需要，易被人体消化吸收和利用。蛋类蛋白质是天然食物中营养价值最高的蛋白质。

（二）脂肪

蛋类脂肪主要在蛋黄中，分散成细小颗粒，极易被吸收。蛋类脂肪大部分为中性脂肪，还有卵磷脂和胆固醇，每只鸡蛋约含胆固醇200 mg。

（三）矿物元素

矿物元素主要在蛋黄中，钙、磷、铁都很丰富。其中铁由于卵黄高磷蛋白的影响，吸收率不高，但是蛋黄中铁含量丰富，分布又集中，所以仍可将蛋黄作为婴幼儿铁的补充来源。

（四）维生素

维生素主要集中在蛋黄，维生素A、维生素D、核黄素、硫胺素都很丰富。

五、加工、烹调对动物性食物营养价值的影响

（一）畜、禽、鱼类

畜、禽、鱼类加工烹调后对其营养素损失不大，而且还可以提高人体对蛋白质的吸收利用率。用炖、煮的方法加工烹调时，营养素会溶于汤汁中，一起食用基本上不会造成营养素的损失。高温烹调时会造成一部分硫胺素的损失。

（二）奶类

奶类一般采用高温瞬时的消毒方法，营养素损失不大，可以直接饮用或略加热。对于未经消毒的奶，食用前应煮沸消毒，但加热时间过长，会造成奶中营养素的损失。酸奶不宜加热。

（三）蛋类

蛋类在蒸、煮、炒等过程中，除了硫胺素之外，其他营养素损失不大。对于蛋类来讲，加工烹调既能杀灭其中的微生物，还可以提高蛋类营养素的消化吸收率。生蛋中存在抗生物素和抗胰蛋白质酶，加热后可被破坏，故不宜吃生蛋和加工不彻底的蛋。

第四节　豆类及其制品的营养价值

豆类（bean）及其制品是对人类健康非常有益的食物。所有豆类蛋白质均为优质蛋白质，大豆蛋白质为最优，其营养价值居豆类之首，并含有丰富的不饱和脂肪酸。

一、种类

豆类的品种很多，主要有大豆（黄豆、黑豆、青豆）和其他豆类（蚕豆、豌豆、绿豆、红豆、小豆等）。常食用豆制品包括豆浆、豆腐、豆腐乳、豆腐干、豆芽等。

二、大豆的营养价值

（一）蛋白质

大豆含有较多的蛋白质，为 35%~40%，是植物性食物中蛋白质含量最多的一类食品。大豆蛋白质为优质蛋白质，其必需氨基酸组成接近于人体需要，营养价值与肉类相当，可以作为肉类蛋白质的替代品。大豆蛋白质中赖氨酸含量丰富，这正是谷类蛋白质所缺乏的，所以豆类和谷类食品混合食用，可以提高营养价值。

（二）脂肪

大豆含脂肪为 15%~20%，多为不饱和脂肪酸。大豆不含胆固醇，而含有人体不吸收的植物固醇，还可阻止胆固醇的吸收。

（三）糖类

大豆中含糖类约 25%，其中约 1/2 的糖类是人体不能消化吸收的糖（棉子糖和水苏糖）。若食用过多，在肠道细菌作用下发酵产生二氧化碳和氨，可引起腹胀。

（四）矿物元素

大豆中的钙、磷、铁、镁、钾等都很丰富，是植物性食物矿物元素的良好来源。

（五）维生素

大豆中硫胺素、核黄素含量比一般植物性食物都高，大豆还含有维生素 E、维生素 K 和胡萝卜素等。

（六）其他物质

大豆中存在一些抗营养物质，如蛋白酶抑制剂、植物红细胞凝集素、植酸等，经过彻底加热后可以破坏。大豆中还含有大豆皂苷和大豆异黄酮两种特殊物质，大豆皂苷具有抗氧化、降血脂、降胆固醇、抑制肿瘤、调节机体免疫力等作用。大豆异黄酮可以预防癌症和动脉粥样硬化，并具有雌激素样作用，可预防骨质疏松症，预防妇女更年期症状，延缓老年痴呆等。

三、其他豆类的营养价值

其他豆类的营养价值与大豆有很大的区别，这类食物含有较高的糖类（55%~65%），中等量的蛋白质（20%~30%）和少量脂肪（低于 5%）。其他的营养成分与大豆相似。

四、豆制品的营养价值

豆制品的种类很多，经过加工制成的豆制品营养价值较高。它们除了保存原材料中的营养物质之外，还具有以下特点：豆腐中的蛋白质含量丰富，具有很高的消化吸收率；豆浆的营养成分与鲜奶相似，铁含量比鲜奶高，维生素含量低于鲜奶，食用豆浆时要彻底加热，以去除其中的有害物质；豆芽是由大豆或绿豆经水泡发而成，含有丰富的维生素 C。

五、坚果类食物的营养价值

坚果不属于豆类，它的营养特点与豆类有相似的地方。常见的坚果有花生、核桃、松子、榛子和各种瓜子等，这类食物的共同营养特点是富含脂肪、蛋白质、钙、铁和 B 族维生素等，并具有抗氧化物质。除了松子之外，坚果中的脂肪均以不饱和脂肪酸为主。坚果类尤其是核桃和杏仁因其含有 ω-3 系列脂肪酸，而具有健脑作用。

六、加工、烹调对豆类及其制品营养价值的影响

黄豆经过加工处理可制成豆腐和豆浆，豆腐和豆浆使得黄豆的营养成分释放出来，所以其营养价值比黄豆要高，蛋白质的消化吸收率也高于黄豆。豆腐干含钙非常丰富，豆芽中含有非常丰富的维生素 C，每 100 g 可以达到 15 ~ 20 mg，比一些水果的含量还要高。豆类中的抗营养因子可以通过加工烹调破坏。

相关链接

不同烹调方式对食物中花色苷稳定性的影响

花色苷是一种水溶性黄酮类化合物，主要存在于植物性食物中，具有抗氧化、抑制肿瘤、抗炎、抗突变、抑制肥胖、减轻肝功能障碍、预防心血管疾病等作用。以焯、煮、榨汁三种方法，处理豆、谷、薯、菜四类 25 种广州市售含花色苷的食物，比较烹调前后 3 种花色素检出量的变化。三种烹调方式，对豆类和谷物中花色苷稳定性的影响顺序为：慢煮 > 榨浆 > 快煮；对薯类和蔬菜食物中花色苷稳定性的影响顺序为：榨汁 > 煮 > 焯。食物中三种花色苷的稳定性顺序依次为：矢车菊素 > 芍药素 > 飞燕草素。

摘自：郎静，凌文华. 不同烹调方式对食物中花色苷稳定性的影响[J]. 营养学报，2010，32(6)：598 - 602.

第五节 蔬菜、水果类的营养价值

蔬菜（vegetable）和水果（fruit）是人类膳食中的重要食物，尤其是蔬菜，在膳食中所占的比例很大。蔬菜和水果是人体维生素、矿物元素、膳食纤维的重要来源，其矿物元素对维持体内酸碱平衡起到重要的作用。

一、种类

蔬菜、水果的种类很多，蔬菜可以分为根菜类，鲜豆类，茄果、瓜菜类，葱蒜类，嫩茎、叶、花

菜类等。水果可分为仁果类、核果类、浆果类、柑橘类、瓜果类等。颜色的不同决定其营养成分的分布,也可以根据颜色将蔬菜、水果分为深色类和浅色类。

二、蔬菜、水果的营养价值

(一)糖类

糖类主要为膳食纤维,淀粉,单、双糖等。水果中的糖含量比蔬菜多,苹果和梨主要以果糖为主,桃、李子、橘子以蔗糖为主,葡萄、草莓以葡萄糖和果糖为主,含淀粉较多的蔬菜一般为根茎类蔬菜,如藕、马铃薯。

蔬菜、水果中所含的纤维素和果胶是我们日常膳食中膳食纤维的重要来源。它们在体内不能被消化酶消化,但具有非常重要的生理意义。

(二)矿物元素

蔬菜、水果含有非常丰富的矿物元素,如钙、镁、铁、钾、钠、铜等,一般绿色蔬菜和深色水果中含量较多。含钙、铁较多的蔬菜有雪里蕻、油菜、苋菜、菠菜等。水果中的矿物元素含量比蔬菜略低,含量丰富的有柠檬、石榴、葡萄等。蔬菜、水果自身含有草酸,影响膳食中钙、铁的吸收。

(三)维生素

新鲜的蔬菜和水果是维生素 C、胡萝卜素、核黄素和叶酸的重要来源。维生素 C 一般在绿色叶菜类中含量较高,如油菜、小白菜等,瓜类中的含量比绿叶菜或根茎类菜含量要少。常见水果中鲜枣、山楂等带有酸味的水果含维生素 C 较高。

各种绿色、黄色、红色的蔬菜水果中含有丰富的胡萝卜素,如南瓜、胡萝卜、菠菜、芒果、橘子、杏等。

核黄素在一般绿叶蔬菜中含量较多,如雪里蕻、油菜、菠菜、苋菜;水果中的桂圆、枣等核黄素含量也较丰富,但是含量比蔬菜低。

蔬菜和水果的选择有两点,一是看是否新鲜,二是看颜色的深浅。不新鲜的蔬菜和水果的营养成分会丢失很多,甚至会产生对人体有害的物质。一般来讲,颜色较深的蔬菜、水果含营养素比较丰富,所以应选用深色蔬菜和水果。

三、加工、烹调对蔬菜及水果营养价值的影响

蔬菜、水果是人体维生素和矿物元素的重要来源,在加工烹调过程中,减少营养素的损失对维护机体健康很重要。一些水溶性维生素,特别是不耐热的维生素 C 在加工烹调过程中很容易被破坏。为了去除蔬菜上残留的农药而过度地清洗和浸泡等,也会丢失大量维生素和矿物元素。为了更好地保留其中的营养物质,在加工这类食物时应注意以下几点。

（一）蔬菜、水果要新鲜

搁置过久的蔬菜水果由于氧化作用，维生素含量会减少，甚至产生有害物质。

（二）清洗蔬菜要合理

蔬菜要先洗后切，洗后要尽快烹调，减少同空气的接触，不能将切好的蔬菜浸泡在水里或将菜汁挤出。对于一些能用手撕开的蔬菜如青椒等，尽量减少刀切。

（三）加热时间要缩短

蔬菜烹调的原则是急火快炒，少加水。烹调时可以适当放些醋和淀粉勾芡，既可以增加美味，又能回收汤汁，减少维生素的损失。

（四）焯烫方法要适当

对于一般蔬菜，尽量不要用开水焯后再炒，更不能焯后再挤去菜汁，否则蔬菜中的维生素和矿物元素就会所剩无几。但对于菠菜、苋菜等这类含草酸多的蔬菜，建议食用前用水焯一下。

四、野菜、野果的营养价值

我国野菜、野果品种很多，不仅味道鲜美，还含有丰富的维生素和矿物元素，见表 2-5-1。

表 2-5-1 常见野菜、野果的营养素含量/(mg/100 g)

名称	胡萝卜素	核黄素	抗坏血酸	铁	钙
苜蓿（金花菜）	3.48	0.22	85	4.8	168
马齿苋	2.23	0.11	23	1.3	85
荠菜	3.20	0.19	55	6.3	420
刺梨	2.90	0.03	2 585	2.9	68
沙棘	—	—	1 000～2 000	—	—
番石榴	0.05	0.44	358	7.3	97

第六节 纯热能食物

纯热能食物（supply energy food）的营养价值单一，主要提供机体热能。动、植物油含有丰富的油脂，植物油可以提供维生素 E。精制糖和高度酒除了供给热能外基本不含其他营养素，这类食物若摄入过量会对人体健康造成极大危害。

一、种类

纯热能食物包括动物油、植物油、糖类、酒类。

二、纯热能食物的营养价值

（一）植物油和动物油

植物油包括花生油、豆油、菜籽油、芝麻油、玉米油等，植物油富含多不饱和脂肪酸，可以降低血清胆固醇。动物油包括猪、牛、羊、鱼油等，其中除了鱼油含有丰富的多不饱和脂肪酸外，其他动物油都含有较高的饱和脂肪酸和胆固醇。膳食中饱和脂肪酸越多，导致动脉硬化的可能性就越大。动、植物油脂除了提供热能之外，还能提供人体必需脂肪酸，促进脂溶性维生素的吸收，可以改善食物感官性状，增进食欲。

（二）糖类

精制糖类包括白糖、红糖、冰糖等，摄入过多会在体内转变为脂肪沉积下来，成为心脑血管疾病、糖尿病的潜在危险因素。糖还可以使人产生饱腹感，影响食欲，久而久之可能造成营养不良。对于儿童来讲，还可以影响他们的生长发育。

（三）酒类

乙醇是酒类的主要成分，乙醇被吸收后大部分在肝中氧化分解，并可以使脂肪在肝中蓄积，从而诱发脂肪肝；乙醇还可抑制三羧酸循环，影响糖代谢，摄入乙醇后血糖上升。也有报道乙醇使血糖降低，这主要是乙醇中毒的后期表现。除了引起脂肪肝之外，慢性乙醇中毒还可以引起心、脑组织病变，造血系统损伤，消化系统溃疡，多发性神经炎，慢性胰腺炎，神经症，营养不良等。过量饮酒还会增加患原发性高血压、脑卒中的危险，甚至导致中毒、死亡。

第七节 其他食品

日常生活中除了粮谷类、动物性食物、豆类、蔬菜水果类和纯热能食物外，还存在着另外一些食品，即强化食品、保健食品和转基因食品，它们对预防营养缺乏、减少某些疾病的发生率及提高食物营养等方面具有重要意义。

一、强化食品

（一）强化食品的定义

强化食品就是调整（添加）食品中营养素，使之适合人类营养需要的一种食品。补充的营养素称为营养强化剂。营养强化剂主要包括氨基酸、维生素、矿物质及其制品，如赖氨酸、牛磺酸、维生素 A、β-胡萝卜素、维生素 D、维生素 E、维生素 K、维生素 B_1、维生素 B_2、烟酸、维生素 C、维生素 B_{12}、叶酸、生物素、钙、铁、硒、镁、胆碱、DHA、EPA、γ-亚麻酸、花生四烯酸等。

（二）食品强化的意义

根据不同人群需要，向食物中添加一种或多种营养素或某些天然食物成分的食品添加剂，用以提高食品营养价值的过程称为食品强化。食品强化的意义如下。

1. 弥补天然食品的营养缺陷，如向粮食制品中强化必需氨基酸。

2. 补充食品加工、储存中损失的营养素，如向精白米面中添加维生素 B_1。

3. 简化膳食处理，使某些食品达到特定目的的营养需要，如配方奶粉、航空食品和病人用要素膳。

4. 特殊人群预防需要，如寒冷地区人群需要补充维生素 C 等。

5. 预防营养不良。食品强化是营养干预的主要措施之一，在改善人群营养状况中发挥着巨大的作用，如对缺碘地区采用的食盐加碘等。

（三）食品强化的要求

1. 有明确的针对性　生产企业必须对拟生产的强化食品针对什么人群、解决什么营养问题提出明确论证，即明确强化食品的应用对象和强化目的。

2. 符合营养学原理　食品的强化应符合营养学原理，不破坏营养素平衡，确有效应，而且有相应的理论和实验依据。

3. 符合国家卫生标准　必须保证强化食品的食用安全性。

4. 保持食品原有的感官性状　强化食品在感官、口感、价格和工艺等商业方面必须是可行的、有竞争力的。

使用营养强化剂必须符合中华人民共和国国家卫生标准《食品营养强化剂使用标准》（GB14880—2012）和《食品添加剂使用卫生标准》（GB2760—2011）。

二、绿色食品

（一）绿色食品的定义

绿色食品是指遵循可持续发展原则，按照特定生产方式生产，经专门机构认定，许可使用绿色食品标志商标的无污染的安全、优质、营养类食品。

绿色食品分 A 级和 AA 级两个等次。AA 级绿色食品是指生产地的环境质量符合《绿色食品产地环境质量标准》要求，生产过程中不使用化学合成的肥料、农药、兽药、饲料添加剂、食品添加剂和其他有害于环境和身体健康的物质，按有机生产方式生产，产品质量符合绿色食品产品标准，经专门机构认定，许可使用 AA 级绿色食品标志的产品。A 级绿色食品是指生产地的环境质量符合《绿色食品产地环境质量标准》要求，生产过程中严格按照绿色食品生产资料使用准则和生产操作规程要求，限量使用限定的化学合成生产资料，产品质量符合绿色食品产品标准，经专门机构认定，许可使用 A 级绿色食品标志的产品。

（二）绿色食品的特征

1. 产品出自最佳生态环境　绿色食品生产从原料产地的生态环境入手，通过对原料产地及其周围的生态环境因子严格监测,判定其是否具备生产绿色食品的基础条件,而不是简单地禁止生产过程中化学物质的使用。

2. 对产品实行全程质量控制　绿色食品实行“从土地到餐桌”全程质量控制。通过产前环节的环境监测和原料检测,产中环节具体生产、加工的落实及产后环节产品质量、卫生指标、包装、保鲜、运输、储藏、销售控制,确保绿色食品的整体产品质量,并提高整个生产过程的技术含量。

3. 对产品依法实行标志管理　政府授权专门机构管理绿色食品标志,这是一种将技术手段和法律手段有机结合起来的生产组织和管理行为。绿色食品标志是一个质量证明商标,属知识产权范畴,受《中华人民共和国商标法》保护。

三、保健食品

(一) 保健食品的定义

国家食品药品监督管理局在《保健食品注册管理办法(试行)》中将保健食品定义为:具有特定保健功能或者以补充维生素、矿物质为目的的食品。即适宜于特定人群食用,具有调节机体功能,不以治疗疾病为目的,并且对人体不产生任何急性、亚急性或者慢性危害的食品。

(二) 保健食品的特征

1. 保健食品必须是食品　保健食品是食品的一个种类,应具有食品的共性,即无毒无害、有一定的营养价值并具有相应的色、香、味等感官性状。但保健食品不是普通的食品,保健食品既可以体现传统食品的属性,也可以是胶囊、片剂或口服液等形式;并且保健食品在食用量上有限制,不能替代正常膳食。

2. 保健食品不是药品　保健食品是以调节机体功能为主要目的,不能用于治疗疾病,对人体不产生任何急性、亚急性或慢性危害,可以长期服用。

3. 保健食品具有特定的保健功能　保健食品具有明确的、具体的、经过科学验证的、能够调节人体功能的某一方面功能,如免疫调节作用、延缓衰老功能、减肥功能、促进生长发育功能、抗疲劳功能等。

4. 保健食品适用于特定人群食用　保健食品是针对亚健康人群设计的,不同功能的保健食品对应的是不同特征的亚健康人群,如减肥的保健食品只适用于肥胖的人群,抗衰老的保健食品只适用于中老年人食用。

四、转基因食品

(一) 转基因食品的定义

利用现代分子生物技术,将某些生物的基因转移到其他物种中去,改造生物的遗传物质,使其在性状、营养品质、消费品质等方面向人们所需要的目标转变,转基因生物直接食用,或者作为加工原料生产的食品,统称为“转基因食品”。

（二）转基因食品的种类

按食品来源可将转基因食品分为植物性转基因食品、动物性转基因食品、转基因微生物食品和转基因特殊食品。

1. 植物性转基因食品　为了提高农产品营养价值，更快、更高效地生产食品，科学家们应用转基因的方法，改变生物的遗传信息，拼组新基因，使今后的农作物具有高营养、耐贮藏、抗病虫和抗除草剂的能力，不断生产新的转基因食品。目前市场上的转基因食品以植物性食品为主，如转基因大豆、玉米、油菜、马铃薯、番茄、甜椒、西葫芦等。

2. 动物性转基因食品　动物性转基因食品大多数处于研究状态，还没有进行商业化生产。如在牛体内转入某些具有特定功能的人的基因，就可以利用牛乳生产基因工程药物，用于人类疾病的治疗。

3. 转基因微生物食品　微生物是转基因最常用的转化材料，转基因微生物比较容易培育，应用广泛。例如，生产奶酪的凝乳酶，传统是从牛犊胃中提取，利用转基因微生物后能够使凝乳酶在体外大量产生，避免伤害牛犊，也降低了生产成本。

4. 转基因特殊食品　科学家利用生物遗传工程，将普通的蔬菜、水果、粮食等农作物变成能预防疾病的神奇"疫苗食品"，使人们在品尝鲜果美味的同时，达到防病的目的。

（三）转基因食品的安全问题

转基因食品是利用新技术创造的产品，具有如下优点：① 解决粮食短缺问题。② 减少农药使用，避免环境污染。③ 节省生产成本，降低食物售价。④ 增加食物营养，提高附加价值。⑤ 增加食物种类，提升食物品质。⑥ 促进生产效率，带动相关产业发展。

但根据现有的科学知识推测，转基因食品可能对环境及人体健康造成危害。在生态环境方面的潜在危害主要是被转入基因的漂移所引起的基因污染。在人体健康方面的潜在危害主要表现在以下几个方面。

1. 转基因食品可能引起人体过敏反应　食物过敏是一个世界性的公共卫生问题，有 2% 的成年人和 4%~6% 的儿童患有食物过敏症。转基因植物引入了外源性目的基因后，会产生新的蛋白质，使部分个体很难或无法适应而诱发过敏症。如转基因玉米和 RR 转基因大豆（商品名 roundup ready soybean）导致过敏症发生的频率增高。

2. 抗生素标记基因可能使感染人类的细菌产生抗药性　抗生素标记基因在商业转基因植物中大量使用。人类食用了这些转基因食品后，食品在体内将抗药性记忆内传给致病性细菌，从而使病菌产生抗药性，使抗生素失效。如氨基丁卡霉素是国际医药界储备的应急"救危"药物。目前有些转基因植物的抗生素标记基因是卡那霉素抗性基因，其一旦在环境中释放，该基因就有可能产生突变，出现氨基丁卡霉素抗性。若体内的细菌获得了氨基丁卡霉素抗性，则这种应急"救危"药物在还没有被启用时就已经失效，这对人类将是一个毁灭性的打击。可见转基因食品中的抗生素抗性标记基因可能引发人类的医疗风险，是人体健康的潜在威胁。

3. 转基因食品营养成分的改变　转基因食品中的外源性基因可能会改变食物的成分，包括营养成分构成和抗营养因子的变化。如抗除草剂转基因大豆中具有防癌功能的异黄酮成分较传统大豆减少了 14%；转基因油菜中类胡萝卜素、维生素 E、叶绿素均发生变化。这些变化会导致食品营养价值降低，人体营养结构失衡，影响机体的健康。

4. 转基因食品的毒性作用　由于目前的转基因技术不能完全有效地控制转基因后的结果，如果转入的基因发生突变，则可能产生有毒物质，或者使食品中原有的毒素含量增加，产生毒性作用，甚至产生或增加“三致”毒性。

截至 2013 年，从事转基因动、植物研究开发的国家制定了相应的政策与法规以保障转基因食品的安全。为了统一评价转基因食品安全性的标准，联合国粮农组织和世界卫生组织所属的国际食品规定委员会也已决定制定转基因食品的国际安全标准。我国由原国家科学技术委员会制定了《基因工程安全管理办法》，随后农业部在此基础上制定了《农业生物基因工程安全管理实施办法》，并同时成立了农业生物工程安全委员会，以负责全国农业生物遗传工程的安全性审批。

思考与练习

一、名词解释

1. 食物营养价值　2. 强化食品　3. 绿色食品　4. 保健食品　5. 转基因食品

二、填空题

1. 食物的种类共有五大类，分别是________，________，________，________，________。

2. 加工蔬菜的原则是________，________，________，________。

三、选择题

1. 我们每天所需要的蛋白质大约 50% 来源于（　　）。

A. 肉类　　B. 豆类　　C. 谷类　　D. 奶类

2. 下列食品中，含铁最少的是（　　）。

A. 大米　　B. 牛奶　　C. 鸡蛋　　D. 黄豆

3. 下列食物中含不饱和脂肪酸最多的是（　　）。

A. 猪肉　　B. 牛肉　　C. 鸡肉　　D. 鱼肉

4. 下列食品中，补钙效果最好的食品是（　　）。

A. 肉类　　B. 蛋类　　C. 奶类　　D. 鱼类

5. 下列食品中，蛋白质含量最多的是（　　）。

A. 猪肉　　B. 鸡蛋　　C. 黄豆　　D. 鱼

6. 下类食品中维生素 C 含量最高的是（　　）。

A. 苹果　　B. 青椒　　C. 橘子　　D. 山楂

7. 纯热能食物包括（　　）。

A. 动、植物油　　B. 淀粉　　C. 食用糖　　D. 酒类

8. 下列关于保健食品的说法，正确的是（　　）。

A. 保健食品必须是食品　　B. 保健食品也是药品

C. 保健食品具有特定的保健功能　　D. 保健食品适用于所有人群食用

四、简答题

1. 举例说明影响食物营养价值的因素。

2. 豆浆喝前为什么要煮熟？

3. 试比较豆浆和鲜奶的营养价值。

4. “所有豆类的营养价值都是相似的”这个说法对吗?

5. 某人认为蛋黄中胆固醇高,所以吃鸡蛋应该只吃蛋清,这种说法对吗?

6. 如何保留水果、蔬菜中的营养物质?

7. “纯热能食物只能提供热能,不含其他营养素”这句话对吗?

8. 加工精细的粮食(如精制的米、面)可以去除其中的杂质,使粮食变得更干净、更利于消化吸收,而且用它烹制的食物感官性状也好,所以我们应该多吃这类食物,这种说法对吗?说一说你的看法。

9. 转基因食品存在的问题有哪些?

10. 保健食品的特征有哪些?

(冯晓昕)

第三章　合理营养与膳食

学习目标

1. 正确理解合理营养与平衡膳食的概念。
2. 掌握中国居民膳食指南。
3. 熟悉一般人群膳食调配的原则。
4. 了解合理营养的卫生要求。

成年人体重的50%~60%是由水构成,另外还有16%~19%的蛋白质,10%~20%的脂肪和2%左右的矿物元素等,身体中的每一分子都是由外界摄入的食物和水转化而来。因此,每天摄入比例适量不同种类的各种食物,并进行适当调配以达到合理营养的目的,有助于保持人体健康和活力,并免受疾病的困扰。

第一节　合理营养

一、合理营养的概念

合理营养(rational nutrition)是通过合理搭配不同食物质量、数量及科学的烹调方法,以利于人体对各种营养素的消化吸收,避免膳食结构的比例失调而实现的膳食与人体营养需要之间的平衡关系。合理营养是健康的物质基础,平衡膳食是合理营养的核心,是实现合理营养的唯一途径。

平衡膳食(balanced diet)是由多种食物组成,食物相互合理搭配,提供各种比例适宜的营养素,满足人体对热能和各种营养素需要的膳食。平衡膳食主要包括:① 三大产热营养素之间的平衡;② 动物性食物与植物性食物之间的平衡;③ 成碱性食物和成酸性食物之间的平衡。

二、合理营养的基本要求

合理营养是一个综合性的概念,它既要求通过膳食调配提供满足人体生理需要的热能和各种营养素,又要考虑合理的膳食制度和科学的烹调方法,同时注意避免膳食构成的比例失调对人体健康的影响。合理营养的基本要求如下。

(一)平衡膳食

由于任何一种天然食物都不能提供人体所需要的全部营养素(母乳除外)。因此,人类就需要摄入多种多样的食物,并经合理搭配来满足机体所需要的营养素。通过这些营养素来满足机体从事劳动和维持生命所需要的热能,提供组织生长发育与修复的材料,并维持机体的正常生理功能,保证每天正常的活动、工作和学习。

(二)食物要保证食用安全,对人体无毒害

食物食用后对人体不应该有任何的毒副作用。但食物从种植、养殖、收获、储存、运输到加工后出售,在入口前要经过很多的环节。无论哪一环节出现疏漏,都有可能使食物污染上对人体有害的物质,如致病微生物、有毒的化学物质(农药、添加剂等)或本身产生了毒素等。为了保证食用安全,食品中的各项指标要符合国家食品卫生标准的规定。

(三)合理的加工烹调方法

食物应通过合理的加工烹调,改善食物的感官性状,减少营养素的损失。具有良好的色、香、味、形的食物可以促进食欲,提高人体对食物的消化吸收率。另外,加工烹调还应该注意每餐食物要具有一定的容积,既可以使机体具有一定的饱腹感,还可以避免消化道的过度负担。

(四)合理的膳食制度

合理的膳食制度是指把全天的食物定质、定量、定时地分配到用餐者的每餐中,还要有计划地定期改善饭菜的花样,一般要求编制食谱。此外,还应有舒适的进餐环境,以保证人们在良好的心情中进餐。

第二节　合理的膳食调配

人类每天必须摄入各种各样的食物来满足机体的需要,合理的膳食调配就是把各种各样的食物按其在膳食中的地位进行合理搭配,以使各种物质在营养成分上起到互补作用。

一、膳食中产热营养素的平衡

三大产热营养素的平衡是指蛋白质、脂肪、糖类之间的平衡,最主要的是糖类和脂肪对蛋白质的节约作用。三大营养素同时摄入时,糖类和脂肪首先参与供能,减少了蛋白质的供能,从而使蛋白质发挥更重要的作用,维持机体氮平衡、进行器官组织的修复等。但要注意,在蛋白质供给不足时,仅提高糖类和脂肪的供给量,也无法真正达到机体的氮平衡。

糖类和脂肪都是机体重要的供能物质,它们之间可以转化,以维持机体的热能代谢。脂肪在体内彻底代谢分解需要糖类(葡萄糖)的参与,脂肪酸分解所产生的乙酰基与草酸乙酰(葡萄糖氧化物)结合进入三羧酸循环而被彻底氧化。如果膳食中脂肪量过多,而糖类供给不足时,脂肪就会氧化参与热能代谢,因为没有糖的参与不能彻底氧化而产生酮体,临床可以出现酮症酸中毒。

当糖类过多,超过了人体所需要的热能时,过多的糖类就会通过肝转化合成中性脂肪在体内储存下来,使人发胖。

三大产热营养素占总热能的适宜比例是:糖类占 50%~65%,脂肪占 20%~30%,蛋白质

占 10%～15%。

二、动物性食物与植物性食物之间的平衡

动植物食物之间的平衡主要表现为必需氨基酸之间、饱和脂肪酸和不饱和脂肪酸之间的平衡。必需氨基酸的比例模式只有接近人体需要时，才能被人体吸收利用。如果膳食中存在限制性氨基酸时，就会影响其他氨基酸的利用，从而影响食物蛋白合成机体蛋白，降低了蛋白质的营养价值。建议每天摄入优质蛋白质应有 1/3 以上(儿童可以达到 1/2)，即 1/3 蛋白质来源于动物性和豆类食物。但由于饮食习惯等原因，我们每天所需要的蛋白质大约 50% 来源于谷类。所以，要尽量多选用不同的谷类，以达到蛋白质的互补作用。

脂肪有益于人体健康，要实现最佳健康状态，选择合适种类的脂肪，保持饱和脂肪酸与不饱和脂肪酸之间的平衡至关重要。最新研究认为，在控制总脂肪供能比在 30% 以下，满足 SFA、$n-6$ 系列和 $n-3$ 系列 PUFA 适宜摄入量的前提下，其余膳食脂肪供能应由 MUFA 提供。几种食用油脂中脂肪酸含量见表 3－2－1。

表 3－2－1 几种食用油脂中脂肪酸含量

油脂名称	饱和脂肪酸/%	单不饱和脂肪酸/%	多不饱和脂肪酸/%	P/S
猪油	42.3	45.1	8.4	0.19
牛油	51.4	41.6	6.2	0.12
鸡油	25.6	45.3	25.7	1.00
豆油	14.8	20.9	62.8	4.20
玉米胚油	15.2	36.5	48.3	3.18
花生油	16.2	42.5	41.3	2.55
芝麻油	12.5	40.9	46.6	3.73
棉籽油	27.9	16.5	55.6	1.99
菜籽油	4.5	74.0	21.5	4.78

注：P/S 为多不饱和脂肪酸与饱和脂肪酸的比值

根据动物性食物与植物性食物在膳食中所占的比例，可以分成四种膳食结构。

(一) 动物性食物为主的膳食结构

这类膳食结构的特点是动物性食物所占比重大，所提供的热能达到总热能的 50%，甚至更多，而谷类等植物性食物提供的热能很少，不到 20%。即高蛋白、高脂肪、高热能膳食。在西方等发达国家和地区多属于这类膳食结构。选用动物性食物为主的膳食地区，人们往往营养过剩，导致肥胖，人群中心血管疾病、糖尿病、肿瘤的发病率较高。

（二）植物性食物为主的膳食结构

这类膳食结构中植物性食物所占比例大，所供热能占总热能的80%以上，动物性食物很少。一些落后、贫穷的经济不发达地区、某些宗教和素食者多选用这类膳食结构。这类膳食由于热能、蛋白质少，人群中营养缺乏症多见，传染病、寄生虫病等疾病发病率高。

（三）植物性食物与动物性食物比例合适的膳食结构

这类膳食结构的特点是以植物性食物为主，动物性食物也占有一定的比重，植物性食物提供的热能占总热能的50%~60%，大约50%的蛋白质来源于动物性食物，该类型以日本为代表。这类膳食符合人体的需要，人群中的心血管疾病、癌症、糖尿病和营养缺乏症的发病率均较低，是比较理想的膳食结构。

（四）地中海膳食结构

该膳食类型以意大利、希腊等地中海地区居民为代表，特点是膳食富含植物性食物；食物加工程度低，新鲜度高；橄榄油为主要食用油，脂肪供能占总能量的25% ~35%，饱和脂肪酸仅占7% ~8%；每天食用适量的奶酪、酸奶和少量蛋，每周食用适量鱼、禽和少量甜食，每月食用几次红肉；新鲜水果是典型的每日餐后食物，且大部分成年人有饮用葡萄酒的习惯。它被认为是目前世界上健康饮食的典范，具有许多促进健康的特点。

三、成碱性和成酸性食物的平衡

富含氯、磷、硫和氮的食物，在体内代谢后最终产生的灰分呈酸性的，称为成酸性食物。大多数的动物性食物属于成酸性食物。富含钙、钾、镁、钠的食物，在体内代谢后最终产生的灰分呈碱性的，称为成碱性食物。大多数的蔬菜属于成碱性食物。

人类所吃食物有碱性，也有酸性的，可能会对体内的酸碱度平衡产生影响。血液酸度大的人更容易患病（如肿瘤），pH在7.4 ~7.5属于偏碱性，表明健康状况良好。pH过高过低都会对身体产生不良影响。建议每天摄入成碱性食物应该占80%，成酸性食物占20%。

第三节　合理的膳食制度

在一天不同的时间里，人体所需要的热量和各种营养素是不完全相同的，而且大脑皮质的兴奋抑制过程和胃肠道对食物的排空时间与人们的生理过程相适应，并具有一定规律性，所以针对人们的生活和工作情况，制定出适合人体生理需要的膳食制度非常重要。

一、膳食制度的制定原则

1. 保证食物中的营养素能被充分消化、吸收和利用。
2. 适当的进餐间隔，保证进餐时既不能有明显的饥饿感又能有良好的食欲。

3. 合理分配全天各餐的比例。
4. 用餐时间与生活工作制度相配合。

二、膳食的合理安排

(一) 合理安排餐次

按照我国人民的生活习惯和工作学习的要求,通常是一日三餐,每餐间隔5~6 h。对于退休在家的老年人或一些病人,也可以选择少食多餐的原则。

(二) 合理分配热能

早餐应占25%~30%,午餐应占40%,晚餐应占30%~35%,活动量少或肥胖者晚餐应少于全天总热量的20%。要特别强调早餐的质量,早餐的质量可以影响到全天的工作、学习、劳动的效率,早餐中不仅要有足够的糖类作为热能来源,而且还要有一定数量的蛋白质、脂肪和其他营养素。

(三) 定时定量进餐

人类进食后,血液会集中于胃肠道进行消化,心、脑等重要器官就处于相对缺血状态,因而人会感觉困倦,这是生理现象,一般30 min后人体自身可以调节过来。但每餐过饱,就会使血液过多、过久地停留集中于胃肠道,而使心、脑器官长期缺血,导致头晕、困倦、工作能力下降等,冠心病病人还可能发生心绞痛。另外,暴饮暴食还能引起胆囊炎、胰腺炎等消化系统疾病;而一日三餐顿顿过饱,热量过剩,还可以使人发胖,容易患高血压、糖尿病等。

定时进餐可以建立时间性的条件反射,进餐前有良好的食欲,促进消化液的分泌,保证食物的消化吸收;定时进餐也符合人体的生理规律,因为普通食物的胃排空时间为4~6 h;而且一日三餐还可以提高食物中蛋白质等营养素的消化率。

第四节 膳食指南及平衡膳食宝塔

膳食指南(dietary guideline)是营养工作者根据营养学原理提出的一组以食物为基础的建议,以指导大众合理选择与搭配食物。它是倡导平衡膳食和合理营养,以减少与膳食有关疾病的发生,发展营养学的健康教育。

我国2008年初颁布的《中国居民膳食指南(2007)》由中国营养学会权威专家在《中国居民膳食指南(1997)》基础上重新修订而成,堪称指导中国人科学合理饮食的"教科书"。

一、中国居民膳食指南

(一) 食物多样,谷类为主,粗细搭配

人类的食物是多种多样的。各种食物所含的营养成分不完全相同,每种食物都至少可提

供一种营养物质。平衡膳食必须由多种食物组成，才能满足人体各种营养需求，达到合理营养、促进健康的目的。

谷类食物是中国传统膳食的主体，是人体能量的主要来源。坚持谷类为主是为了保持我国膳食的良好传统，避免高能量、高脂肪和低糖类膳食的弊端。人们应保持每天适量的谷类食物摄入，一般成年人每天摄入 250 ~ 400 g 为宜。另外要注意粗细搭配，经常吃一些粗粮、杂粮和全谷类食物。稻米、小麦不要研磨得太精，以免所含维生素、矿物质和膳食纤维流失。

（二）多吃蔬菜水果和薯类

新鲜蔬菜水果是人类平衡膳食的重要组成部分，也是我国传统膳食重要特点之一。富含蔬菜、水果和薯类的膳食对保持身体健康，保持肠道正常功能，提高免疫力，降低患肥胖、糖尿病、高血压等慢性疾病风险具有重要作用。推荐我国成年人每天吃蔬菜 300 ~ 500 g，水果 200 ~ 400 g，并注意增加薯类的摄入。

这类食物可以预防肥胖、抑制癌症的发生，并能降低血黏度和血压，蔬菜、水果还对维持体内酸碱平衡等有重要作用。

（三）每天吃奶类、大豆或其制品

奶类营养成分齐全，组成比例适宜，容易消化吸收。奶类含钙量较高，且利用率也很高，是膳食钙质的极好来源。各年龄人群适当多饮奶有利于骨健康，建议每人每天饮奶 300 mL 或相当量的奶制品。饮奶量过多或有高血脂和超重肥胖倾向者应选择低脂、脱脂奶。

大豆含丰富的优质蛋白质、必需脂肪酸、多种维生素和膳食纤维，且含有磷脂、低聚糖，以及异黄酮、植物固醇等多种植物化学物质。应适当多吃大豆及其制品，建议每人每天摄入 30 ~ 50 g 大豆或相当量的豆制品。

（四）常吃适量的鱼、禽、蛋和瘦肉

鱼、禽、蛋和瘦肉均属于动物性食物，是平衡膳食的重要组成部分。瘦畜肉铁含量高且利用率好；鱼类脂肪含量一般较低，且含有较多的多不饱和脂肪酸；禽类脂肪含量也较低，且不饱和脂肪酸含量较高；蛋类富含优质蛋白质，各种营养成分比较齐全，是很经济的优质蛋白质来源。

动物性食物一般都含有一定量的饱和脂肪酸和胆固醇，摄入过多可能增加患心血管病的危险性。目前我国部分城市居民食用动物性食物较多，尤其是食入的猪肉过多。应适当多吃鱼、禽肉，减少猪肉摄入。此外，一部分城市和农村居民平均吃动物性食物的量还不够，还应适当增加。

（五）减少烹调油用量，吃清淡少盐膳食

脂肪是人体能量的重要来源之一，并可提供必需脂肪酸，有利于脂溶性维生素的消化吸收，但是脂肪摄入过多是引起肥胖、高脂血症、动脉粥样硬化等多种慢性疾病的危险因素之一。膳食盐的摄入量过高与高血压的患病率密切相关。建议我国居民应养成吃清淡少盐膳食的习惯，以每人每天烹调用油不超过 30 g，食盐量不超过 6 g 为宜。

（六）食不过量，天天运动，保持健康体重

进食量和运动是保持健康体重的两个主要因素，食物提供人体能量，运动消耗能量。如果进食量过大而运动量不足，多余的能量就会在体内以脂肪的形式积存下来，增加体重，造成超重或肥胖；相反若食量不足，则可由于能量不足引起体重过低或消瘦。由于生活方式的改变，人们的身体活动减少。目前我国大多数成年人体力活动不足或缺乏体育锻炼，应改变久坐少动的不良生活方式，养成天天运动的习惯，坚持每天多做一些消耗能量的活动。

（七）三餐分配要合理，零食要适当

合理安排一日三餐的时间及食量，进餐定时定量。早餐提供的能量应占全天总能量的25%~30%，午餐应占30%~40%，晚餐应占30%~40%，可根据职业、劳动强度和生活习惯进行适当调整。一般情况下，早餐安排在6:30—8:30，午餐在11:30—13:30，晚餐在18:00—20:00进行为宜。要天天吃早餐并保证其营养充足，午餐要吃好，晚餐要适量。不暴饮暴食，不经常在外就餐，尽可能与家人共同进餐，并营造轻松愉快的就餐氛围。零食作为一日三餐之外的营养补充，可以合理选用，但来自零食的能量应计入全天能量摄入之中。

（八）每天足量饮水，合理选择饮料

水是膳食的重要组成部分，是一切生命必需的物质，在生命活动中发挥着重要功能。进入体内的水和排出来的水基本相等，处于动态平衡。饮水不足或过多都会对人体健康带来危害。饮水应少量多次，要主动，不要感到口渴时再喝水。饮水最好选择白开水。

饮料多种多样，需要合理选择，如乳饮料和纯果汁饮料含有一定量的营养素，适量饮用可以作为膳食的补充。有些饮料添加了一定的矿物质和维生素，适合热天户外活动和运动后饮用。有些饮料只含糖和香精、香料，营养价值不高。有些人尤其是儿童、青少年，每天喝大量含糖的饮料代替喝水，是一种不健康的习惯，应当改正。

（九）限量饮酒

在节假日、喜庆和交际的场合，人们饮酒是一种习俗。高度酒含能量高，白酒基本上是纯能量食物，不含其他营养素。无节制的饮酒会使食欲减退，食物摄入量减少，甚至发生多种营养素缺乏、急慢性酒精中毒、酒精性脂肪肝，严重时还会造成酒精性肝硬化。过量饮酒还会增加患高血压、脑卒中等疾病的危险；并可导致事故及暴力的增加，对个人健康和社会安定都是有害的，应该严禁酗酒。另外饮酒还会增加患某些癌症的危险。若饮酒尽可能饮用低度酒，并控制量，建议成年男性一天饮酒的酒精量不超过25 g，成年女性一天饮酒的酒精量不超过15 g，孕妇和儿童青少年应禁酒。

红酒中含有的多酚化合物可以清除自由基，生物类黄酮有降低血小板聚集的作用，适量饮用红酒对预防心血管疾病有一定帮助。

（十）吃新鲜卫生的食物

食物放置时间过长就会引起变质，可能产生对人体有毒有害的物质。另外，食物中还可能

含有或混入各种有害因素，如致病微生物、寄生虫和有毒化学物等。吃新鲜卫生的食物是防止食源性疾病、实现食品安全的根本措施。烟熏食品及有些加色食品可能含有苯并芘或亚硝酸盐等有害成分，不宜多吃。食物合理储藏可以保持新鲜，避免受到污染。高温加热能杀灭食物中大部分微生物，延长保存时间；冷藏温度常为 4 ~ 8℃，只适于短期储藏；而冻藏温度低达 -23 ~ -12℃，可保持食物新鲜，适于长期储藏。烹调加工过程是保证食物卫生安全的一个重要环节。

需要注意保持良好的个人卫生及食物加工环境和用具的洁净，避免食物烹调时的交叉污染。食物腌制要注意加足食盐，避免高温环境。有一些动物或植物性食物含有天然毒素，为了避免误食中毒，一方面需要学会鉴别这些食物，另一方面应了解不同食物去除毒素的具体方法。

二、中国居民平衡膳食宝塔

中国居民平衡膳食宝塔（以下简称膳食宝塔）是根据《中国居民膳食指南》的核心内容，结合中国居民膳食的实际情况，以平衡膳食为原则，按各类食物在膳食中的地位提出的一个在营养学上比较理想的膳食模式，并以直观的宝塔形式表达出来，同时也注意了运动的重要性。见图 3 - 4 - 1。

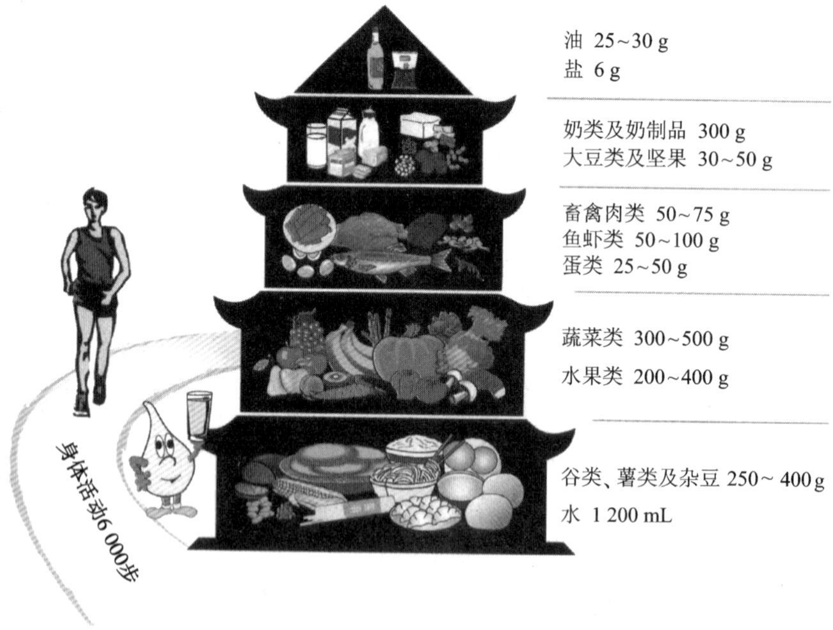

图 3 - 4 - 1　中国居民平衡膳食宝塔

（一）中国居民平衡膳食宝塔说明

膳食宝塔共分 5 层，包含我们每天应吃的主要食物种类，其各类食物的推荐量是以原料可食部分的生重来计算的。推荐量的下限和上限分别相当于膳食 7 531 kJ(1 800 kcal)和 10 878 kJ(2 600 kcal)的能量水平时的推荐量。

1. 底层　包括谷类、薯类及杂豆,是膳食中能量的主要来源。杂豆包括大豆以外的其他干豆类,如红小豆、绿豆、芸豆等。薯类和杂豆类可代替部分粮食,薯类、杂豆类及粗粮含膳食纤维较多,应重视多样化和粗细搭配,适量选择一些全麦制品、碾磨不太精细的米面和粗粮、薯类及杂豆。推荐每日摄入 250 ~ 400 g,每周 5 ~ 7 次粗粮,每次 50 ~ 100 g。

2. 第二层　包括蔬菜、水果类,是膳食中维生素和矿物质的主要来源。蔬菜水果含膳食纤维也比较丰富,有多种保健功能。每日推荐 300 ~ 500 g 蔬菜中,深色蔬菜最好占 1/2 以上,建议每日吃 200 ~ 400 g 水果,高于 1997 年版膳食指南的推荐量。蔬菜与水果应每日吃,且不能完全相互替代。

3. 第三层　包括动物性食物,主要提供优质蛋白质、脂质、维生素与微量元素。肉类推荐每日摄入 50 ~ 75 g。中国居民的肉类摄入以猪肉为主,但猪肉含脂肪较高,应尽量选择瘦肉、不吃肥肉。瘦肉中铁较植物性食物的生物利用率高,有利于预防贫血。内脏虽营养价值高,但含胆固醇较多,不宜过多食用。水产品包括鱼类、甲壳类和软体类动物,蛋白质丰富且易于消化,脂肪含量低,推荐每日摄入 50 ~ 100 g,有条件可以多吃一些。蛋的营养价值全面,建议每日摄入 25 ~ 50 g,相当于半个至一个鸡蛋的量。

4. 第四层　包括奶类、大豆和坚果类,主要提供优质蛋白质、脂质、矿物质和维生素。奶类含钙丰富且易被吸收,每天应饮用鲜奶 300 g 以上,相当于酸奶 360 g、奶粉 45 g。2002 年全国营养调查显示,平均每人每日摄入奶类 26.5 g(城市 65.8 g),虽高于 1992 年,但远远没有达到推荐量。对照膳食中钙摄入量平均只有 388.8 mg(大城市 510.5 mg),不及推荐摄入量 800 mg 的 1/2(大城市 64%),故大力增加奶类及其制品的摄入是改进膳食构成的首要任务。世界卫生组织确定每日摄入 25 g 大豆蛋白可预防心脏病,故我国推荐每日摄入大豆 30 ~ 50 g。按提供蛋白质的量来计算,40 g 大豆相当于 80 g 豆腐干、120 g 北豆腐、240 g 南豆腐、650 g 豆浆。

5. 第五层　包括烹调油和盐。2002 年全国营养调查结果显示,植物油的平均摄入量为 32.9 g(城市 40.2 g,农村 30.1 g),大于 1992 年的 22.4 g(城市 32.4 g,农村 17.1 g),更大于 1998 年的 12.9 g(城市 21.2 g,农村 9.3 g);动物油平均摄入量为 8.7 g,动植物油合并达到 41.6 g(城市 44.0 g,农村 40.7 g),超出推荐量 25 g(60% 多),尤其农村的消费量 10 年间增加了近 80%,20 年增加了 3 倍以上。结合近年来肥胖与营养相关慢性病的迅速上升,限制烹调油是调整膳食结构、预防疾病、促进健康的迫切任务。

食盐是高血压的致病因素之一,每日推荐量为 6 g,酱油每 20 mL 含盐 3 g,黄酱每 10 g 含盐 1.5 g,计算食盐摄入量时应一并计算在内。

6. 其他　膳食宝塔没有建议食糖的摄入量,因为我国居民平均消费食糖的量还不多,但多吃糖有增加龋齿的危险,尤其是儿童、青少年不应吃太多的糖和含糖食品或饮料。

膳食宝塔还增加了水和运动的图像。水在体内是一切代谢反应的介质,在温和的气候条件下,轻体力活动的成年人每日应最少饮水 1 200 mL(约 6 杯)。高温环境或体力活动增强的人,饮水量应相应提高,同时鉴于大量出汗,饮水应含 0.1% 的盐,以弥补汗液中盐的丢失。饮水不足或过多都会对健康带来危害。饮水应少量多次,不要感到口渴时才饮水。

目前大多数成年人身体活动不足或缺乏体育锻炼，建议成年人每日进行累计相当于步行6 000步以上的活动量。如果身体条件允许，最好进行30 min的中等强度的运动。

（二）中国居民平衡膳食宝塔的应用

应用平衡膳食宝塔时应确定自己的食物需要，膳食宝塔建议的每人每日各类食物适宜摄入量范围适用于一般健康成人，应用时要根据个人年龄、性别、身高、体重、劳动强度、季节等情况适当调整。膳食宝塔建议的各类食物摄入量是一个平均值，见表3－4－1。

表3－4－1 按照7个不同能量水平建议的食物摄入量/g·d^{-1}

能量水平	6 694 kJ 1 600 kcal	7 531 kJ 1 800 kcal	8 368 kJ 2 000 kcal	9 205 kJ 2 200 kcal	10 042 kJ 2 400 kcal	10 878 kJ 2 600 kcal	11 715 kJ 2 800 kcal
谷类	225	250	300	300	350	400	450
大豆类	30	30	40	40	40	50	50
蔬菜	300	300	350	400	450	500	500
水果	200	200	300	300	400	400	500
肉类	50	50	50	75	75	75	75
乳类	300	300	300	300	300	300	300
蛋类	25	25	25	50	50	50	50
水产品	50	50	75	75	75	100	100
烹调油	20	25	25	25	30	30	30
食盐	6	6	6	6	6	6	6

应用膳食宝塔应当把营养与美味结合起来，按照同类互换、多种多样的原则调配一日三餐。同类互换就是以粮换粮、以豆换豆、以肉换肉，第七章第五节的食品交换份表列举了很多相同谷类、蔬菜、水果、肉类、奶类、豆制品等的交换品种，应用时可以方便替换。多种多样就是选用品种、形态、颜色、口感多样的食物，并通过变换加工烹调方法科学合理地搭配食物，既提高食物的营养价值，又能增加食欲。

三餐食物量的分配及间隔时间应与作息时间和劳动状况相匹配。参见第三章第三节内容。

我国幅员辽阔，各地的饮食习惯及物产不尽相同，只有因地制宜、充分利用当地资源才能有效地应用膳食宝塔。

膳食对健康的影响是长期的结果。应用膳食宝塔需要自幼养成习惯，并坚持不懈，才能充分体现其对健康的重大促进作用。

思考与练习

一、名词解释

1. 合理营养　2. 平衡膳食　3. 成碱性食物　4. 成酸性食物　5. 膳食指南

二、填空题

1. 膳食制度主要是指________和________。
2. 合理加工烹调食物的目的是________,________。
3. 平衡膳食主要包括________,________,________的平衡。
4. 我国刚刚颁布的膳食指南距上一次颁布的指南经历了________年的时间。
5. 《中国居民膳食指南2007》建议成年人每天的运动量相当于________步。

三、选择题

1. 关于膳食制度下列说法正确的是(　　)。
   A. 用餐时间与生活工作制度相配合
   B. 一般来说,早餐热能应占全天总热能的25%~30%,并且选用含蛋白质、脂肪、糖类都丰富的食品
   C. 退休在家的老年人或一些病人,因防止热量摄入过多,可以执行少食少餐的原则
   D. 有明显饥饿感时进餐可以促进人体对食物的消化吸收
2. 平衡膳食的要求之一是多吃水果、蔬菜,一般情况下,适宜的量应该是每天(　　)。
   A. 水果400~500 g,蔬菜400~500 g　　B. 水果100~200 g,蔬菜100~200 g
   C. 水果200~400 g,蔬菜300~500 g　　D. 水果400~500 g,蔬菜100~200 g
3. 关于"膳食制度制定原则"下述说法正确的是(　　)。
   A. 要有利于食物营养素的消化、吸收　　B. 要有利于生活和工作制度的安排
   C. 要有利于全天膳食营养的合理分配　　D. 要有利于人体生理规律
4. 膳食指南中建议每天吃奶类、大豆或相当量的制品,正确的值是(　　)。
   A. 奶类300 mL,豆类30~50 g　　B. 奶类500 mL,豆类30~50 g
   C. 奶类500 mL,豆类300~500 g　　D. 奶类300 mL,豆类10~20 g
5. 无节制饮酒的损害有(　　)。
   A. 食欲减退　　B. 脂肪肝
   C. 增加高血压患病危险　　D. 酒精中毒

四、简答题

1. 合理营养的基本要求有哪些?
2. 什么是蛋白质的互补作用?
3. 什么是蛋白质的节约作用?
4. 分析三大膳食结构的优缺点。
5. "摄取多不饱和脂肪酸越多越有益健康",你对这种说法认同吗?
6. 为什么进食要定时定量?
7. 联系实际说说你的饮食习惯与《中国居民膳食指南》有几点相近。
8. 饮料能够代替水吗?

(冯晓昕)

第四章 营养调查

学习目标

1. 掌握膳食营养素的计算。
2. 熟悉营养状况的评价方法。
3. 了解膳食调查的方法及意义。

人群的膳食营养状况在一定程度上可以反映一个国家的经济发展状况和社会文明程度。世界上大多数发达国家及若干发展中国家都在有计划地开展国民膳食或营养状况的调查工作。我国曾于1959年、1982年和1992年分别进行过3次全国性的营养调查,并于2002年依据我国国情决定将营养调查、肥胖、原发性高血压及糖尿病作为一项国家级综合调查项目,即“中国居民营养与健康状况调查”。

营养调查(nutritional survey)有两个目的:一是发现被调查者存在的营养问题,评价其营养状况,了解营养不良的发病程度和分布范围;二是根据调查结果可提出有针对性的改善营养状况的措施,拟订规划。营养调查根据调查对象和调查范围的不同分为个人调查、团体调查及社区调查。

全面的营养调查包括:膳食调查、营养状况体格检查和人体营养水平的实验室检查。

第一节 膳食调查

膳食调查(dietary survey)是营养调查的重要内容,通过了解调查对象在一定时间内摄取食物的数量和种类,计算出每人每日热能与各种营养素的平均摄取量,与参考摄入量比较,发现该调查对象的营养问题,评定其膳食的质量。

一、膳食调查方法

膳食调查最常采用的方法有:询问法、记账法、称重法和化学分析法。

(一)询问法

询问法又称24小时回顾法。由经过培训的调查人员通过与调查对象谈话,询问并记录其24 h内吃下的所有食物(包括点心、水果、饮料等)的数量。这种方法常用于医院门诊及个人、家庭的膳食调查。使用询问法时,调查人员要耐心、细致,避免疏漏。询问法的优点是简便易行,缺点是准确性差。

（二）记账法

记账法又称查账法。通过记录查阅购买食物的账目来了解调查期间调查对象消耗的各种食物量，一般用于建有伙食账目的集体食堂；调查期限可长可短，一般以 1 个月为调查期限，也可以按季度调查。记账法可以节省人力，方便快捷，但无法统计调查期间膳食的浪费情况，所以结果会有误差。记账法的步骤如下。

1. 记录食物数量

（1）清查库存：在开始调查前将食堂已购进的各种食物记账。

（2）每日登记：确定调查期限，将在调查期限内食堂每天购买的各种食物，逐一记账。

（3）清点剩余：结束调查时，再将食堂剩余各种食物进行记录。（1）+（2）-（3）就是调查期间调查对象消耗的食物总量。

2. 计算总人日数　对调查期间每日每餐的进餐人数、年龄、性别、劳动强度进行统计，计算总人日数。将各年龄组人日数或折合人日数相加即得总人日数。人日数是代表调查对象用餐天数的情况。如调查期间早、中、晚三餐人数一致，则将调查期间内早、中、晚三餐的任何一餐就餐人数相加之和即得人日数，如调查期间一日三餐用餐人数不等时，则需按性别、年龄填用餐人数，然后将调查期间内早、中、晚用餐人数分别相加，再分别乘以“进餐系数”，再将早、中、晚乘积相加，得折合人日数。“进餐系数”为早、中、晚三餐主食的用量比例，一般可按 25%、40%、35% 来计算。

3. 计算平均每人每日摄入食物数量　用食物消耗总量/总人日数，计算出每人每日消耗食物的数量。

4. 计算每人每日热能和各种营养素摄入量　根据各种食物营养素含量，分别计算每人每日热能和各种营养素摄入量。

5. 评价　根据调查目的将计算结果与参考值比较。

评价时要注意被调查对象的年龄、性别和劳动强度，不同人群的热能和营养素需要量是不同的，根据不同人群进行评价，才能得出客观结论。

（三）称重法

调查人员用天平将被调查对象每一餐的食物（烹调前）数量直接称量，从而获取被调查对象每人每日食物摄入量。需要注意的是，每餐剩余的食物要在计算中减去，即虽经烹调但未食用的剩余食物，将其按生熟比折合成生重量并在烹调前称得的食物量中减去。称重法精确可靠，但费时费力，还要有被调查对象的配合，所以一般只用于有特殊营养需要的人群，如儿童、老年人、特殊疾病病人、运动员等。

（四）化学分析法

调查人员搜集调查对象一日消耗的全部熟食，在实验室进行分析测定食物的热能及所含各种营养素含量。因为该方法复杂烦琐，一般只用于有特殊需要的营养研究。

二、膳食调查的注意事项

1. 进行大面积膳食调查时，为了使调查结果能够如实地反映实际情况，选择调查对象必须要有足够的代表性(膳食结构特点、经济水平、人群构成等)。

2. 调查日数以5～7天为宜，其中不得包括节日，可包括双休日。如每日膳食变化不大，则只调查5天即可。在包伙制的机构如幼儿园、托儿所，可用记账法进行调查，可以调查1个月甚至1年。另外要注意食物生产和供应的季节性变动，一般调查四个季节。

3. 调查前要做好宣传，充分得到被调查者的支持，以获得可靠资料。

4. 表格填写要真实准确、字迹清楚。

5. 进行膳食调查结果计算时要注意如下几点。

(1) 食物的营养成分因土壤、气候的不同而有所差异，应该使用所在地区或相邻地区的食物成分表。

(2) 若被调查单位人群构成不同时，要注意结果的折算。

(3) 计算结果的小数点取舍可与食物营养成分表相一致。

(4) 注意维生素A与胡萝卜素的折合换算。

第二节 营养状况体格检查

营养状况体格检查包括两部分内容，一是检查身体发育情况，即人体测量；二是检查是否存在营养缺乏症。

一、人体测量

常用的人体测量指标有体重、身高、坐高、胸围、上臂围、皮褶厚度等。

(一) 体重

体重是反映机体营养状况的综合指标，可以反映儿童的营养状况及骨骼、肌肉的发育情况。体重值一日之间会随着进食、运动、排泄而有波动，一般在早晨或上午10:00时测量较为适宜(1 h内禁止进食或清晨空腹)。采用杠杆式体重计，使用前要矫正仪器，被检查者检查前要排尿，只穿内衣，站立于踏板中央，不准接触其他物体，读数记录。

(二) 身高

身高是生长发育最有代表性的指标，可以反映骨骼发育，也是反映人体营养状况最直接的指标之一。每个人的身高值在一天中也是可以变化的，浮动范围可以达2 cm左右，所以搜集身高值时时间要固定，一般认为上午10:00的身高值是全天的平均值。

身高测量要用身高计。以立式身高计为例，测量时要注意：① 仪器要矫正。② 被检查者要脱去鞋帽，站在测量台上，挺胸收腹，目视前方，两手自然下垂，足跟靠拢，足尖分开约45°，足跟、臀部和肩胛部三点必须靠在身高计的立柱上，将滑板轻轻下滑，直到与颅顶点接触，检查人员平视标尺读数。测量卧位身长时，使被检查者平卧于有刻度的床或台子上，两腿伸直，头顶墙壁或板壁，以足跟与尺相齐的刻度为准确读数。

（三）上臂围

被检查者上臂自然下垂，取上臂中点的周长，软尺测量。

（四）皮褶厚度

皮褶厚度说明机体的脂肪营养情况。皮褶厚度的测量选用专用的皮褶厚度计。按国际规定，皮厚计的压力为10 g/mm^2。世界卫生组织推荐的测量点为三头肌、肩胛下和脐旁。

1. 三头肌　取左上臂背侧肩胛骨肩峰至尺骨鹰嘴连线中点，于该点上方2 cm处，检查人员以左手拇指和示指将皮肤连同皮下脂肪捏起呈皱褶，用皮厚计测定。在夹住后3 s内读数，连续测定3次取平均值。

2. 肩胛下　被检查者上臂自然下垂，取左肩胛骨下角2 cm处，测定方法同上。

3. 脐旁　脐旁1 cm处，沿正中线平行方向，测定方法同上。

有时根据需要还可以进一步观察上臂肌围，上臂肌围可以反映体内蛋白质储存水平。可以通过下面公式得出，上臂肌围(cm) = 上臂围(cm) − 3.14 × 三头肌皮褶厚度(cm)。

可以反映机体营养状况的指标还有头围、胸围、腰围、坐高、腿围等，根据具体情况进行选择。

二、营养缺乏症检查

营养缺乏症常为多发性，几种营养素缺乏可以同时存在，临床表现也很复杂，要注意鉴别其他病因导致的相似症状。营养缺乏症检查的重点是原发性营养缺乏，对于继发性营养缺乏也应重视，如肠胃疾病，寄生虫病引起的腹泻、呕吐，手术后引起的营养素吸收障碍等。常见营养缺乏症见表4－2－1。

表4－2－1　营养缺乏症的表现

临床表现		所缺乏营养素
全身	面色苍白	铁、维生素C、硫胺素、叶酸、维生素B_{12}及其他B族维生素
	体重过轻、身高过低	热量、蛋白质、钙、磷、各种维生素
	食欲不振、易感疲倦	硫胺素、核黄素、尼克酸、维生素C
头发	干燥、易断、脱发	蛋白质、热量、必需脂肪酸、锌
指甲	舟状指、指甲变薄	铁
皮肤	毛囊角化、皮肤干燥	维生素A
	脂溢性皮炎	核黄素
	寻常痤疮	核黄素、维生素B_6、维生素A
	皮下出血（瘀斑）	维生素C、维生素K

续表

	临床表现	所缺乏营养素
眼睛	睑缘炎(烂眼边)、畏光(羞明)	维生素 A、核黄素
	夜盲、角膜干燥、色素沉着	维生素 A
口唇	唇炎	B 族维生素
	口角炎	B 族维生素、铁
口腔	猩红舌	尼克酸、叶酸、维生素 B_{12}、蛋白质
	地图舌	核黄素、尼克酸、蛋白质
	牙龈炎、牙龈出血	维生素 C
神经	营养性多发性神经炎	硫胺素及其他 B 族维生素
	中枢神经系统失调	维生素 B_{12}、维生素 B_6
其他	单纯性甲状腺肿大	碘
	克山病	硒
	性腺功能减退或发育不良	锌

第三节 人体营养水平的实验室检查

人体营养水平的实验室检查是营养调查的一个组成部分,包括生理检查和生化检验。营养缺乏症从营养素的缺乏到出现临床症状需要一定的时间,在此时间内,人体往往处于营养不足状态,如能早期发现,可及时采取防治措施。体内营养素含量、浓度及酶活性的下降往往是营养不足的一种表现,而实验室检查有助于早期发现营养缺乏,为我们及时纠正提供帮助。

一、实验室检查的内容

利用实验室检查可以测定人体蛋白质、脂肪、维生素及矿物元素的营养状况及免疫功能。实验室检查可以提供早期、客观的结果,并且可确定某种营养素缺乏的程度。实验室检查的主要内容包括以下几方面。

(一) 血尿中营养素含量

血尿中营养素含量检测包括血浆蛋白、血脂、血中维生素和矿物元素的含量及尿中维生素的含量。血浆蛋白水平可反映机体蛋白质营养状况,血脂的含量可以反映体内脂质代谢情况。水溶性维生素在体内不能大量储存,摄入量超过人体负荷,则可以从尿中大量排出,一般收集全日尿测定尿中维生素含量,但因误差太大,常用尿负荷实验来评定水溶性维生素的营养状况。

（二）营养代谢物的血尿浓度

某些维生素，如硫胺素是体内酶的组成成分，当维生素摄入不足时，正常代谢受阻，某些代谢产物堆积或减少。测定营养代谢产物可以评定机体该营养素的营养状况。

（三）营养素吸收和代谢有关的各种酶的活性检查

蛋白质、维生素和矿物元素是酶或辅酶的重要组成成分，这些营养素的缺乏可以造成酶活性改变。血中酶活性水平的检查可以说明营养素的营养状况。

（四）生理功能检查

生理功能检查包括暗适应能力、凝血酶原时间和血管脆性实验，分别用以评定机体维生素A、维生素K、维生素C的营养状况。

（五）头发、指甲中营养素含量

头发、指甲中某些必需微量元素的含量与摄入膳食中的含量有一定的对应关系，通过测定头发、指甲中某营养素的含量可以评定其营养状况。

二、实验室检查的项目

根据具体情况选择不同项目进行测定，常进行的检查项目如下。

（一）血液

血清总蛋白及白蛋白，血清球蛋白，运铁蛋白，血清氨基酸比，血液营养素含量如血清维生素A含量、血中维生素C含量、血清钙等，血中三酰甘油、胆固醇、脂蛋白含量等。

（二）酶的活性

血清碱性磷酸酶活性，全血谷胱甘肽还原酶活性等。

（三）尿

尿中维生素含量，尿负荷试验、尿肌酐等。

（四）生理功能

暗适应检查，凝血酶原时间和毛细血管脆性试验等。

除了血、尿外，头发、指甲和唾液也可用作样本。

第四节　营养状况评价

营养状况评价是一项综合性工作，不能凭借某一指标或某一方面的材料下结论，只有综合三方面的材料分析才能得出客观准确的评价。

一、膳食调查结果与营养状况评价

（一）热能和营养素摄入量

摄入量/供给量×100%为热能和营养素供给满足程度，一般认为，热能摄入量能够满足供给量标准的90%以上为正常，低于90%为不足，低于80%为严重不足。其他营养素摄入量如在供给量的80%以上，一般可以保证大多数人不发生缺乏；长期低于这个水平可能使一部分人体内储存降低，有些人可以出现缺乏病；低于60%可认为严重不足。评价时要考虑个体差异。

（二）热能营养素来源分配

糖类、脂肪、蛋白质供给的热能占总热能比例的计算方法分别是：

糖类(%)=糖类摄入量(g)×4(kcal/g)/热能摄入量(kcal)×100%①

脂肪(%)=脂肪摄入量(g)×9(kcal/g)/热能摄入量(kcal)×100%

蛋白质(%)=蛋白质摄入量(g)×4(kcal/g)/热能摄入量(kcal)×100%

热能营养素来源的合理分配为：糖类供给的热能应占总热能的50%~65%，脂肪应占20%~30%，蛋白质应占10%~15%。

（三）热能食物来源分配

热能食物来源分配是指膳食中谷类、豆类、动物性食品和纯热能食物所供给的热能各占总热能的百分比。当谷类食物所供给的热能比例高时，维生素A、核黄素、维生素C的供给量必然减少。目前认为合理的热能食物来源分配比应是：谷类占60%~65%，豆类及动物性食物不低于20%。

（四）蛋白质来源分布

膳食蛋白质因食物来源不同，其营养价值差别很大，对机体健康影响也很大。在进行营养调查时，膳食蛋白质来源为重要的评定内容。

食物蛋白质来源(%)=各类食物蛋白质摄入量(g)/食物蛋白质总摄入量(g)×100%

目前认为比较合理的蛋白质来源分配是：动物蛋白质和豆类蛋白质应占蛋白质总摄入量的35%~40%，其他类食物蛋白质占60%~65%。

（五）膳食组成

各类食物所含营养素的种类、数量、质量有很大的差别，为了达到合理营养的要求，我们日常的饮食应遵循平衡膳食的要求。

（六）三餐的热能分配

三餐的热能分配指三餐所提供的热能各占总热能的百分比。一般认为，三餐热能合理的

① 1 kcal=4.184 kJ。

分配应为早餐占25%~30%，午餐占40%，晚餐占30%~35%。

也可以根据调查目的的需要列出其他评价项目，如铁来源、维生素A的来源等。

二、体格检查结果与营养状况评价

（一）人体测量结果

1. 体重　体重是进行营养评价最常用的指标。一种评定方法是理想体重法，最常用的计算公式有：

Broca改良公式　　理想体重(kg) = 身高(cm) − 105

平田公式　　理想体重(kg) = [身高(cm) − 100] × 0.9

评价时计算实际体重/理想体重×100%，按以下结果进行评定。见表4-4-1。

表4-4-1　实际体重计算结果评价

实际体重/理想体重(100%)	评价
<80%	消瘦
80%~90%	偏轻
90%~110%	正常
110%~120%	超重
>120%	肥胖

还有一种目前也经常使用的方法是身体质量指数(body mass index，BMI)，BMI = 体重(kg)/身高(m)^2。BMI用于判断肥胖、正常及消瘦，成年人BMI正常范围为18.5~22.9。<18.5为消瘦，≥23为超重。

2. 身高　身高也是反映人体营养状况的基本指标，但它不像体重可以反映短期内营养状况的变化，它需要长时间的观察才能说明问题。

3. 上臂围　部分成人上臂围正常范围见表4-4-2。上臂肌围的正常参考值男性为24.8 cm，女性为21.0 cm。

表4-4-2　我国北方地区成人上臂围正常参考值

性别	年龄/岁	例数	上臂围/cm	变异系数
男	18~25	1 902	25.9±2.09	0.08
	26~45	1 676	27.1±2.51	0.09
	46~	673	26.4±3.05	0.12
女	18~25	1 330	24.5±2.08	0.08
	26~45	1 079	25.6±2.63	0.10
	46~	649	25.6±3.32	0.13

上臂围与上臂肌围的评价标准均是：实测值占正常值的 90% 以上为正常，80%～90% 为轻度营养不良，60%～80% 为中度营养不良，<60% 为重度营养不良。

4. 皮褶厚度　皮下脂肪含量约占全身脂肪含量的 50%，通过皮下脂肪含量的测定可推算出体脂总量，体脂总量的变化间接反映了热能的变化。

（1）三头肌皮褶厚度：正常参考值男性为 8.3 mm，女性为 15.3 mm。实际值占正常值的 90% 以上为正常，80%～90% 为轻度亏损，60%～80% 为中度亏损，小于 60% 为重度亏损。

（2）肩胛下皮褶厚度：以肩胛下皮褶厚度与三头肌皮褶厚度之和来判断。正常参考值男性为 10～40 mm，女性为 20～50 mm；大于上限为肥胖，小于下限为消瘦。

（3）总体脂：根据三头肌、肩胛下、脐旁的皮褶厚度的值推算总体脂，公式为：总体脂 = [0.911 37 × 三头肌 + 0.178 71 × 肩胛下 + 0.153 81 × 脐旁 − 3.601 46]%，结果大于 20% 为肥胖。

相关链接

体质指数与皮褶厚度测量体脂含量准确度

BMI 把个体体重作为判断胖瘦的标准，会致部分阴性肥胖者（即体重正常，但肌肉较少，体脂含量超标者）作为正常人，也会把部分肌肉发达者作为肥胖者；BMI 作为普通人群肥胖与否的判断标准还是比较可靠。皮褶厚度直接对皮下脂肪进行测量，避免了肌肉等体成分过高对总体重的影响，对于肌肉发达者或隐性肥胖者，用皮褶厚度测量更加准确；对人群胖瘦程度的判断 BMI 更为准确。和人体成分测试仪相比，体质指数法不如皮褶厚度法准确，适用范围较小。

摘自：欧阳春花，丁勇. 体质指数与皮褶厚度测量体脂含量准确度[J]. 河南预防医学杂志，2013，24(2)：90－95.

（二）营养缺乏病检查结果

营养缺乏病的评定主要根据前面叙述的“营养缺乏病的检查”中的有关内容。在进行评价时还应注意以下几方面内容。

1. 病史　对已经出现营养缺乏病表现的病人，要着重调查询问每天所进食的食物种类、质量和数量，计算病人每天营养素的摄入情况，并根据病人的年龄、性别、工作性质、劳动强度等判断是否有营养缺乏的可能。

2. 多发性　营养缺乏病的一个突出特点是多发性，即某一营养素的缺乏，往往同时还存在其他营养素的缺乏，所以临床诊断不能只注意某一典型的症状，还应该多方面联系起来考虑。

3. 地区性　营养缺乏病的发病原因除了偏食和某些疾病继发引起外，一般情况下还会存在地区性，这与各民族饮食习惯和当地的种植业品种有关。如我国南方以大米为主食，而且食品加工很精细，所以常常发生硫胺素的缺乏；北方冬季长，日照时间短，容易缺乏维生素 D 和钙，婴幼儿易患佝偻病；一些以玉米为主食的地区，若经济条件不好，没有足够的副食产品，易患尼克酸缺乏病。如果发现同一地区存在较多的营养缺乏病病人，应当进行深入的流行病学调查,从饮食习惯、食物搭配、烹调加工等方面查找原因,从根本上预防营养缺乏病的发生。

三、实验室检查结果与营养状况评价

实验室检查的结果,特别是营养素和代谢产物含量的检查结果,需要与健康人群的正常标准值相比较才能说明是否缺乏。见表4-4-3。

表4-4-3 营养状况与生化检验结果参考标准

营养状况	生化检验参考值
蛋白质	1. 血清总蛋白 >60 g/L
	2. 血清清蛋白 >36 g/L
	3. 血清球蛋白 >13 g/L
	4. 清/球(A/G) (1.5~2.5)∶1
	5. 空腹血中氨基酸总量/必需氨基酸量 >2
	6. 血液比重 >1.015
	7. 尿羟脯氨酸系数(mmol/L 尿肌酐系数) >2.0~2.5
	8. 游离氨基酸 40~60 mg/L(血浆) 65~90 mg/L(RBC)
	9. 每日必然损伤氮(ONL) 男 58 mg/kg 女 55 mg/kg
血脂	1. 总脂 4 500~7 000 mg/L
	2. 三酰甘油 200~1 100 mg/L
	3. α-脂蛋白 30%~40%
	4. β-脂蛋白 60%~70%
	5. 胆固醇 1 100~2 000 mg/L(其中胆固醇酯 70%~75%)
	6. 游离脂酸 0.2~0.6 mmol/L
	7. 血酮 <20 mg/L
钙、磷、维生素 D	1. 血清钙 90~110 mg/L(其中游离钙 45~55 mg/L)
	2. 血清无机磷 儿童 40~60 mg/L 成人 30~50 mg/L
	3. 血清钙×磷 >30
	4. 血清碱性磷酸酶 成人 1.5~4.0 儿童 5~15 菩(或博)氏单位
	5. 血浆 25(OH)D_3 10~30 μg/L 1,25(OH)$_2$$D_3$ 30~60 ng/L
铁	1. 全血血红蛋白浓度(g/L)成人男 >130 成人女 >120 儿童 >120 <6 岁及孕妇 >110
	2. 血清运铁蛋白饱和度 成人 >16% 儿童 >7%~10%
	3. 血清铁蛋白 >10~12 mg/L

续表

营养状况	生化检验参考值
	4. 血液血细胞比容(HCT 或 PCV)男 40%~50%　女 37%~48%
	5. 红细胞游离原卟啉 <70 mg/LRBC
	6. 血清铁 500~1 840 μg/L
	7. 平均红细胞体积(MCV)80~90 μm^3
	8 平均红细胞血红蛋白量(MCH)26~32 μg
	9. 平均红细胞血红蛋白浓度(MCHC)(34±2)%
锌	1. 发锌 125~250 μg/g(暂用:临界缺乏 <110 μg/g　绝对缺乏 <70 μg/g)
	2. 血浆锌 800~1 100 μg/L
	3. 红细胞锌 12~14 mg/L
	4. 血清碱性磷酸酶活性　成年人 1.5~4.0 菩氏单位　儿童 5~15 菩(或博)氏单位
维生素 A	1. 血清视黄醇　儿童 >300 μg/L　成年人 >400 μg/L
	2. 血清胡萝卜素 >800 μg/L
硫胺素、核黄素、尼克酸(N′-Me)	见第一章第六节
其他	1. 尿糖(-);尿蛋白(-);尿肌酐 0.7~1.5 g/24 h 尿
	2. 尿肌酐系数　男 23 mg/kg 体重　女 17 mg/kg 体重
	3. 全血丙酮酸　4~12.3 mg/L

四、营养状况的综合评价

对调查对象进行营养状况评价时要结合膳食调查、营养状况体格检查和人体营养水平的实验室检查三方面的结果资料综合评价。有时三者存在相关性，也有时三者相互矛盾，无论是膳食调查还是临床检查都有它的局限性和特殊性。膳食调查结果说明调查期间食物或营养素的摄入情况;体格检查说明较长期的营养状况，营养缺乏病的发病速度可随体内外条件的变化而变化;实验室检查结果则反映机体近期的营养状况。膳食调查和实验室检查结果的正常标准，都是适用于群体的参考值，用于个体评价时应该联系饮食习惯、机体的健康状况和工作生活特点等，要综合考虑三方面的资料，不能单纯凭一个方面状况来下结论，只有考虑周全才能做出正确的评价。

思考与练习

一、填空题

1. 膳食调查的方法有________,________,________,________。
2. 营养状况体格检查包括两部分内容________,________。

3. 人体营养水平实验室检查的内容有________，________，________，________，________。

4. 人体营养水平实验室检查中生理功能检查包括____________，__________，__________分别用以评定机体________的营养状况。

5. 诊断营养缺乏病除了进行膳食调查、实验室检查外，还应考虑________，________，________等因素，综合分析得出结论。

二、选择题

1. 开展膳食调查一般以(　　)天为宜。

A. 1～3　　B. 5～7　　C. 8～10　　D. 10～15

2. 人体营养水平的实验室检查常进行的检查项目有(　　)。

A. 血液　　B. 酶的活性　　C. 尿　　D. 生理功能

三、简答题

1. 通过调查某人的膳食摄入情况判断他的营养状况，这种方法恰当吗？为什么？

2. 人体测量一般包括哪些指标？

3. 某女性身高 160 cm，体重 52 kg，她抱怨自己太胖，要节食，请说出你的看法，你认为她该减肥吗？

4. 全面的营养调查包括哪些内容？营养调查的目的有哪些？

（冯晓昕）

第五章 医院膳食

学习目标

1. 掌握医院基本膳食的分类、适应证及调配原则。
2. 掌握治疗膳食和试验膳食的定义、常见种类的名称。
3. 熟悉常见治疗膳食的适应证和膳食调配原则。
4. 熟悉潜血试验膳食、内生肌酐清除率试验膳食、结肠造影检查膳食的调配原则。
5. 了解胆囊造影膳食、干膳食、钙磷代谢试验膳食的膳食调配原则。

合理的营养支持可以改善病人的营养状况,减少并发症,降低病死率,缩短康复期。因此,选择合理的医院膳食非常重要。医院膳食的种类较多,通常可以分成三大类,即基本膳食、治疗膳食和试验膳食。其中基本膳食和治疗膳食是住院病人住院期间最主要的营养来源。

第一节 基本膳食

基本膳食又名阶梯膳食,是根据人体生理需要和疾病特点,将各种食物通过改变烹调方法或改变形态、质地而配制的膳食。根据食物质地的不同可以分为普通膳食、软食、半流质及流质四种。

一、普通膳食

普通膳食(general diet)简称普食,是医院膳食中最常见的一种。

(一)适应证

普通膳食适用于饮食无特殊限制或无特殊要求的病人,如病情较轻或疾病的恢复期、消化功能正常、无发热、不需膳食限制的病人及产妇等。

(二)膳食调配原则

1. 平衡膳食　一般正常的食品均可采用,但要求各种营养素种类齐全、数量允足,相互之间比例恰当。一般包括谷类、蔬菜、水果类、肉类、豆类及豆制品、奶类及奶制品、蛋类及油脂类食物。

2. 合理烹调　食物烹调要多样化,尽量做到色、香、味、形俱全,易消化无刺激性,限制油煎、辛辣、胀气及强刺激性食物。

3. 热能分配合理　全日普食热量控制在 9 246.6 ~ 10 878.4 kJ(2 210.0 ~ 2 600.0 kcal),

其中蛋白质占总热量的10%~15%,脂肪占总热量的20%~30%,糖类占总热量的50%~65%。

4. 每日三餐　三餐食物量的分配及间隔时间应与作息时间相匹配,一般早、晚餐各占30%,午餐占40%为宜。

(三) 食谱举例

普通膳食举例详见表5-1-1。

表5-1-1　普通膳食举例

全日热能10 393.1 kJ(2 484.0 kcal),蛋白质108.9 g,脂肪55.2 g,糖类387.9 g

餐次	进餐时间	饭菜名称	食物/g
第一餐	7:00	稀饭+煮鸡蛋+馒头	大米50,鸡蛋40,富强粉100
第二餐	11:30	米饭+青菜香菇+青椒肉丝+西红柿蛋汤+梨	大米150,青菜100,香菇20,瘦猪肉100,烹调油5,青椒100,西红柿100,鸡蛋40,梨200
第三餐	17:30	米饭+清蒸鲫鱼+白菜豆腐+火腿冬瓜汤	大米150,鲫鱼100,白菜200,豆腐100,冬瓜100,火腿肉50,烹调油10

相关链接

营养支持小组

一个正规而典型的营养支持小组(nutrition support team,NST)应该是多学科的,主要由医师、营养师、药剂师和护士组成,也可以包括社会工作者、疾病治疗专家、医院的行政管理人员等。NST的目标是为病人提供合理的营养支持,工作职责包括规范营养支持、对全员病人的营养会诊、营养支持质控、营养知识教育和培训、营养支持研究、开设营养门诊、执行家庭营养支持计划等。近年来,许多国家的医院都成立了NST并迅速发展,这大大减少了不合理的营养支持,明显降低了医疗费用。

摘自:蒋朱明,于康,蔡威.肠外与肠内营养.北京:科学技术文献出版社,2010:280-283.

二、软食

软食(soft diet)是由半流质膳食过渡到普通膳食或从普通膳食到半流质的一种中间饮食。其主要特点是细软、易咀嚼、易消化。

(一) 适应证

软食适用于消化不良、低热、口腔疾患的病人,咀嚼不便的老年人及3~4岁的幼儿,术后恢复阶段的病人。

(二) 膳食调配原则

1. 营养素均衡　应尽量保证营养素含量不低于普食,一般全日总热能控制在7 322.0~10 041.6 kJ(1 750.0~2 400.0 kcal),蛋白质及脂肪按正常需要供给。

2. 食物细软　食物要易于消化,便于咀嚼和吞咽,尽量采用含膳食纤维少的食物。烹调加工时应该将食物切碎煮烂。

3. 预防维生素和矿物元素不足　由于软食中蔬菜、肉类需要切碎烧烂，常造成维生素、矿物元素的大量丧失，两餐之间最好补充鲜果汁、菜水等含丰富维生素和矿物元素的食物。

4. 宜选用的食物

（1）粮食类：馒头、花卷、面条、馄饨、粥、软米饭、水饺等。

（2）肉类：较细嫩的瘦肉制成的肉丸、肉饼、肉末、鱼片、鸡丝等。

（3）豆类：豆腐、豆浆、豆腐脑等。

（4）蛋乳类：蒸蛋、煮蛋、炒蛋、乳制品等。

（5）蔬菜类：含粗纤维少的蔬菜，如冬瓜、菜花、葫芦、马铃薯、胡萝卜等，但要切碎煮软。

5. 不宜选用的食物

（1）油煎炸食物。

（2）凉拌菜类。

（3）硬果类：如花生仁、杏仁、硬果等。

（4）刺激性调味品：如辣椒、胡椒、咖喱、芥末等。

（5）含粗纤维多的蔬菜：如芹菜、韭菜、生萝卜、竹笋、榨菜等。

6. 餐次的选择　软食一般比较清淡，病人常不能保证每餐的热能是充足的。因此，可在三餐之外，下午或晚上增加一餐点心或牛奶。

（三）食谱举例

软食食谱举例见表 5－1－2。

表 5－1－2　软食食谱举例

全日热能 9 756.3 kJ(2 331.8 kcal)，蛋白质 93.9 g，脂肪 45.4 g，糖类 386.9 g

餐次	进餐时间	饭菜名称	食物/g
第一餐	7:00	稀饭＋鸡蛋羹＋面包	大米 50，鸡蛋 40，富强粉 50
第二餐	11:30	软饭＋青菜粉丝＋鱼头豆腐汤	大米 150，青菜 150，粉丝 50，鱼头 100，豆腐 100，植物油 5
第三餐	15:00	哈密瓜汁	哈密瓜 200
第四餐	17:30	软饭＋花菜肉片＋蒜泥苋菜＋西红柿蛋汤	大米 150，花菜 100，瘦猪肉 100，苋菜 100，西红柿 100，鸡蛋 40，植物油 5

三、半流质膳食

半流质膳食（semi-liquid diet）是介于软食与流质膳食之间，呈半流体状态的一种膳食。一些医院根据临床要求又分为一般半流质膳食和少渣半流质膳食。少渣半流质膳食常适用于消化道出血、伤寒、痢疾及外科肠道术后的病人。

（一）适应证

半流质膳食多适用于高热、体弱、消化道疾病、咀嚼吞咽不便（如口腔术后）、外科手术后的病人以及自然分娩不久的产妇等。

（二）膳食调配原则

1. 基本膳食原则　食物全日供给的总热能为 6 317.8 ~ 8 409.8 kJ（1 510.0 ~ 2 010.0 kcal），蛋白质应达到正常需要量。选用含膳食纤维少的食物，制成半液体状态，以易消化吸收。少量多餐，每日 5 ~ 6 餐。尽量要做到营养全面、比例合适、味美可口。可在两餐之间加配果汁水、菜汁等，以补充维生素、矿物元素。

2. 一般半流质膳食可以根据病人病情和消化能力，允许吃少量软荤菜、软素菜及去皮软水果等，如小白菜烧小丸子、鱼丸、香蕉等；少渣半流质对膳食纤维要求比较严格，应限制蔬菜、水果、产气的豆制品、牛奶、过甜的食物等。

3. 有消化道出血的病人，应采用少渣半流质；伤寒、痢疾病人的饮食不能给予含粗纤维及易引起胀气的食物。

4. 可以选择的食物

（1）主食可选用粥类、面条、面片、馄饨、蛋糕、饼干等。

（2）肉类可选用瘦嫩肉做成的肉丸、肉泥、肉末、鱼丸、嫩鸡丝、鸡泥、鱼片等。

（3）奶蛋类可选用牛奶、酸奶、蛋汤、蛋羹、煮嫩鸡蛋等。

（4）豆类可选用豆腐脑、豆浆、豆腐汤等。

（5）蔬菜类可选用菜汤、菜泥、碎菜叶等。

（6）水果类可选用果汁、果泥、西瓜、香蕉、柑橘等。

5. 不宜选用的食物　包括油煎炸食品、刺激性调味品、硬的不易消化食物（如烙饼、蒸饺、蒸米饭等）、大量肉类、大块蔬菜及多纤维食物等。

（三）食谱举例

半流质膳食举例详见表 5－1－3。

表 5－1－3　半流质膳食举例

全日热能 7 712.8 kJ（1 843.4 kcal），蛋白质 65.9 g，脂肪 49.8 g，糖类 282.9 g

餐次	进餐时间	饭菜名称	食物/g
第一餐	7:00	稀饭＋蛋糕	大米 50，鸡蛋 50，富强粉 50
第二餐	9:00	甜藕粉	藕粉 20，糖 15
第三餐	11:30	番茄肉末面条	富强粉 100，植物油 10，瘦猪肉 50，番茄 150
第四餐	14:30	甜牛奶	牛奶 200，糖 15
第五餐	17:30	菜肉馄饨	富强粉 100，青菜 150，植物油 10，瘦猪肉 50

四、流质膳食

流质膳食(liquid diet)是容易消化,便于吞咽的一种呈液体状态或在口腔内可融化成液体的食物。由于其营养素含量相对不足,尤其是热能、蛋白质和膳食纤维不足,一般不宜长期使用。医院常用的流质膳食一般分为4种形式,即普通流质、浓流质、清流质和冷流质膳食。

(一)适应证

普通流质膳食适用于高热、极度咀嚼吞咽困难、急性消化道溃疡或炎症、口腔科手术后、外科大手术后病人及危重病人等,清流质膳食可用于消化道大手术后、急性腹泻的初期、肠道手术前以及由肠外营养向全流质膳食过渡阶段,浓流质膳食常用于口腔手术或烧伤病人,冷流质膳食常用于扁桃体摘除、咽部手术后。

(二)膳食调配原则

1. 基本膳食原则　食物全日供给的总热能为3 347.2~5 857.6 kJ(800.0~1 400.0 kcal)。流质膳食必须少量多餐,全日最少6餐,一般每2~3 h一次,每次200~300 mL。病情允许时可酌情增加少量易消化的脂肪如奶油或芝麻油等以增加饮食中的热量。为增加病人的食欲和耐受力,供给病人的流质膳食最好咸、甜相隔。流质膳食所含营养素不足,如长期应用应同时静脉补充热能和营养素。

2. 根据病人病情选择不同的流质食物

(1)普通流质食物:如米汤、豆浆、牛奶、肉汤、果汁、蛋花汤等。

(2)清流质食物:一般为不含渣、不产气的液体食物。可用的食物包括米汤、稀藕粉、菜汤、过滤果汁、去油肉汤、淡茶等。

(3)浓流质食物:无渣较稠的食物,如较稠的藕粉、鸡蛋薄面糊、牛乳等。

(4)冷流质食物:凉的、无刺激性流质食物,常见的包括冷牛奶、冷豆浆、冷米汤、冷藕粉、冰棍、冰淇淋及不酸的果汁等。

3. 常见的流质食物

(1)主食:米汤、藕粉、杏仁茶等。

(2)肉类:清鸡汤、清肉汤、清鱼汤、猪肝汤等。

(3)奶蛋类:牛奶、酸奶、冰淇淋、杏仁豆腐、麦乳精、蛋汤、嫩蛋羹、豆浆冲鸡蛋、肉汤冲鸡蛋等。

(4)豆类可选用豆浆、赤豆汤、绿豆汤等。

(5)蔬菜类可选用番茄汁、黄瓜汁、菜汁、菜汤等。

(6)水果类可选用鲜果汁(如西瓜、苹果、葡萄、橙子、哈密瓜等)、煮果子水等。

4. 不宜选用的食物　包括非流质性固体食物、多纤维食物、过于油腻的食物、刺激性调味品、酒及胀气食物等。缺乏乳糖酶的病人不宜选用鲜牛奶,可以改服酸牛奶或在牛奶中加入其他食物(如米汤、藕粉)以冲淡乳糖。冷流质膳食不宜选用热食品、酸味食品及含刺激性香料的食品,防止引起伤口出血及对喉部的刺激。

（三）食谱举例

流质膳食举例见表 5－1－4。

表 5－1－4 流质膳食举例

全日热能 3 640.5 kJ(870.1 kcal)，蛋白质 21.9 g，脂肪 21.7 g，糖类 146.8 g

餐次	进餐时间	饭菜名称	食物/g
第一餐	7:00	豆浆	豆浆 250，糖 20
第二餐	9:00	甜藕粉	藕粉 20，糖 30
第三餐	11:30	瘦猪肉汤	瘦猪肉 25，植物油 5
第四餐	14:30	苹果汁	苹果 200
第五餐	17:30	嫩蛋羹	鸡蛋 50，植物油 5
第六餐	20:30	米汤	大米 25

第二节 治疗膳食

治疗膳食（therapeutic diet）也称成分调整膳食（modified diet），是指针对病人营养失调及疾病的情况调整饮食和营养素需要量，以达到治疗或辅助治疗疾病、促进病人康复作用的膳食。是营养治疗的重要环节，在临床综合治疗中起着重要的作用。

一、治疗膳食的基本原则

治疗膳食应该以平衡膳食为基础，除必须限制的营养素以外，其他营养素供给充足、比例合理；营养治疗必须同临床药物治疗相互配合；根据病人口味及病情需要合理制备膳食，尽量做到食物既适合病人的消化吸收能力，又注意食物的色、香、味、形和品种的多样化。

二、常见的治疗膳食

（一）高热能膳食

1. 适应证　消瘦、体重不足、慢性消耗性疾病（如肺结核、肿瘤、甲状腺功能亢进症、烧伤等）及病后康复期病人。

2. 膳食调配原则

（1）每天比正常能量需要高出 1 255.2～2 928.8 kJ(300.0～700.0 kcal)。

（2）尽可能增加主食量及菜量。

（3）必须在热能供给充足的基础上增加蛋白质的供应量。

（4）除正餐外，可加 2～3 次点心，如牛奶、藕粉、鸡蛋、甜点心等含能量高的食物。

（5）以循序渐进的方式增加摄入量。

（二）低热能膳食

1. 适应证　需减轻体重者、为了控制病情必须减轻机体代谢方面负担的病人，如单纯性肥胖病人、高血压的肥胖病人。

2. 膳食调配原则

（1）根据医嘱计算所需热量后制备膳食，每日能量摄入量一般为 6 276.0 ~ 7 531.2 kJ（1 500.0 ~ 1 800.0 kcal）。

（2）每日蛋白质供应最好大于 1 g/kg，优质蛋白质占 50% 以上。

（3）每日脂肪摄入控制在 40 g 以内，忌食动物性脂肪、油煎炸食物以及含油高的坚果类。

（4）限制糖类的摄入，多选用粗粮和蔬菜。

（5）适当减少膳食中钠的摄入。

（6）在限制热能的范围内，应提供平衡膳食。

（三）高蛋白质膳食

1. 适应证　蛋白质-热能营养不良、大手术前后、贫血、肝硬化腹水、结核病、大面积烧伤、肿瘤、肾病综合征等病人。

2. 膳食调配原则

（1）在基本膳食基础上增加富含优质蛋白质的食品，如鸡、鸭、鱼、肉、蛋奶、黄豆及豆制品等。

（2）蛋白质供应每日每千克体重 1.5 ~ 2 g，但总量一般不超过 120 g。

（3）糖类不宜过少，必须在热能供给充足的基础上增加蛋白质的供应量，热能与氮的比例一般保持在(418.4 ~ 836.8 kJ)∶1 g[（100.0 ~ 200.0 kcal）∶1 g]。

（4）高蛋白质膳食易出现负钙平衡，所以应多吃含钙高的食物，如虾皮、乳制品、豆制品等。

（5）注意选择含胆固醇低的食物，降低饱和脂肪酸的含量，防止血脂过高。

（四）低蛋白质膳食

1. 适应证　急、慢性肾炎，尿毒症及肝衰竭病人。

2. 膳食调配原则

（1）每日蛋白质总量不超过 40 g，包括动、植物蛋白质。

（2）在蛋白质定量范围内尽量选用优质蛋白，如牛奶、蛋类、瘦肉等。

（3）热能的供给要充足，来源以糖类为主，可以用麦淀粉代替一部分主食。

（4）维生素及矿物元素的供给要充足。

（五）低膳食纤维膳食

1. 适应证　腹泻、肠炎、部分肠梗阻、下消化道肿瘤、咽喉部及消化道手术前后、克罗恩病、伤寒、痢疾、肝硬化、食管静脉曲张、消化道少量出血及溃疡病康复期等病人。

2. 膳食调配原则

（1）每日饮食中膳食纤维含量 <5 g，尽量少选用含纤维多的食物。

（2）供应的食物应细软、无刺激性、便于咀嚼吞咽；主食宜用精制米面等细粮，嫩肉类应切小剁碎煮烂，水果去皮去籽，蔬菜做成菜泥。

（3）除了应避免高膳食纤维外，禁用含脂肪过多及刺激性食物，如油煎炸食物及味道强烈的调味品。

（4）每次食量不宜太多，少量多餐。

（六）高膳食纤维膳食

1. 适应证　无蠕动力的便秘、误食异物需通过刺激肠道蠕动使异物排出、冠心病、高脂血症、高胆固醇血症、糖尿病、肥胖等病人。

2. 膳食调配原则

（1）每日食物中的膳食纤维量一般在 30 g 以上。

（2）采用含膳食纤维多的食物，如粗杂粮（包括糙米、玉米、小米、米糠、麦麸等）、干豆类、蔬菜（包括海带、韭菜、芹菜、萝卜、绿豆芽等）、水果（包括苹果、梨、柑橘等）。

（3）多饮水，如空腹饮用淡盐水、蜂蜜水或温开水，以刺激肠道蠕动。

（4）在膳食中增加膳食纤维有困难时，也可在条件许可下采用膳食纤维商业配方。

（七）低脂膳食

1. 适应证　肝炎、肝硬化、胆结石、胆囊炎、高脂血症、胰腺疾病、脂肪吸收不良、肥胖症及动脉粥样硬化等病人。

2. 膳食调配原则

（1）膳食脂肪严格限制是指脂肪摄入量小于 20 g/d，中度限制小于 40 g/d，轻度限制小于 50 g/d。

（2）禁用油煎炸食物、肥肉及含脂肪多的点心。

（3）食物烹调可采用蒸、卤、煮、烩、炖、拌等方法。

（4）食物清淡易于消化，可根据病人食欲少量多餐。

（八）低胆固醇膳食

1. 适应证　高胆固醇血症、冠心病、高血压及肝胆疾病病人。

2. 膳食调配原则

（1）控制热能及脂肪的摄入，由脂肪提供的热能不超过总热能的 20%~25%，选用植物油作为烹饪油。

（2）膳食中胆固醇限制在每日 300 mg 以内。

（3）尽量少用油煎炸食物、内脏（包括鱼子、动物脑、肝、肾等）、肥肉、牛油、羊油等。

（4）适当增加豆类、豆制品、菌藻类食物及新鲜蔬菜水果的摄入量。

（九）低盐膳食

1. 适应证　心肾功能不全、肝硬化腹水、水肿、肾病综合征、高血压及先兆子痫等病人。

2. 膳食调配原则

（1）禁用一切用盐腌制的食品，如咸肉、咸蛋、皮蛋、酱菜、香肠等。

（2）每日食盐含量不超过 3 g（或酱油 15 mL），钠不超过 2 g，并根据病情调整钠盐的摄入量。

（3）为调剂口味，可用糖醋等增进食欲。

（十）无盐膳食

1. 适应证　严重心肾功能不全、肝硬化腹水、水肿、肾病综合征、高血压及先兆子痫等病人。

2. 膳食调配原则

（1）每日钠的供给量不超过 1 g。

（2）禁用食盐、酱油、味精及一切含盐食物。

（3）禁食高钠饮料及食物。

（4）此种膳食一般不宜长期应用，使用过程中要经常观察病人的血钠情况，防止出现低钠综合征。

（十一）低钠膳食

1. 适应证　严重心肾功能不全、重度水肿、肝硬化腹水、高血压及先兆子痫等病人。

2. 膳食调配原则

（1）每日膳食中含钠量不超过 500 mg 或遵照医嘱。

（2）除禁用食盐、酱油、味精外，还限制含钠高的食物，如加碱的馒头或面条、发酵粉做的点心、皮蛋、海带、汽水和含钠高的蔬菜（包括芹菜、菠菜、油菜、空心菜等）。

（十二）高钾膳食

1. 适应证　低钾血症病人、服用排钾利尿药病人预防低钾血症的发生。

2. 膳食调配原则

（1）多食用含钾高的食物，如蘑菇、紫菜、新鲜蔬菜和水果（包括马铃薯、芹菜、香蕉、橘子等）、瘦肉、鱼、豆类等。

（2）钾易溶于水，故应避免将食材长时间浸泡于水中。

（3）烹调时不宜使用大量的水，应保留汤汁一起食用。

（十三）低钾膳食

1. 适应证　高钾血症病人。

2. 膳食调配原则

（1）宜选用含钾低的食物，尽量选用含钾在 250 mg 以下的蔬菜、水果，少选用瘦肉、鱼、虾、菜汤、果汁、豆类等。

（2）可将食物放在水中浸泡或水煮去汤以减少钾的含量；三餐要定时，不要饥饿太久，因体内组织分解会释放钾。

（十四）低嘌呤膳食

1. 适应证 痛风及高尿酸血症病人。

2. 膳食调配原则 限制膳食嘌呤摄入量在 150～250 mg/d。

（十五）麦淀粉治疗膳食

1. 适应证 慢性肾衰竭、尿毒症前期、苯丙酮尿症肝衰竭等需严格控制蛋白质摄入量的病人。

2. 膳食调配原则

（1）以麦淀粉代替大米、面粉等作为主食。

（2）每日可提供能量 8 368～12 552 kJ(2 000.0～3 000.0 kcal)。

（3）根据肝肾功能受损的程度来确定蛋白质的摄入量。

（4）禁用豆类及其制品等含植物性蛋白质丰富的食物，适当提高含优质蛋白质的食物，如鱼类、鸡蛋等。

第三节 试验膳食

试验膳食(pilot diet)是在特定的时间内，通过对膳食内容的特殊调整，来协助检验或诊断疾病的一种膳食，是配合临床检查病因，明确诊断的一种辅助手段。常见的试验膳食包括潜血检查膳食、胆囊造影检查膳食、内生肌酐试验膳食、干膳食、纤维结肠镜检查膳食、葡萄糖耐量试验膳食和钙磷代谢试验膳食等。

一、潜血试验膳食

（一）适应证

潜血试验膳食适用于胃癌、伤寒、消化道溃疡及原因不明的贫血等怀疑有消化道出血病人。常用于配合粪便潜血试验，以了解消化道出血情况。

（二）膳食调配原则

1. 潜血试验常用联苯胺法进行检查，主要是利用血红蛋白中的铁色素与联苯胺试剂产生蓝色化合物，从而根据蓝色的深浅判定潜血的数量。由于有的食物可与联苯胺试剂产生类似的反应，因此膳食中应该禁用该类食物。试验前 3 天禁食肉类、动物血、蛋黄、肝、含铁剂药物及大量深绿色蔬菜等，以排除影响诊断准确性的因素。

2. 可食用含铁低的食物，如蛋清、豆制品、花菜、冬瓜、白菜、去皮马铃薯、豆芽菜、梨、苹果、米、面、馒头等。

3. 如果用还原酚酞法做潜血试验，可食用瘦肉，但一天在 100 g 以下。

二、胆囊造影检查膳食

（一）适应证

胆囊造影检查膳食适用于慢性胆囊炎、胆石症。怀疑有胆囊疾病者，配合检查胆囊及胆管的形态与功能是否正常。

（二）膳食调配原则

1. 造影前一日午餐进食高脂肪膳食，以刺激胆囊收缩，排空胆汁。高脂肪膳食通常指膳食脂肪含量不低于 50 g，可以选用含脂肪和蛋白质高的食物，如肥肉、油炒或煎鸡蛋、乳酪、奶油、植物油等。临床上常用油煎荷包蛋 2 份（鸡蛋 2 个，烹调油约 40 g）。

2. 造影前一日晚餐进食无脂肪纯糖类少渣膳食，目的是减少胆汁分泌，使胆汁潴留在胆囊内。纯糖类膳食是指除了主食含有蛋白质及微量脂肪外，严格控制脂肪，烹调时不用植物油，同时也应避免易引起胃肠胀气及膳食纤维含量高的食物。可选用粥、藕粉、面包、馒头、果酱、果汁、马铃薯、芋头、甜薯等。晚餐后口服碘造影剂，服药后禁食禁水。

3. 造影当日免进早餐，服造影剂 14 h 后开始摄片，观察胆囊的显影情况。如果显影满意，可让病人再次进食高脂肪膳食，拍片观察胆囊的收缩情况。

三、内生肌酐试验膳食

（一）适应证

内生肌酐试验膳食适用于须测定肾小球滤过功能的肾盂肾炎、尿毒症、重症肌无力等病人。

（二）膳食调配原则

1. 低蛋白质饮食　受试者先进食低蛋白质无肌酐膳食 3 天，使体内外源性肌酐均被清除，然后在第 4 天测定血和 24 h 尿中的内生肌酐清除率。低蛋白质膳食要求每日蛋白质的总量不超过40 g，禁用肉类、鱼类、鸡鸭类等食物，限制豆制品，每日荤食以不超过一个鸡蛋为宜。

2. 限制主食量　一般每日不超过 300 g，可以增加蔬菜、藕粉、果汁等以解除饥饿感。

3. 其他　试验当日忌茶和咖啡，停用利尿剂，并避免剧烈运动。

四、干膳食

（一）适应证

干膳食适用于做尿浓缩功能试验和检查尿沉淀物的病人。

（二）膳食调配原则

1. 试验当天6:00—18:00的12 h内严格控制水分，进食含水分很少的干膳食。晚餐后完全禁食和禁饮。收集尿液送检，测定尿比重。

2. 除了煮饭和制作馒头等必须添加的水分外，烹调时不加水。禁用汤类、粥类、饮料及含水分多的蔬菜水果。

3. 避免过甜、过咸食物，以免病人口渴难忍。

五、纤维结肠镜检查膳食

（一）适应证

纤维结肠镜检查膳食适用于需做结肠镜检查的病人。

（二）膳食调配原则

1. 检查前3天进少渣软食和半流质；检查前1天的午餐开始进食低脂肪、低蛋白的全流质膳食，同时鼓励病人大量饮水，以利于肠道排空。检查当日禁食，检查结束2 h后方可进食，当日宜进少渣半流质。

2. 可用的食物有豆浆、藕粉、馒头、面包、果酱、蒸鸡蛋、烂面条、清蒸鱼及豆腐等。

3. 禁用各种蔬菜、水果、肉类、油脂类及刺激性食物。

六、葡萄糖耐量试验膳食

（一）适应证

葡萄糖耐量试验膳食适用于协助诊断糖尿病。

（二）膳食调配原则

1. 试验前3天每天食用糖类量在250～300 g。

2. 试验前3天排除重体力劳动、情绪激动、升糖药物等干扰因素，停用胰岛素和肾上腺皮质激素等药物。

3. 试验前1天晚餐后禁食，忌喝咖啡和茶，第2天测空腹血糖；然后服用特制馒头一个（用富强粉100 g制成，含糖类75 g）或将75 g葡萄糖溶于200～300 mL开水中服下，测服糖后30 min、60 min、120 min和180 min的血糖值；同时留尿标本做尿糖测定。

七、钙磷代谢试验膳食

钙磷代谢试验膳食常用的有低钙、正常磷代谢膳食和低蛋白质、正常钙磷代谢膳食两种。

（一）适应证

钙磷代谢试验膳食适用于配合诊断甲状旁腺功能亢进症、骨质疏松症，测定肾小管重吸收功能疾病。

（二）膳食调配原则

1. 试验期5天，前3天为适应期，后2天为代谢期。

2. 低钙、正常磷代谢饮食膳食　试验期每日膳食中含钙量不超过150 mg，磷为600～800 mg。收集最后1天尿液，测定尿钙含量。如果尿钙含量超过200 mg，可以诊断为甲状旁腺功能亢进。宜选用含钙低磷高的食物，如米饭、面粉、粉丝、番茄、鸡蛋、黄瓜、莴笋等，同时应暂时停服对钙磷代谢有影响的药物。尽可能不用酱油，因其钙磷含量不恒定。同时还禁用茶、牛奶、豆类、小虾皮、芝麻酱等。

3. 低蛋白、正常钙磷代谢膳食　后2天试验期每日供给蛋白质总量少于40 g，钙500～800 mg，磷600～800 mg。试验最后一天测空腹血肌酐和血磷，并留24 h尿，测定尿肌酐和尿磷。禁食瘦肉、动物内脏、豆类等食物，在蛋白质限量范围内可适当补充鸡蛋、牛奶等优质蛋白质。

思考与练习

一、名词解释

1. 基本膳食　2. 治疗膳食　3. 试验膳食

二、单项选择题

1. 扁桃体摘除术后病人应该选择的膳食是（　　）。

A. 软食　　B. 半流质　　C. 清流质　　D. 冷流质　　E. 浓流质

2. 低蛋白膳食一般指每日蛋白质总量不超过（　　）。

A. 20 g　　B. 30 g　　C. 40 g　　D. 50 g　　E. 60 g

3. 高膳食纤维膳食不适合于下列（　　）病人。

A. 高脂血症　　B. 克罗恩病　　C. 糖尿病　　D. 肥胖　　E. 冠心病

三、简答题

下列说法中叙述不正确的有哪些？不正确的原因是什么？

1. 自然分娩不久的产妇应选用流质膳食。
2. 伤寒病人应该选用富含膳食纤维的半流质膳食。
3. 尿毒症前期病人可以选用麦淀粉治疗膳食。
4. 内生肌酐清除率试验膳食主要适用于做尿浓缩功能试验和检查尿沉淀物的病人。
5. 低膳食纤维治疗膳食每日饮食中的膳食纤维含量应该少于10 g。

（黄　回）

第六章　肠内营养与肠外营养

学习目标

1. 掌握肠内营养、大分子聚合物、要素膳的定义。
2. 掌握肠内营养常见的并发症及吸入性肺炎和腹泻的防治措施。
3. 熟悉肠内营养的适应证、禁忌证、输注途径和管饲方式。
4. 了解肠内营养制剂的分类及主要特点。
5. 掌握完全胃肠外营养的定义、输注途径、输注方式。
6. 掌握完全胃肠外营养常见的并发症及常见并发症的防治。
7. 熟悉肠外营养的适应证和禁忌证。
8. 了解常见肠外营养制剂的特点和全营养混合液的配制。

营养是机体生长发育、修复组织、提高抗病能力、维持正常生理功能的物质基础，是病人得以康复不可缺少的条件。对于不能正常进食的病人，肠内和肠外营养的支持至关重要，其不但提高了病人的营养状况和抵抗力，为临床治疗创造了条件，而且还是某些疾病唯一的治疗方法。

第一节　肠内营养

肠内营养（enteral nutrition，EN）是指经口或喂养管提供维持人体正常代谢所需营养素的一种方法。和肠外营养相比，肠内营养的优点除了体现在营养素的吸收及利用更符合生理、给药方便、价格低廉外，还有助于维持肠黏膜结构和屏障功能的完整性，减少肠源性感染的发生。因此，只要病人胃肠道功能良好或可以耐受，就应该首选肠内营养。

一、肠内营养的适应证和禁忌证

（一）适应证

凡有营养支持指征、胃肠道功能存在或部分存在的病人都可接受肠内营养支持。常见情况如下：① 经口吞咽和咀嚼困难者；② 意识障碍或昏迷、无进食能力者；③ 消化道疾病稳定期，如消化道瘘、短肠综合征后期、炎性肠道疾病和急性胰腺炎等；④ 高分解代谢者，如严重感染、手术、创伤及大面积烧伤病人；⑤ 慢性消耗性疾病，如结核病、肿瘤等。

（二）禁忌证

肠内营养的禁忌证包括完全性肠梗阻、活动性消化道出血、严重肠道或腹腔感染、严重腹泻、休克及短肠综合征早期等。严重吸收不良、昏迷、症状明显的糖尿病、接受高剂量类固醇药物治疗的病人应该慎用。

二、肠内营养制剂

肠内营养制剂不同于通常意义的食品，它的特点是易消化吸收或不需消化就能吸收。肠内营养制剂按营养素是否齐全分为完全肠内营养制剂和不完全肠内营养制剂。完全肠内营养制剂按照预消化的程度又分为大分子聚合物制剂、要素膳两大类。按临床应用特点，还可分为用于营养支持的平衡制剂（完全肠内营养制剂）、针对某种疾病的特殊制剂及营养素组件制剂。

（一）大分子聚合物制剂

大分子聚合物制剂是指以完整型蛋白质、脂肪和糖类等大分子营养素为主要成分的营养制剂，可以经口摄入或经喂养管注入，适合于消化道有较完整消化和吸收能力的病人。大分子聚合物制剂通常包括自制匀浆膳和商品化大分子聚合物制剂两类。

1. 匀浆膳　匀浆膳是将天然食物去刺、去骨，加工成熟食后经捣碎消毒制备的糊状流体膳食。通常可用鱼、肉、虾、肝类、豆制品、水果、蔬菜、粥、面条等食品配制，由于其所含营养成分与正常膳食相似，容易消化吸收，又具有自然食物的良好口感，因此在医院或家庭中可以长期使用，一般没有副作用。其不足之处在于制备时受食品种类限制而不能保证营养成分的完整，且营养素含量较难精确计算。

2. 商品化大分子聚合物制剂　商品化大分子聚合物制剂是化学成分明确的肠内营养制剂，不但营养素种类齐全、数量充足，而且各种营养素的比例也非常合理，再加上使用方便，是临床上应用最多的肠内营养制剂。商品型肠内营养制剂配方中通常不含乳糖，蛋白质、糖类和脂肪分别占总能量的12%～18%、40%～60%和30%～40%，此外还含有多种维生素和必需的微量元素。有些配方中还含有膳食纤维、谷氨酰胺、精氨酸、亚油酸及短链脂肪酸等。肠内营养剂型有粉剂和溶液之分。当调配成液体时，标准能量密度一般为4.184 kJ/mL（1 kcal/mL），非蛋白质能量与氮的比例约为627.6 kJ∶1 g（150.0 kcal∶1 g），渗透压为300～450 mOsm/（kg·H_2O）不等，适用于大多数病人。商品化大分子聚合物制剂的缺点是营养成分不易调整，价格较高。

相关链接

医疗食品

美国食品药物署（FDA）使用“医疗食品（medical foods，MF）”来定义肠内营养剂。所谓MF，系指具有特殊饮食目的或为保持健康的食品，需在医疗监护下使用而区别于其他食品。必须至少满足以下标准。

（1）是一种口服或管饲产品。

（2）产品必须标明用于健康状态紊乱、疾病等状态。

(3) 必须标明在医疗监护下应用。

摘自:蔡威.临床营养学.上海:复旦大学出版社,2012.

(二) 低聚配方制剂

低聚配方又称预消化肠内营养配方(predigested formulas),是指由经过不同程度消化水解的营养素组成,几乎不需要消化,基本可以完全被小肠吸收的肠内营养配方。其中氮通常以氨基酸和短肽类形式存在,糖类为部分水解的淀粉(如麦芽糖糊精和葡萄糖寡糖),脂肪常为植物来源的中链三酰甘油(medium chain triglyceride,MCT)和长链三酰甘油(long chain triglyceride,LCT),少数制剂含有短链脂肪酸。低聚配方制剂的脂肪含量不等,标准密度一般为4.184~5.314 kJ/mL(1~1.270 kcal/mL)。这类配方亦含有足够的矿物质、微量元素和维生素。

低聚配方营养全面,化学成分明确,容易消化吸收,不含乳糖和膳食纤维,几乎不产生残渣,因此特别适用于胃肠道消化功能不全的病人,如吸收不良综合征、肠瘘、小肠切除术后、胰腺炎、肠黏膜萎缩等。在肠内营养制剂中,溶液的渗透压与成分中营养素分子大小呈反比。由于氨基酸和短肽粒子减少,因此该类配方的渗透压也相应提高,一般为400~700 mOsm/(kg·H_2O),而且口味较差。所以,低聚配方制剂应尽量采用管饲以避免口服的不耐受性,应用时还需要加强护理,减少腹泻的发生。

(三) 特殊配方制剂

特殊配方制剂是指在肠内营养配方中增加或限制某种营养素的摄入,以满足特殊疾病状态下代谢需要的一种制剂。常用的有肝衰竭、肾衰竭配方制剂,糖尿病配方制剂及先天性氨基酸代谢缺陷病配方制剂等。

1. 肝衰竭配方制剂　该类制剂的特点为支链氨基酸(亮氨酸、异亮氨酸和缬氨酸)的浓度较高,占总氨基酸量的35%~40%,而芳香族氨基酸与甲硫氨酸仅占3.3%。其原因主要由于支链氨基酸在肝外代谢,增加其浓度不会增加肝负担,还可以与芳香族氨基酸竞争性通过血脑屏障,减少芳香族氨基酸的浓度,从而防治肝性脑病的复发。

2. 肾衰竭配方制剂　该类制剂的特点是含有足够的能量、必需氨基酸,少量脂肪和电解质。其主要原因是肾衰竭病人处理蛋白质能力降低,血清中必需氨基酸水平下降。通过提供适合肾衰竭病人代谢特点的营养物质,使体内氮质性代谢产物再利用,从而将受损肾处理代谢产物的负荷降至最低。

3. 糖尿病配方制剂　该类制剂的特点是适当降低糖类的含量,增加单不饱和脂肪酸含量,糖类以低聚糖或多糖如淀粉为主,再加上足够的膳食纤维。这样有利于减缓血糖的上升速度和幅度,而且含相对高比例的单不饱和脂肪酸可延缓营养液在胃内的排空速度。

4. 先天性氨基酸代谢缺陷肠内营养配方制剂　该类制剂的特点是去除机体存在代谢障碍的氨基酸。如苯丙酮尿症病人可采用缺乏苯丙氨酸的制剂,高胱氨酸尿症及组氨酸血症分别给予缺乏甲硫氨酸和组氨酸的制剂。

(四) 营养素组件制剂

营养素组件制剂又称调节性制剂或不完全营养制剂,系指各类营养素,如蛋白质、糖类和脂肪等以独立形式组成的肠内营养制剂。临床应用时可以采用一种组件制剂或多种组件的混合形式,也可以将某一营养素组件加入其他肠内营养配方中,以增强这种营养素的含量。在额外添加这些制剂时应当谨慎,除了要注意对渗透压的影响外,还要考虑各种物质间的相容性。

三、肠内营养的输注途径与管饲方式

(一)输注途径

肠内营养的输注途径有口服和管饲两种。多数病人因经口摄入受限或不足而采用管饲。管饲可按喂养管的入口处和导管尖端所处的位置分为鼻胃管、鼻肠管、胃造口、空肠造口等。

1. 鼻胃管及鼻肠管　通过鼻胃管或鼻肠管进行肠内营养简单易行,是临床上最常使用的方法。由于长期使用病人可能会出现鼻咽部不适,通常用于肠内营养时间少于 6 周的病人。鼻胃管一般适用于胃肠功能良好、无胃内容物吸入危险的病人,胃肠梗阻、胃 - 食管反流或顽固性呕吐的病人不能选择鼻胃管方式进行管饲。鼻肠管适用于胃功能不良、消化道术后需胃肠减压或有胃内容物吸入危险的病人。严重的胃肠功能障碍、胃底静脉曲张和活动性消化道出血是鼻饲的禁忌证。

2. 胃造口及空肠造口　对于胃功能良好且需要较长时间肠内营养的病人,在排除胃 - 食管反流、胃切除术后、腹水、门静脉高压症、幽门梗阻等疾病的情况下,可以选择胃造口喂养。胃造口可在术中或经内镜下放置。空肠造口是临床营养支持中最常用的方法之一,由于其存在不良反应少、不影响口服、活动方便,能同时进行胃肠减压等优点,特别适用于已做胃切除或误吸危险性较大的病人。空肠造口术可以在腹部手术时完成,亦可以单独施行。近年来,经皮内镜下空肠造口(percutaneous endoscopic jejunostomy,PEJ)因能在门诊病人中实施而得以逐渐展开,使许多需要长期肠内营养支持的病人无须手术就可得益。

(二)肠内营养液的管饲方式

根据喂养管的管径、位置、营养配方和病人胃肠道的承受能力,肠内营养液通常可以通过间歇或连续输注方式给予。

1. 间歇给予　间歇给予是指将肠内营养液分次进行喂养,优点是比较接近饮食习惯,病人较自由。一般可以按照进餐模式将一天的营养液分 4 ~ 6 次喂养,每次量为 200 ~ 400 mL。间歇给予又包括间歇推注和间歇输注。间歇推注是指用注射器缓慢将营养液注入鼻饲管内,常在 10 ~ 20 min 完成,容易引起胃部不适、恶心、呕吐及腹胀、腹泻等,因而适用于喂养管尖端位于胃内的胃功能良好者;间歇输注是指通过重力作用或喂养泵将营养液缓慢输入病人肠道内的方法,每次入量常在 1 h 左右完成,可视病人的耐受程度加以调整。

2. 连续给予　连续给予是指在 16 ~ 24 h 内,将肠内营养制剂持续输注到胃肠道内的方式。适用于病情危重、处于应激状态对营养液耐受性较差、管端位于十二指肠或空肠内的病人。一般运用输注泵输入,输注速度可以根据病情控制。连续性输入的优点是输注速度慢,可以减轻胃肠道的负担,也有利于营养物质的充分吸收。但病人不能下床活动,容易产生厌烦情绪。

四、肠内营养的并发症及其防治

肠内营养可因营养剂选择或配制不合理、营养液污染及护理不当等因素而产生一系列与之相关的并发症，常包括：机械性并发症、感染性并发症、胃肠道并发症和代谢性并发症。

（一）机械性并发症及其防治

机械性并发症的发生主要与喂养管的放置、管径、材料和护理方法有关。

1. 常见的机械性并发症　主要包括鼻咽部和食管黏膜损伤、咽喉部溃疡、声音嘶哑、鼻翼脓肿、喂养管堵塞及鼻窦炎等，经胃或空肠插管者还可引起周围感染或瘘的发生。其中鼻咽部并发症常因喂养管质地硬、管径粗、置管时用力不当或放置时间较长，压迫鼻咽部黏膜所致。喂养管阻塞的常见原因：① 营养液未调匀或较黏稠；② 药丸未经研碎即注入喂养管；③ 添加的药物与营养液不相溶，形成凝结块；④ 管径太细。

2. 机械性并发症的防治

（1）选用管径合适、质地柔软的导管。目前最常用的材料为聚氨酯管，其质地软、刺激性小，可放置 6 ~ 8 周，病人耐受性好，但在置管时需要导管的帮助。

（2）妥善固定喂养管，每天润滑鼻腔黏膜。

（3）需用药丸制剂时，应彻底研碎后，溶在合适的溶剂中直接注入导管内，而不要直接加入营养液中。

（4）每次检查胃残留量后、给药前后、管饲结束后及连续管饲过程中，每间隔 4 h 应用温开水或生理盐水冲洗管腔。

（5）当营养液内的氮源为完整蛋白质而必须给予酸性药物时，在给药前后应冲洗管腔，以防凝结块黏附于管壁。

（6）当营养制剂较黏稠时必须用输液泵。

一旦导管发生阻塞，用温开水冲洗，忌用导引金属丝疏通，以防损伤胃肠道。

（二）感染性并发症及其防治

1. 营养液的污染　营养液配制时操作不规范或营养液配制后保存不当都可以导致营养液的污染。因此，营养液配制过程中应遵循无菌原则，保持配制容器的清洁；营养液最好现用现配，在室温下放置的时间一般 <8 h；每天更换鼻饲输注管道。

2. 吸入性肺炎　误吸所致的吸入性肺炎是一种较严重的并发症，多见于经鼻胃管喂养者，它可能和喂养管移位或放错位置、胃排空迟缓、胃瘫、胃 - 食管反流、咳嗽或呕吐反射受损等有关。如果怀疑发生误吸，应该立即停止输注肠内营养液；吸尽胃内容物，以防进一步反流与误吸；鼓励并帮助病人咳嗽，咳出误吸的液体；如果严重的病人，可以行气管内吸引，清除误吸的液体及食物。

预防误吸的措施：① 减慢输注速度，一般先从 40 mL/h 的速度开始，如果病人耐受良好，可以逐渐递增；② 高渗营养液容易在胃内潴留，可选择等渗或低渗配方，也可以在开始鼻饲时先稀释营养液，以后逐渐增加浓度；③ 滴注肠内营养液时病人应该采取坐位、半卧位或床头抬高 30° ~45°，输注完毕后可继续保持该体位 30 min；④ 连续输注肠内营养液者每间隔 4 h，间断输注者在每次输注前抽吸并估计胃内残留量。若连续2次抽吸胃内残留量大于100 mL时，应暂停输注，必要时加用胃动力药物；⑤ 原有呼吸道病变或误吸高危病人，可选用放置在幽门以下的喂养管或经空肠内输注；⑥ 每4 h检查一次喂养管位置，以便及时了解有无移位。

（三）胃肠道并发症及其防治

1. 常见的胃肠道并发症　胃肠道并发症在肠内营养治疗时最多见，常与营养配方、喂养速度、营养液的配制及管饲器具的卫生情况等有关。胃肠道并发症包括恶心、呕吐、腹胀、腹泻、肠痉挛和便秘等，其中腹泻最常见，占肠内营养治疗病人的5%～30%。腹泻发生的原因主要包括营养制剂选择不当、营养液高渗且滴速过快、脂肪吸收不良、营养液被污染、营养液温度过低、乳糖不耐受症、严重营养不良、同时所用药物的不良反应（如抗生素、H_2受体阻滞药等）及低蛋白血症等。便秘可能与长期使用低膳食纤维营养制剂或水摄入量不足以及长时间卧床不活动有关，一般可以通过改用含膳食纤维的制剂、提供足够量的液体、增加活动量等措施得到缓解。

2. 腹泻的防治

（1）选用适合于个体的营养制剂，如乳糖酶缺乏的病人可选择低乳糖配方，脂肪吸收不良的病人应选择低脂配方。

（2）用等渗营养液或将高渗液稀释后使用，如要素膳大多是高渗的，可以在第一天先滴注半量营养液，并稀释至等渗，输注速度控制在40～50 mL/h，然后再逐步递增速度和剂量。

（3）营养液最好现配现用，避免营养液在配制和操作过程中受到污染，配好后如暂时不用应放入4℃左右的冰箱内保存，放置时间一般不超过24 h。输注装置和营养剂容器也应每24 h更换。

（4）根据季节和个体耐受性调节营养液的温度，在输注营养液时注意适当加温，一般保持在37～40℃。

（5）对同时应用抗生素治疗者，可给予肠道益生杆菌以帮助肠道正常菌群的恢复。必须用抗酸药时，可用含铝或含钙的抗酸药替代含镁抗酸药。

（6）低蛋白血症者，可先使用要素膳或同时静脉输注清蛋白，一定要控制滴速和浓度，从低浓度、小剂量开始逐步增加。

（7）必要时使用止泻药。

（四）代谢性并发症及其防治

肠内营养治疗时因胃肠道具有缓冲作用一般较少发生代谢性并发症，常见于危重、老年、意识障碍的病人。代谢方面的并发症最常见的是脱水或水中毒、非酮性高渗性高血糖、电解质和微量元素异常、维生素缺乏等。一般可以通过密切监测，及时调整肠内营养方案、输注方式和喂养速度而得到预防。

第二节　肠外营养

肠外营养（parenteral nutrition，PN）是指通过静脉途径提供营养素，纠正或预防营养不良，改善营养状态，并使胃肠道得到充分休息的营养治疗方法。它可以分为完全胃肠外营养和部分胃肠外营养，其中完全胃肠外营养（total parenteral nutrition，TPN）是指从静脉途径供给病人每天所需的所有营养物质，要求既要有足够的能量，又要有充足的氮量及其他必需的营养素，而且各种营养素之间的比例必须适当。

一、肠外营养的适应证和禁忌证

（一）适应证

总的来说，凡是需要进行营养支持，同时不能或不宜接受肠内营养的病人都是肠外营养的适应证。常见情况如下。

（1）无法从胃肠道正常进食者，如短肠综合征、放射性肠炎、消化道先天性畸形、胃肠道梗阻（如贲门癌、高位肠梗阻、新生儿胃肠道闭锁等）、严重腹泻、肠瘘、消化道大手术前后等。

（2）消化道需要充分休息或消化不良者，如溃疡性结肠炎、消化道大出血、长期腹泻、中重度急性胰腺炎等。

（3）高代谢状态者，如严重烧伤、多发性创伤、大手术、严重感染及败血症等。

（4）蛋白质能量营养不良者，如化疗或放疗等原因引起的严重呕吐、肿瘤晚期病人、慢性胆道梗阻伴呕吐、幽门梗阻等。

（5）其他：急性肾衰竭、妊娠剧吐、神经性厌食、低出生体重儿等。

（二）禁忌证

1. 绝对禁忌证　目前认为肠外营养的禁忌证主要包括：严重循环、呼吸功能衰竭，严重水电解质平衡紊乱，肝、肾衰竭等。

2. 相对禁忌证

（1）一般情况良好、预计需要肠外营养时间少于5天者。

（2）胃肠道功能正常或有肠内营养适应证者。

（3）需要急诊手术者。

（4）无明确治疗目的或已确定为不可治愈而盲目延长治疗者，如广泛转移的晚期恶性肿瘤伴恶病质的病人。

二、肠外营养制剂

肠外营养制剂的组成成分包括糖类、蛋白质、脂肪、多种维生素、微量元素、电解质和水等，应根据病人的年龄、性别、体征及病情需要等选择制备。

（一）糖类

可作为静脉输注的糖类有单糖类、双糖类及醇类，其中葡萄糖是肠外营养时主要的非蛋白质供能物质之一，每日补充葡萄糖100 g可以起到节省蛋白质的作用。但机体代谢、利用葡萄糖的能力有限，当供给过多或输入过快时，部分葡萄糖可转化为脂肪沉积于肝，导致脂肪肝。特别对于严重应激状态下的病人，使用高渗葡萄糖作为单一的热源还会加重器官的负担。因此,成年人每天葡萄糖需要量为 4 ~ 5 g/kg,一般总量在 300 ~ 400 g/d,占总能量的50%~60%。5% 葡萄糖溶液为等渗溶液,10% 葡萄糖溶液、20% 葡萄糖溶液、50% 葡萄糖溶液均为高渗溶液。另外,肠外营养支持时应根据具体情况添加一定量的胰岛素控制血糖,预防高血糖的发生。

(二)脂肪乳剂

临床应用脂肪的意义主要在于提供能量和必需脂肪酸,维持细胞结构和人体脂肪组织的恒定。目前脂肪乳剂大多制成等渗液,因而也适用于外周静脉营养。脂肪乳剂的能量供给量占总能量的 20%~30%,成年人每天 1 ~ 2 g/kg,高代谢状态时可增加至 40%~50%。当脂肪与葡萄糖共同构成非蛋白质能量时更符合生理需求,二者的比例为 1∶2 ~ 2∶3。输注脂肪乳剂速度不能过快,以免引起心悸、畏寒、呕吐和发热等反应。通常 10% 溶液在最初 15 ~ 30 min 的输入速度不要超过 1 mL/min,半小时后可逐渐加快。

(三)氨基酸溶液

复方氨基酸是用于合成机体蛋白质及其他生物活性物质的氮源。现有的复方氨基酸溶液可归纳为两类:平衡型与非平衡型氨基酸溶液。平衡型氨基酸溶液中所含必需与非必需氨基酸的比例符合人体基本代谢所需,适用于多数营养不良病人;非平衡型氨基酸溶液的配方是针对某一疾病的代谢特点而设计的,兼有营养支持和治疗的作用,如用于治疗肝性脑病的高支链低芳香族氨基酸溶液、治疗肾衰竭的必需氨基酸溶液等。临床每天提供的氨基酸量 1 ~ 1.5 g/kg,占总能量的 15%~20%,在高代谢状态下可以适当增加用量。

近年来,个别氨基酸在代谢中的特殊意义开始受到重视和强调,较具代表性的有谷氨酰胺和精氨酸。谷氨酰胺是人体含量最高的非必需氨基酸,是许多重要代谢反应中的底物和调节物质,尤其肠黏膜细胞的代谢燃料,亦是氮和氨的转运者。在严重感染、手术、创伤等应激状态下谷氨酰胺是必需的,尤其在改善胃肠道功能、增强肠道免疫屏障功能、减少细菌易位方面具有重要作用。谷氨酰胺在高代谢危重病人中被称为“条件必需氨基酸”。精氨酸能促进尿素形成,降低血氨浓度,同时对免疫反应有多种作用,如促进生长素分泌和伤口愈合、改善 T 细胞增殖反应、促胸腺作用等。

(四)维生素和微量元素

1. 维生素　维生素是参与调节物质代谢和维持人体内环境稳定所必需的营养物质。目前应用于 TPN 液中的水溶性维生素制剂代表为水乐维他,含有 9 种水溶性维生素。常用的脂溶性维生素制剂为维他利匹特,含有 4 种脂溶性维生素。近年来出现了多种专供静脉用的复方维生素制剂,既含有水溶性维生素又含有脂溶性维生素。

2. 微量元素　对临床较具实际意义的微量元素包括锌、铜、铁、硒、铬、锰等。这些元素均参与酶的组成、三大营养物质的代谢、上皮生长、创伤愈合等生理过程。现已有商品化的复方微量元素制剂,每天 1 支基本可达到预防微量元素缺乏的目的。

（五）水和电解质

肠外营养的液体需要量以 2 500～3 000 mL 为宜。对大多数 TPN 病人，应根据病情和代谢状态变化来决定电解质的补充量。在无额外丢失的情况下，电解质按正常需要量补充，如在有大量引流、呕吐、腹泻等情况下需相应增加。常用的肠外营养的电解质溶液有 10% 氯化钠、10% 氯化钾、10% 葡萄糖酸钙、25% 硫酸镁等。磷制剂常用的是甘油磷酸钠，为高渗溶液，未经稀释不能静脉输注，可加入复方氨基酸或葡萄糖溶液中使用。

三、肠外营养的输注途径和输注方法

（一）输注途径

输注途径的选择需视病情、营养液组成、输液量、静脉条件、预期使用肠外营养的时间等而定。住院病人最常选用外周静脉和中心静脉。

1. 外周静脉途径

（1）适应证：① 短期肠外营养（<2 周）且渗透压 <900 mOsm/L 时；② 部分营养支持或中心静脉置管和护理有困难时；③ 中心静脉导管感染或有脓毒血症者。

（2）缺点：输液渗透压不能过高，需反复穿刺，易发生静脉炎。

2. 中心静脉途径

（1）适应证：肠外营养时间超过两周、营养液渗透压 >900 mOsm/L，尤其 >1 200 mOsm/L 者。

（2）置管途径：锁骨下静脉、颈内静脉，有时通过上肢的外周静脉达到上腔静脉。长期胃肠外营养支持最常用的中心静脉置管位置是锁骨下静脉，特别在危急情况下容易穿刺成功。

（3）缺点：可能会出现气胸、损伤胸导管、血栓、感染等并发症。目前一般不提倡采用的肠外营养途径为颈外静脉及股静脉，前者的置管错位率高，后者的感染性并发症高。

相关链接

经外周静脉置入中心静脉导管

经外周静脉置入中心静脉导管（peripherally inserted central venous catheters，PICC）是近年来开始使用的一种新的肠外营养支持途径。PICC 是指从外周静脉（贵要静脉、肘正中静脉、头静脉）穿刺插管，导管尖端定位于上腔静脉的导管。PICC 导管材质为硅胶，柔软、弹性好、对血管的刺激小，所以是中心静脉中更安全的选择。PICC 无血气胸、大血管损伤等威胁生命的并发症，可以降低导管的感染，而且能长时间留置，减少频繁静脉穿刺的痛苦，导管的留置也不会影响肢体活动或限制体位，目前在临床上已被广泛应用于危重病人抢救、肿瘤化疗、肠外营养支持和长期输液治疗。

摘自：石汉平，余红兰，吴承堂. 普通外科营养学. 北京：人民军医出版社，2012.

（二）输注方法

1. 全营养混合液（total nutrient admixture，TNA）输注法　又称“全合一”（all in one，AIO）营养液输注法，即将每天所需的营养物质，在无菌条件下按次序混合输入由聚合材料制成的输液袋或玻璃容器内后再输注,以保证所提供营养物质的完全性和有效性。TNA 输注方式的优点包括:① 各种营养成分均匀输入,降低代谢并发症;② 增加节氮效果;③ 密闭式输液系统可以降低营养液污染的机会;④ 简化输液过程,节省护理时间。

2. 单瓶输注　在无条件以 TNA 方式输注时,可以用单瓶方式输注。但可因各营养素的非同步输入而造成某些营养素的浪费或负担过重。此外,单瓶输注葡萄糖或脂肪乳剂,可因单位时间内进入体内的葡萄糖或脂肪酸量较多而增加代谢负荷,甚至出现与此相关的代谢性并发症。

3. 隔膜袋　存放时间过长、温度过高、光线照射及配制好的营养液中的糖类与某些氨基酸混合后可以分解等原因都会影响全营养混合液的稳定性。因此,肠外营养制剂应该现配现用。为简化操作,部分厂家制造出双腔袋或三腔袋,分别盛有含微量元素和维生素的糖类溶液、氨基酸和脂肪乳剂,中间有隔膜,互不接触。使用时只要稍加挤压,即可推开隔膜而混合成"全合一"营养液。其缺点是无法做到配方的个体化。

四、完全胃肠外营养的并发症及防治

完全胃肠外营养的并发症较多,根据其性质和发生的原因可以分为三大类。为保证 TPN 实施的安全性,应该加强对并发症的预防。

(一) 置管及相关并发症

在静脉穿刺和营养液输注过程中,可能发生一些与中心静脉置管及其护理有关的并发症。常见的有:① 气胸、血胸、张力性气胸;② 血管、神经损伤;③ 空气栓塞;④ 心脏、胸导管损伤;⑤ 静脉炎、血栓形成;⑥ 导管错位、移位或断裂;⑦ 纵隔损伤等。其中空气栓塞是一种严重的情况,可导致病人的死亡,多发生于静脉穿刺过程中。故锁骨下静脉穿刺时,应该置病人于平卧位,置管成功后立即连接输液通道。一旦疑为空气栓塞,立即置病人左侧卧位,头低足高位。在输液过程中及时更换液体,同时,应该认真做好置管护理,严格遵守操作程序,置管后 24 h 内密切观察病人有无胸闷、呼吸困难、肢体活动障碍等症状,以确定有无并发症的发生。周围静脉最常见的并发症为静脉炎,一般经局部湿敷、更换部位或外涂药物后可逐步消退。

(二) 感染性并发症

感染是 TPN 的常见并发症之一,主要包括导管性感染和肠源性感染。穿刺置管、营养液配置、输入过程中都可以引起导管性感染。

1. 导管性感染　感染源可来自导管的皮肤入口处、导管或输入的营养液,常见的病源菌为表皮葡萄球菌、金黄色葡萄球菌和真菌,大肠埃希菌较少见。

(1) 穿刺部位感染:一般于置管后数天或数周后出现,表现为穿刺部位红肿、压痛。若处理不当,可成为全身性感染的原发灶。预防的关键在于加强局部护理,每天消毒导管穿刺点并更换敷料,注意观察穿刺点局部有无出血、渗血,以及红、肿、热、痛、脓性分泌物等炎症反应。

(2) 导管性败血症:常见原因为病人免疫力低下,静脉穿刺置管、局部护理和营养液配制时无菌操作技术不严等。当 TPN 实施过程中出现难以解释的发热、寒战、反应淡漠或烦躁不安,甚至休克时,应怀疑有导管性感染或败血症。必须立即按照无菌操作要求拔除导管,剪下尖端并抽周围血送细菌培养,同时做抗生素敏感试验。当导管与周围血培养结果(菌种)一致时,即为导管性败血症。拔管后立即建立周围静脉通道,更换输液系统和营养液;根据病情,选用抗生素。观察 12 ~24 h 后,可按需要更换部位重新穿刺置管。预防措施包括:① 经常消毒导管的入口处皮肤,敷料有污染及潮湿时及时更换;② 根据导管和设备类型要求及时更换输液设施,更换时间按生产者要求的标准进行,24 h 到 1 周不等;③ 营养液应在无菌操作下新鲜配制;④ 采用全封闭式输液系统;⑤ 每次输注 TPN 溶液后,及时用生理盐水冲管;⑥ 不可从中心静脉导管抽血。

2. 肠源性感染　TPN 病人可因长期禁食、胃肠道黏膜缺乏食物刺激和代谢燃料、肠黏膜结构和屏障功能受损通透性增加而导致肠内细菌和内毒素易位,并发全身性感染。最好的预防措施是尽可能应用肠内营养和经口饮食,或在应用肠外营养一段时间后,根据病人情况逐步过渡到肠内营养。另外,及时补充谷氨酰胺制剂也可以减少肠源性感染的发生。

(三)代谢并发症

长期应用 TPN 时,如营养液配制或使用不当,可发生代谢性并发症。

1. 糖代谢紊乱　糖代谢紊乱通常包括高血糖反应、非酮性高糖高渗性昏迷和低血糖反应。

(1)高血糖和非酮性高糖高渗性昏迷:高血糖常见原因为单位时间内输入过量葡萄糖或胰岛素的补充相对不足。高血糖所致的高渗状态可使脑细胞脱水,出现高渗性非酮性昏迷。临床主要表现为血糖升高、渗透性利尿、脱水、电解质紊乱、中枢神经系统功能受损,甚至昏迷。当出现高血糖或非酮性高糖高渗性昏迷时,应该立即停输葡萄糖溶液或含有高糖的营养液;改用低渗或等渗氯化钠溶液,内加胰岛素,使血糖逐渐下降。但应避免血浆渗透压下降过快,以免引起急性脑水肿。预防方法是:① 控制葡萄糖的输入速度;② 用脂肪乳剂满足部分能量需求,减少葡萄糖的用量;③ 对需要葡萄糖量较大、有糖尿病的病人,适当补充外源性胰岛素的供给;④ 监测血糖和尿糖。

(2)低血糖:低血糖反应常由于突然停输高渗葡萄糖溶液或营养液中胰岛素含量过多所致。持续输入高渗葡萄糖,刺激胰岛细胞增加胰岛素分泌,使血中有较高的胰岛素水平。若突然停用含糖溶液,有可能导致反应性的血糖下降,严重的甚至出现低血糖性昏迷。临床表现为心率加快、面色苍白、四肢湿冷、乏力,严重者呈休克症状。一经证实,静脉推注高渗葡萄糖或输注含糖溶液即可缓解。较理想的预防方法是应用全营养混合液方式输注。如果单瓶输注,切忌突然换用无糖溶液,可以用等渗糖溶液进行过渡。

2. 高脂血症或脂肪超载综合征　脂肪乳剂输入速度过快或总量过多,可发生高脂血症。当临床出现发热、急性消化道溃疡、血小板减少、溶血、肝脾大、骨骼肌肉疼痛等症状时,应监测病人的脂肪廓清率。如果确定为脂肪超载综合征,应立即停止或延期使用脂肪乳剂。

3. 肝胆系统并发症　肝胆系统并发症主要包括胆汁淤积性肝炎、脂肪肝、胆石症和肝衰竭。主要表现为肝酶谱异常、肝脂肪变性、胆汁淤积等,可能与长期禁食、配方不合适或胆碱缺乏有关。与 TPN 相关的肝损害,一般经过减少总能量摄入、调整葡萄糖与脂肪的比例、降低热氮比、更换氨基酸制剂或停用 TPN 1 ~2 周可得以逆转。

五、全营养混合液的配制

（一）配制室

全营养混合液（TNA）的配制要求有一个独立的配制室，定期清洁和消毒。工作人员进入应该洗手、穿戴无菌工作服、戴口罩和帽子，并对气压、湿度、温度、微生物定期进行监测。配制室内应该配备净化工作台，通常采用层流装置以达到无菌的要求。

（二）配液前准备

配液前做好配液室、洁净台、操作人员的清洁和消毒工作；将所用药品、器械准备齐全，避免多次走动增加污染机会；按每一位病人的需要量准备好各种液体，并分组放置；检查所有营养液有无变质、浑浊，有无絮状物、裂缝，瓶口有无松动；检查三升输液袋的外包装和管道有无破损；配液前再次洗手或戴无菌手套。

（三）TNA 的混合顺序

1. 将不含磷酸盐的电解质、微量元素和胰岛素加入葡萄糖或复方氨基酸溶液内，充分混匀。
2. 将水溶性维生素加入葡萄糖溶液中，充分混匀。
3. 将磷酸盐加入另一瓶葡萄糖溶液中，充分混匀。
4. 将配制好的氨基酸溶液和葡萄糖溶液同时加入静脉营养输液袋，肉眼检查袋内有无分层沉淀生成。
5. 将脂溶性维生素加入脂肪乳剂中混匀。
6. 将配制好的脂肪乳剂最后缓缓加入静脉输液袋。
7. 轻轻摇匀，排气，注明床号、姓名、病区号、住院号、溶液的名称和剂量及配制时间。

（四）TNA 配制时的注意事项

1. 混合液中不能加入其他药物，除非已有资料报道或验证过。
2. 钙剂和磷酸盐应分别加入不同的溶液中稀释，以免发生磷酸钙沉淀。
3. 电解质不应直接加入脂肪乳剂中，以免引起脂肪颗粒的聚集和融合。
4. 每种肠外营养制剂混合时都应严密观察有无变色、浑浊、沉淀及油水分离的现象发生，如有应丢弃并分析原因。
5. 加入的液体总量应该大于 1 500 mL，混合液中葡萄糖的最终浓度在 1%～23%，有利于混合液的稳定。
6. 营养液最好现用现配，应于 24 h 内输完。

思考与练习

一、名词解释

1. EN　2. 低聚配方　3. PN

二、填空题

1. TPN 是指________________。

2. 某病人每日摄入蛋白质 80 g,试验第 3 ~6 天 24 h 平均尿量为 1 800 mL,尿素氮平均排出量为 5 g/L,该病人目前处于________平衡。

3. ________________在高代谢危重病人中被称为“条件必需氨基酸”。

4. 感染是 TPN 的常见并发症之一,主要包括导管性感染和________________。

三、单项选择题

1. 有一名病人,身高 160 cm,体重 64 kg,请问其体质指数为(　　)。

A. 21　　B. 22　　C. 23　　D. 24　　E. 25

2. 下列(　　)不属于分解激素。

A. 甲状腺素　　B. 儿茶酚胺　　C. 糖皮质激素

D. 生长激素　　E. 胰高血糖素

3. 胃残留量大于(　　)时应延迟或暂停输注肠内营养。

A. 80 mL　　B. 50 mL　　C. 100 mL

D. 200 mL　　E. 250 mL

4. 如果条件允许,TPN 支持建议从周围静脉给予的时间为(　　)。

A. 3 天　　B. 5 天　　C. 1 周　　D. 2 周　　E. 3 周

四、简答题

1. 肺功能受损的病人应选择何种类型的肠内营养制剂? 为什么?

2. 薛某,男性,63 岁,身高 174 cm,体重 55 kg。因胃癌在充分术前准备后行胃癌根治术,术中将经鼻营养管的头端放置在屈氏韧带以下 50 cm。目前处于术后第 3 天,仍持续胃肠减压,已经开始早期肠内营养。请问如何预防胃肠道并发症的发生?

3. “中心静脉输注方式优于周围静脉输注方式”,你同意这种说法吗? 请说明理由。

4. 病人,男,10 岁,因急性肠扭转在急诊手术下行“剖腹探查、广泛小肠切除术”,剩余小肠为 90 cm。请简述在其行肠外营养支持过程中可能出现的主要感染并发症及其预防措施。

（黄　回）

第七章 营养、膳食与疾病

学习目标

1. 掌握胃肠道、肝胆胰及心血管疾病病人营养护理的原则。
2. 掌握肾疾病的饮食调理方法,营养素的搭配及食物的选择。
3. 掌握外科病人营养摄取途径及营养治疗原则。
4. 掌握糖尿病病人的膳食计算与计划。
5. 掌握肿瘤与各种营养素的关系。
6. 掌握肿瘤病人的营养治疗基本原则。
7. 熟悉胃肠道、肝胆胰及心血管疾病病人膳食调配的特点。
8. 熟悉肝性脑病病人补充蛋白质的原则。
9. 熟悉痉挛性便秘、梗阻性便秘、无力性便秘病人营养护理、膳食调配的异同点。
10. 熟悉常见肾疾病的营养护理原则。
11. 熟悉糖尿病、痛风、肥胖症及骨质疏松症的营养护理原则。
12. 熟悉膳食中常见的致癌因素和肿瘤病人的膳食原则。
13. 熟悉肿瘤病人的代谢特点。
14. 了解胃肠道、肝胆胰及心血管疾病营养护理的目的。
15. 了解外科病人营养支持的意义。
16. 了解常见的抗癌食物。

第一节 胃肠道疾病的营养与膳食

胃肠道是消化系统的重要组成部分,是容纳、消化食物和吸收营养物质的场所。机体的营养健康状况在很大程度上依赖于正常的胃肠功能。摄食不当可损害胃肠道的功能,造成人体营养不良,导致疾病。合理的膳食调配,可促使受损的胃肠功能的恢复,纠正营养不良,缓解或治疗疾病。

一、消化性溃疡病人的营养与膳食

消化性溃疡(peptic ulcer)是一种常见病,主要指发生在胃和十二指肠部位的慢性溃疡,即胃溃疡和十二指肠溃疡,其形成和发展与胃液中胃酸和胃蛋白酶对自身黏膜的消化有关。典型的溃疡病主要表现为上腹部疼痛,疼痛具有明显的周期性、规律性、季节性和长期性。常见并发症有大出血、幽门梗阻、穿孔、癌变。胃或十二指肠的溃疡病灶经常受到胃酸和食物的刺激,故其发生、发展以及症状的轻重都与膳食密切相关。营养护理的目的就是选择适当的膳食,减少胃酸的分泌,促进溃疡的愈合,防止复发。

(一)营养护理原则

1. 合理补充蛋白质　食物蛋白质在刚进入胃内时,能对胃酸起缓冲作用,可中和胃酸,但蛋白质在胃内的消化产物又可促进胃酸分泌。因此,蛋白质的供给以维持机体需要为宜,按成年人 1 g/(kg·d) 供给,可促进溃疡的修复;若有出血或贫血时,至少应按 1.5 g/(kg·d) 供给。

2. 供给适量的脂肪　因脂肪可抑制胃酸分泌,不需严格限制其摄入。适量脂肪对胃肠黏膜没有刺激,但过高可促进胆囊收缩素分泌增加,延缓胃排空,使胃内食物不易进入十二指肠,引起胃胀痛。一般供给60 g/d左右,占总热能的 20%~30%。

3. 保证糖类的供给　糖类既无刺激胃酸分泌作用,也不抑制胃酸分泌,每天可供给 300~350 g。因精制双糖可使胃酸分泌增加,且易胀气,供给不宜过多。

4. 供给充足的维生素及矿物元素　充足的维生素及矿物元素可促进溃疡愈合,尤其是维生素 A、维生素 C 和锌。研究发现,溃疡病的形成除幽门螺旋杆菌感染外,与肠道内环境因素也有关,每日食用较多的水果与蔬菜的人比少食用者发生溃疡的概率降低 33%。

5. 减少膳食纤维的摄入　膳食纤维对溃疡面有一定的刺激,不利于溃疡的愈合,故应减少其摄入。

(二)膳食调配

1. 选择营养价值高、细软、清淡易消化的食物,理想的食品有稠粥、面条、馄饨、豆浆、牛奶、鸡蛋、瘦肉、鱼、菜叶等,避免难消化的糯米。牛奶以 500 g/d 左右为宜。

2. 选择易消化吸收的乳融状脂肪,如牛奶、奶油、蛋黄、奶酪等,以及适量植物油。

3. 避免质地坚硬、含膳食纤维多的食物,如过老含筋的肉类、腊肉、蚌肉、油炸猪排、未加工的干豆类及粗粮、芹菜、韭菜、雪菜、竹笋等。可常吃香蕉、蜂蜜、果汁、菜汁、洋粉冻等以起润肠作用。

4. 避免刺激性强的食物及调味品,如咖啡、浓茶、烈酒、浓肉汤、胡椒粉、咖喱粉、芥末、辣椒油等。

5. 禁忌易产酸食物,如地瓜、马铃薯、过甜点心及糖醋食品等;易产气食物,如生葱、生蒜、生萝卜、蒜苗、洋葱等;生冷的食物,如大量冷饮、冷拌菜等。

6. 加工烹调食物时,可选用蒸、煮、氽、软烧、烩、焖等方法,不宜用油煎、干炸、爆炒、滑溜、冷拌、烟熏及腌腊等方法。

7. 少量多餐,定时定量。每天 4~5 餐,每餐量不宜过多。少量多餐可中和胃酸,避免过度扩张胃窦部,减少胃酸对溃疡面的刺激,又可供给足够的营养,有利于溃疡面愈合,对急性消化性溃疡者更为适宜。睡前加餐,对十二指肠溃疡者可减少饥饿性疼痛,有利于睡眠。

8. 膳食调配应随病情发展不断变化,从急性发作期摄食流质逐渐过渡到病情稳定期的软食,一直到恢复后的普食。

9. 除呕血者外,并发出血者一般不禁食。可给予温凉米汤、淡牛奶等能中和胃酸、抑制胃饥饿性收缩、对止血有利的流质食物;并发幽门梗阻者,在幽门梗阻初期经胃肠减压治疗后,症状有所改善，或不完全梗阻者可进清流质，完全梗阻及急性穿孔者应禁食。

（三）食谱举例

消化性溃疡病人病情稳定期食谱举例见表7－1－1。

表7－1－1 消化性溃疡病人病情稳定期少渣软饭食谱举例

全日总热能8 280.6 kJ(1 979.1 kcal)，蛋白质78.7 g，脂肪44.7 g，糖类315.5 g

餐次	进餐时间	饭菜名称	食物/g
第一餐	7:30	大米粥＋包子	粳米50，富强面粉50，瘦肉10
第二餐	11:30	软米饭＋炒虾仁＋小白菜叶粉丝肉丸汤	粳米100，虾仁50，豆油15，小白菜50 干粉丝15，豆油小肉丸30
第三餐	15:30	牛奶＋面包	牛奶200，富强面粉50
第四餐	19:00	软米饭＋番茄鸡蛋汤＋红烧黄鱼＋冬瓜嵌肉	粳米100，鸡蛋50，番茄50，豆油10 青鱼100，肉末20，冬瓜200

二、胃炎病人的营养与膳食

胃炎（gastritis）是指由于各种原因所引起的胃黏膜炎症，常伴有上皮损伤和细胞再生。临床上有急性胃炎和慢性胃炎之分。营养护理的目的是限制对胃黏膜有刺激性的食物，供给机体所需营养素，调节胃功能，促进康复。

（一）急性胃炎

急性胃炎（acute gastritis）是指由多种病因引起的胃黏膜急性炎症。多数起病急，症状轻重不一，主要表现为上腹饱胀、隐痛、恶心、呕吐、食欲减退。食物中毒引起的急性胃炎常于进食后数小时发病，多伴有腹泻、发热，严重者有脱水、酸中毒或休克等。

1. 营养护理原则及膳食调配

（1）去除病因，对症治疗：停用有可能损伤胃黏膜的药物、食物，有剧烈腹痛、大量呕吐及腹泻等症状者可暂时禁食，静脉输液。

（2）补充水分：因呕吐腹泻失水量较多，为达到缓解脱水、加速毒素排泄的目的，可按每小时1次，每次饮用100～150 mL的温开水或低浓度橘汁，或口服补液盐溶液（ORS）的方式进行补液。

（3）根据病情，逐步增加各种营养素的供给量：能进食者，可供给少量清流质饮食，如藕粉、米汤、面汤、蛋清水、新鲜果汁等；逐渐增加牛奶、蒸蛋羹等。禁用生冷、刺激性食品，如醋、辣椒、葱姜蒜、花椒等及兴奋性食品，如浓茶、咖啡、可可等。

（4）病情好转后：可供给易消化及无刺激性的少渣半流质饮食，如鸡蛋、肉松、挂面汤、鱼、粳米等食物；继而用少渣软食。若伴有肠炎、腹泻、腹胀，应减少脂肪量，少用或不用产气食物，如牛奶、豆奶、蔗糖等。

（5）少食多餐：每日5～7餐，每餐宜少于300 mL，尽量减轻胃的负担。

2. 食谱举例　见表7－1－2。

表7－1－2　急性胃炎少渣半流质饮食食谱

全日总热能7 004 kJ(1 674 kcal)，蛋白质61.7 g，脂肪42.6 g，糖类260.9 g

餐次	进餐时间	饭菜名称	食物/g
第一餐	7:00	粥＋酱豆腐	大米100，酱豆腐10
第二餐	9:00	蒸蛋羹	鸡蛋48，植物油3
第三餐	11:30	肉末挂面汤	瘦猪肉85，细挂面100，番茄75，植物油10
第四餐	17:30	肉松粥	大米100，猪肉松20
第五餐	20:30	甜牛奶	牛奶250，糖10

（二）慢性胃炎

慢性胃炎(chronic gastritis)是指各种病因引起的胃黏膜慢性炎症。可分为浅表性、萎缩性和特殊类型三大类，其中以前两类胃炎最常见。其症状的轻重与胃黏膜的病变程度并非一致，缺乏特异性。大多数病人常无症状或有程度不等的消化不良症状，如上腹隐痛、食欲减退，餐后饱胀、反酸等。

1. 营养护理原则及膳食调配

(1) 消除诱发因素：如彻底治疗急性胃炎，戒烟酒，避免对胃黏膜有损害的辛辣、过烫、过咸、油炸、硬质和生冷食物以及对胃黏膜有刺激作用的药物。积极治疗口腔、鼻腔、咽喉的慢性感染。

(2) 增加蛋白质和维生素摄入量：宜选择含蛋白质及维生素丰富的食物，如动物肝、鸡蛋、瘦肉、番茄、茄子、红枣，以及新鲜嫩叶蔬菜等，制成半流质或少渣软饭，保证机体摄入各种营养素，防止贫血和营养不良。

(3) 合理选择产酸性食物：对胃酸过多的病人，应禁食浓肉汤、浓鸡汤及酸性食物，避免胃酸分泌增加，宜进食牛奶、面包、面条、肉泥、菜泥、粥等；对胃酸分泌不足(如萎缩性胃炎)的病人，可供给浓肉汤、浓鱼汤，以及适量的糖醋食物，以刺激胃酸的分泌，帮助消化，增加食欲。

(4) 定时定量，少量多餐：饮食应规律，每日4～5餐，尽量减轻胃部负担，避免暴饮暴食。

2. 食谱举例　见表7－1－3。

表7－1－3　慢性胃炎少渣软饭食谱

全日总热能7 912 kJ(1 891 kcal)，蛋白质86.4 g，脂肪55 g，糖类262.6 g

餐次	进餐时间	饭菜名称	食物/g
第一餐	7:00	粥＋花卷＋煮鸡蛋＋酱豆腐	大米50，富强粉50，鸡蛋48，酱豆腐10
第二餐	9:00	甜豆浆	豆浆300，糖10
第三餐	11:30	米饭＋烩青鱼黄瓜＋番茄汤	大米100，青鱼100，黄瓜120，番茄75，植物油10
第四餐	17:30	肉末挂面汤	瘦猪肉85，细挂面100，青菜100
第五餐	20:30	甜牛奶	牛奶250，糖10

三、腹泻病人的营养与膳食

腹泻(diarrhea)是消化道系统疾病常见的临床症状,指排便次数 > 3 次/d,粪便量 > 200 g/d,粪质含水量 > 85%。其发病基础是胃肠道的分泌、消化、吸收和运动等功能障碍,使消化液分泌量增加,食物不能完全分解,吸收量减少和胃肠蠕动加速等。腹泻可分为急性和慢性两种,腹泻病人的饮食应根据具体病情、病程长短及病人对食物的耐受力予以适当调整。营养护理的目的是预防和纠正水及电解质失调,避免化学性和机械性刺激,保证营养素的需求,缓解病情和促使疾病恢复。

(一) 急性腹泻

急性腹泻(acute diarrhea)多由急性肠道疾病、急性全身性感染、急性中毒以及其他疾病如变态反应疾病等引起,起病急、排便频繁、病程较短,一般在 1 个月内可治愈。

1. 营养护理原则及膳食调配

(1) 急性水泻期应暂禁食,使肠道完全休息,脱水过多应静脉输液以补充水和电解质。

(2) 1~2 天后,可供给清淡流质饮食,如米汤、蛋白液、稀藕粉、胡萝卜汤、苹果泥汤、面汤等。禁用牛奶、蔗糖等产气流质,少食多餐,每日 6~7 餐。

(3) 排便次数减少、症状缓解后,可供给低脂流质或低脂少渣半流质饮食,如鸡蛋汤、白米粥、烂面条、藕粉、面包或馒头,以后可增加肝泥或鸡肉泥等。

(4) 病情好转进入恢复期,可供给低脂少渣软饭,如面条、粥、馒头、瘦肉泥、肉饼蒸蛋等,以减少对肠道的刺激。食物温度不宜过冷,以免刺激肠蠕动。

(5) 大便次数及形状恢复正常之前,不宜用坚硬、含膳食纤维多的蔬菜,如芹菜、韭菜和黄豆芽及生冷瓜果;但可增加新鲜菜汁、果汁,以补充维生素 B_2、维生素 C 和矿物元素等。

(6) 禁食酒类、咖啡、肥肉、冷饮及脂肪多的点心等。

2. 食谱举例　见表 7-1-4。

表 7-1-4　急性腹泻低脂流质食谱

全日总热能 4 477 kJ(1 070 kcal),蛋白质 41 g,脂肪 30 g,糖类 159 g

餐次	进餐时间	饭菜名称	食物/g
第一餐	7:00	米汤冲鸡蛋	大米 25,鸡蛋 40
第二餐	9:00	甜豆浆	豆浆 300,糖 15
第三餐	11:30	果汁冲藕粉	果汁 200,藕粉 20,糖 10
第四餐	15:30	菜汁甩鸡蛋	菜水 300,鸡蛋 40,团粉 10,香油 3
第五餐	19:00	米汤冲炒面	大米 25,面粉 20
第六餐	21:00	甜牛奶	牛奶 300,糖 15

(二) 慢性腹泻

慢性腹泻(chronic diarrhea)可由多种原因引起,如胃肠源性疾病、肝胆疾病、胰腺疾病、胃肠道肿瘤以及全身性疾病等,也可由急性腹泻发展而来,病程较长,往往持续反复发作在一个月以上。

1. 慢性腹泻的营养护理原则

(1) 高热量:慢性腹泻病程长,反复发作,影响食物消化吸收,并造成体内储存的能量消耗,应供给 146.4 ~ 188.3 kJ/(kg·d)[35.0 ~ 45.0 kcal/(kg·d)]热量。

(2) 高蛋白:为补偿由于长期腹泻等原因而导致的营养损耗,改善营养状况,应供给高蛋白饮食,供给量为 1.5 g/(kg·d)或 100 g/d 左右。

(3) 充足的维生素和矿物元素:一是补偿由于腹泻所引起的丢失,二是维生素和矿物元素也有促进其他营养素的代谢作用。

(4) 限制脂肪和膳食纤维:脂肪摄入不宜过多,过多不易消化并加重胃肠负担,刺激胃肠蠕动加重腹泻,每天供给脂肪 40 g 左右。膳食纤维能刺激肠道蠕动,加重腹泻,故应尽可能避免机械性刺激,限制膳食纤维的摄入量。

2. 膳食调配

(1) 选用精制米面:富强粉、精白米,禁用粗杂粮和干豆类,如玉米面、小米、高粱米以及红小豆、绿豆等。

(2) 选用含脂肪少的食物:瘦肉、鱼、鸡、肝、蛋、脱脂牛奶、豆制品等作为提供蛋白质的主要来源,限用肥肉、油酥点心等高脂肪食物,烹调油也应适当限制,以免加重腹泻。

(3) 合理选用水果:当腹泻次数多时,最好不吃或少吃蔬菜和水果,可供给鲜菜汁、鲜果汁或菜泥、果泥等以补充维生素 B_2、维生素 C 的量。

(4) 烹调方法:蒸、煮、氽、烩等为主,禁用油煎炸、爆炒、滑溜等。

(5) 禁忌食物:含膳食纤维多的如韭菜、芹菜、榨菜、瓜果等;坚硬肉类,如腊肉、熏肉等;浓烈调味品,如辣椒、咖喱、芥末、辣椒粉以及酒类。

(6) 少食多餐:因肠道有病变,消化吸收能力差,应采取逐渐加量的补充方法。如增加过快,营养素不能完全吸收,反而加重胃肠道的负担。

3. 食谱举例 见表 7-1-5。

表 7-1-5 慢性腹泻低脂少渣软饭食谱

全日总热能 9 552 kJ(2 283 kcal),蛋白质 100 g,脂肪 47 g,糖类 365 g

餐次	进餐时间	饭菜名称	食物/g
第一餐	7:00	粥 + 花卷 + 蒸蛋羹 + 酱豆腐	大米 50,富强粉 50,鸡蛋 40,香油 3,酱豆腐 10
第二餐	9:00	甜豆浆 + 饼干	豆浆 300,糖 15,饼干 25
第三餐	11:30	软米饭 + 牛肉烩冬瓜 + 蛋汤	大米 150,牛肉 75,冬瓜 150,鸡蛋 40,团粉 10
第四餐	17:30	猪肝末面片汤	猪肝 50,面粉 100,青菜 200
第五餐	20:30	甜牛奶 + 饼干	牛奶 300,糖 15,饼干 25

四、便秘病人的营养与膳食

便秘(constipation)是一种常见的临床症状,指大便次数减少,且干燥难解。一般两天以上无排便，提示存在便秘。此外，有无便秘应根据个人排便习惯和排便有无困难等做出判断。便秘的类型不同，营养护理的要求也不同，目的是针对病因采取措施，给予适当的膳食，促进排便，解除病人的痛苦。

（一）痉挛性便秘

常用泻剂，吸烟过多，摄入过多粗糙食物、调味品，饮用浓茶、咖啡和酒等，引起自主神经功能亢进，使肠壁痉挛，肠腔狭窄，大便不通而引起便秘。

1. 营养护理原则

（1）限制膳食纤维，减轻肠道刺激。

（2）适当增加脂肪，但不宜过多，全日膳食总脂肪量控制在 100 g 以内。

（3）无禁忌者，多饮水，一日可饮 1 500～2 000 mL，使肠内保持足够的水分。

2. 膳食调配

（1）少量多餐，先进食低渣半流质食物，禁食蔬菜和水果，后改为低渣软食。

（2）选用适量的花生油、香油或葵花籽油等，以达到润肠通便的功能。

（3）选用菜汁、果汁及蜂蜜水等保持肠内粪便湿润，以利通便。

（4）进食琼脂类制品，琼脂粉（洋粉）在肠内易吸收水分，可使粪便软滑，体积增加，有利于排泄。

（5）禁食产气食物，禁用烈酒、浓茶、咖啡、辣椒、咖喱等刺激性食物。

3. 食谱举例　见表 7－1－6。

表 7－1－6　痉挛性便秘少渣半流饮食食谱

全日总热能 8 794.8 kJ（2 102.0 kcal），蛋白质 71.2 g，脂肪 59.3 g，糖类 320.9 g

餐次	进餐时间	饭菜名称	食物/g
第一餐	7:00	大米粥＋烤干馒头片＋煮蛋羹＋酱豆腐	粳米 50，富强粉 50，白皮鸡蛋 48，酱豆腐 10
第二餐	11:30	肥瘦猪肉＋嫩小白菜馅馄饨	肥瘦猪肉 75，嫩小白菜 50，花生油 5，富强粉 100
第三餐	15:30	冲藕粉	藕粉 30，白糖 10
第四餐	17:30	鸡胸脯＋去皮番茄＋煮细挂面	鸡胸脯 75，番茄 75，标粉 100，花生油 10
第五餐	20:30	甜牛奶＋烤干馒头片	鲜牛奶 250，白糖 15，富强粉 25

（二）梗阻性便秘

因肠粘连、肿瘤或先天性疾病等阻塞肠腔，使肠内容物运行受阻而引起的便秘为梗阻性便秘。其营养护理原则及膳食调配如下。

1. 若为器质性病变引起，如直肠癌、结肠癌等，应先治疗疾病，去除病因。

2. 若为不完全性梗阻，可考虑供给清流质饮食。仅限于提供部分能量、摄入食物残渣少的饮食。

3. 以胃肠外营养作为供给热能的主要方式。

（三）无力性便秘

无力性便秘也称膳食性便秘，由于膳食中长期缺乏膳食纤维、适量脂肪及维生素 B_1 或因食欲差、进食量少、饮水不足，对肠黏膜形成的机械性或化学性刺激不足而引起便秘。也可因多次妊娠、肥胖、年老体弱、久病及营养不良等导致肌肉松弛而引起便秘。此外，长期坐位工作缺乏活动、滥用药物等均可导致便秘。

1. 营养护理原则

（1）高膳食纤维：膳食纤维可吸收水分，增加粪便容积，刺激胃肠蠕动，增强排便能力。

（2）高脂肪：脂肪可润肠，且分解产物脂肪酸有刺激肠蠕动作用。每天脂肪总量可达 100 g。

（3）丰富的 B 族维生素：尤其维生素 B_1 可促进消化液分泌，维持和促进肠蠕动，有利于排便。

（4）多饮水：每日清晨空腹饮 1～2 杯温热淡盐水，一日饮 1 500～2 000 mL 水，使肠内保持足够软化粪便的水分，以利粪便排出。

2. 膳食调配

（1）多选用粗粮、新鲜蔬菜、带皮水果等。

（2）选用花生、芝麻、核桃及花生油、芝麻油、豆油等增加脂肪量，食用炖、煮油腻食物，但不宜食油煎、炸、烙、烤的食物。

（3）多食用含 B 族维生素丰富的食物，如粗粮、酵母、坚果、豆类及其制品等。

（4）多食易产气的、润肠通便的食物如洋葱、萝卜、蒜苗、果酱、琼脂及其制品、银耳羹等食物。

（5）禁忌烟酒、辛辣及不利通便的食物，如辣椒、姜、生柿子、糯米、山药、芡实等食物。

3. 食谱举例　见表 7－1－7。

表 7－1－7　无力性便秘高脂肪、高膳食纤维普食食谱

全日总热能 10 301 kJ(2 462 kcal)，蛋白质 81.4 g，脂肪 88.2 g，糖类 335.6 g

餐次	进餐时间	饭菜名称	食物/g
第一餐	7:00	粥＋窝头＋煮鸡蛋＋拌白菜心	小米 25，黄玉米粉 50，黄豆粉 25，糖 10，鸡蛋 40，白菜心 100，香油 2
第二餐	9:00	番茄	番茄 100
第三餐	11:30	米饭＋猪肉炒芹菜＋小白菜虾皮汤	大米 150，猪肉 100，芹菜 200，小白菜 50，干虾皮 5，植物油 10
第四餐	15:30	香蕉	香蕉 100
第五餐	17:30	烙饼＋白萝卜烧牛肉＋拌黄瓜	标粉 150，瘦牛肉 50，白萝卜 150，黄瓜 100，植物油 23

第二节 肝、胆、胰疾病的营养与膳食

肝、胆囊、胰腺是维持人体生命的重要消化器官,这些器官发生病变,必然扰乱人体的新陈代谢,影响营养素的储存、分解、代谢与利用。根据病情合理安排病人的膳食,在控制病情的发生、发展及其预防并发症等方面有重要的意义。

一、肝疾病病人的营养与膳食

肝是人体功能最多最复杂的器官,也是参与营养物质代谢及促进毒素排泄的重要脏器之一。当肝受到毒素的侵害、病毒的感染或营养不良时,可使肝细胞遭受损害,导致肝功能障碍和肝疾病的发生。一旦肝功能受损,可出现人体物质代谢和能量代谢的紊乱,同时又可促使肝疾病恶化和某种营养缺乏病的发生。在肝疾病的防治措施中,营养护理是一项重要的干预措施。

(一)病毒性肝炎病人的营养与膳食

病毒性肝炎(viral hepatitis)是由肝炎病毒引起的常见传染病,主要病变为肝细胞变性坏死及肝间质性炎性浸润。临床上主要表现为乏力、食欲减退、恶心、呕吐、肝大及肝功能损害,部分病人可有黄疸和发热。目前对病毒性肝炎并无特殊的治疗方法,以休息、营养及支持疗法为主。营养护理的目的是支持肝功能与调整肝的修复能力,防止肝发生永久性、弥漫性病变,促进肝功能的恢复。

1. 营养护理原则

(1) 足够的热能:足够的热能对肝细胞的再生和功能恢复有利,它既可节省体内蛋白质的消耗,又可保证有足够的热能修复损伤的肝细胞。但是过分强调高热能会增加肝负担,加重代谢障碍,引起肥胖,甚至诱发脂肪肝。因此热能的供给应根据病人的体重、病情、活动情况做适当的调整,尽量保持能量平衡,维持理想体重。一般认为卧床病人能量应控制在 84～105 kJ/(kg・d)[20～25 kcal/(kg・d)],从事轻度和中度活动者则控制在 126～146 kJ/(kg・d)[30～35 kcal/(kg・d)]和 146～167 kJ/(kg・d)[35～40 kcal/(kg・d)]为宜。

(2) 适度的高糖类:适当增加糖类可增加肝糖原储存和节省蛋白质,维持肝细胞的活性,增强肝细胞对毒物的抵抗力,从而有利于维持肝功能及保护肝。过度摄入糖类,尤其是葡萄糖、果糖和蔗糖,可引起高血脂和肥胖,还会影响食欲及其他营养素的摄取,增加胃肠胀气,加重病情,不利肝功能恢复。因此,糖类的摄入应以谷类为主,供给 300～400 g/d(占总能量的 60%～70%)为宜。

(3) 足量的优质蛋白质:供给足量优质蛋白可维持机体氮平衡,提高酶活力,改善机体免疫功能,增加肝糖原储存,使肝细胞脂肪浸润消失,有利于受损肝细胞的修复与再生,恢复肝功能。蛋白质摄入量应以 1.5～2.0 g/(kg・d)(占总能量的 15%左右)为宜,并应注意供给产氨较低的优质蛋白质。如有其他合并症,蛋白质供给量需做相应的调整。

(4) 适量的脂肪:脂肪过多延长胃排空时间,肝炎病人也厌油腻,但植物油可提供必需脂肪酸,增加食物的美味,促进脂溶性维生素的吸收。所以脂肪的供给以病人能耐受,又不影响食欲为度，一般脂肪的摄入量以占每日总能量的20%~25%，即50~60 g/d为宜。

（5）丰富的维生素：肝炎影响多种维生素的吸收和利用。增加维生素的供给，有利于肝细胞的修复，增强解毒功能，提高机体免疫力，对于改善症状有重要作用。因此，应供给丰富的多种维生素，必要时额外补充。

（6）根据病情与病人饮食习惯安排膳食：肝炎早期或重病者，病人食欲减退、消化功能低下，不宜强调高营养，以给予清淡易消化的流质或半流质为宜。黄疸后2~5周，一般待食欲好转再行饮食治疗。

2. 膳食调配

（1）选择产氨低的优质蛋白质食物，如脱脂奶类、禽类、鱼类、大豆及其制品、莲子等。

（2）选择富含维生素的食物，如蔬菜、水果、豆类、鱼、虾、鸡、乳类或乳制品等。除了这些含维生素丰富的食物外，也可口服多种维生素制剂。

（3）如有腹胀，少用产气食物，忌油煎、油炸及辛辣刺激性食物，限制肉汤、鸡汤等含氮浸出物高的食品。

（4）每天4~5餐，每餐食量不宜太多，严禁暴饮暴食及饮酒。

（5）合理加工烹调，宜采用蒸、煮等烹饪方法，增进食物色、香、味、形，使食品易于消化吸收，并促进食欲。

3. 食谱举例 见表7-2-1。

表7-2-1 病毒性肝炎普食食谱

全日总热能9 489 kJ(2 268 kcal)，蛋白质85.3 g，脂肪57.7 g，糖类351.9 g

餐次	进餐时间	饭菜名称	食物/g
第一餐	7:00	粥+花卷+蒸蛋羹+拌胡萝卜丝	大米50，标粉50，鸡蛋70，胡萝卜100
第二餐	9:00	橘子	橘子100
第三餐	11:30	米饭+肉丝炒白菜豆腐丝+冬瓜汤	大米150，瘦猪肉50，白菜150，豆腐丝25，冬瓜50，植物油10
第四餐	15:30	香蕉	香蕉100
第五餐	17:30	粥+花卷+肝尖炒笋丝	小米50，标粉100，猪肝100，莴笋100，植物油10

（二）肝硬化病人的营养与膳食

肝硬化(cirrhosis of liver)是由一种或多种病因长期或反复损害肝，以肝组织弥漫性纤维化、假小叶和再生结节形成为特征的慢性肝病。常见的病因有病毒性肝炎、营养不良、代谢障碍、慢性酒精中毒、化学毒物或药物中毒等。病理变化主要是肝细胞广泛变性、坏死、再生，纤维组织增生，使肝循环发生障碍，肝实质细胞减少，以致引起肝功能衰退和门脉高压为主的症状。营养护理的目的就是提供足够的营养物质，促进肝功能的恢复，改善肝硬化的症状，阻止肝硬化的进一步发展。

1. 营养护理原则

（1）充足的热能：充足的热能有利于改善肝硬化病人的营养状态，供给量以104.6~

125.5 kJ/(kg·d)[25.0~30.0 kcal/(kg·d)]为宜。

（2）高蛋白：高蛋白可改善病人的肝功能及营养状况，尤其血浆蛋白过低伴有水肿和腹水的病人。蛋白质的供给量应以病人能耐受、保持正氮平衡、不引起肝性脑病并促进肝细胞再生为准，每日可供给100~120 g。如果饮食中含高生物价蛋白质较多，供给量可适当减少，但不低于1 g/(kg·d)。肝功能衰竭、肝性脑病倾向、血氨偏高时，蛋白质量应减少，甚至暂时禁用蛋白质。

（3）适量的脂肪：肝硬化病人肝功能衰退，胆汁合成及分泌减少，有明显的脂肪吸收和代谢异常。过多供给脂肪，容易使脂肪在肝内沉积，阻止肝糖原的合成，加重肝功能损伤，供给过少，又影响食欲，故脂肪不宜限制过严，以40~50 g/d为宜。对于胆汁淤积的肝硬化病人，应予以低脂肪、低胆固醇膳食。

（4）充足的糖类：充足的糖类可使肝储备充足的糖原，防止毒素对肝细胞损害，有利于肝功能的恢复，纠正由于肝功能不良引起的低血糖，供给以300~450 g/d为宜。对主食摄入量少者可适量补充一些甜食和蜂蜜，或辅以静脉输入或口服葡萄糖等。

（5）丰富的维生素：充足的维生素C和大量叶酸可以增强肝细胞抵抗力及促进肝细胞再生，维生素B_2、维生素B_{12}、叶酸有利于治疗肝硬化造成的贫血，应注意补充。对患有眼干燥症、夜盲症的病人，要补充维生素A；对凝血时间延长及出血者要及时补充维生素K。

（6）适当的矿物元素和水：肝硬化病人血清锌水平降低、镁离子缺乏、铁不足，应注意补充。对肝硬化伴有腹水者，应当限制钠盐和水的摄入。轻度腹水者采用低盐饮食，每日食盐供给不超过3 g；有严重水肿时，采用无盐饮食，或低钠饮食，钠限制在500 mg/d内，液体量限制在1 000 mL/d左右。

（7）适量可溶性膳食纤维：适量可溶性膳食纤维有利胆通便作用，尤其肝硬化伴有便秘的病人需要补充。

2. 膳食调配

（1）选用新鲜、无变质，不加食品添加剂的食物及无农药残留的蔬菜和水果。

（2）选用含锌、镁、铁多的食物，如瘦肉、鱼类、牡蛎、绿叶蔬菜、豌豆、肝肾、乳制品等。

（3）可选择果胶、海藻胶、豆胶制成果酱、点心等。

（4）食物应少刺激性、不产气，忌用带有鱼骨、鸡骨的菜肴及坚硬粗糙的食品，如油炸食品、硬果类食品。

（5）注意烹调与调味，供给易于消化吸收、细软味美的食物。

（6）合并食道静脉曲张者，应采用流质或半流质。上消化道出血者应禁食。

（7）严禁饮酒。

（8）少量多餐，一日三餐外，可增加两餐点心。

3. 食谱举例　见表7-2-2。

（三）肝性脑病病人的营养与膳食

肝性脑病又称肝昏迷（hepatic coma），是由严重肝病引起的，以代谢紊乱为基础，中枢神经系统功能失调的综合征，其主要临床表现为意识障碍、行为失常和昏迷。营养护理的目的是减少体内代谢产生的有毒物质，减轻或消除肝昏迷的症状。

表 7-2-2 肝硬化低脂肪、高蛋白质软饭食谱

全日总热能 9 999.8 kJ(2 390.0 kcal),蛋白质 103.8 g,脂肪 52 g,糖类 376.9 g

餐次	进餐时间	饭菜名称	食物/g
第一餐	7:00	粥+花卷+蒸蛋羹+拌黄瓜	大米 50,标粉 50,鸡蛋 70,黄瓜 100
第二餐	9:00	甜牛奶	牛奶 250,糖 10
第三餐	11:30	米饭+牛肉炖马铃薯+番茄蛋汤	大米 150,牛肉 100,马铃薯 150,番茄 100,鸡蛋 35
第四餐	15:30	香蕉	香蕉 100
第五餐	17:30	粥+千层饼+肝尖溜黄瓜+冬瓜汤	小米 50,标粉 100,猪肝 50,黄瓜 100,冬瓜 50

1. 营养护理原则

(1) 一定量的热能:一定量的热能可以满足脑组织代谢的需要,避免发生低血糖,减少体内组织蛋白质的分解,增强肝细胞对毒素的抵抗力,促进肝功能的恢复,对保肝,解毒,恢复和改善中枢神经系统的功能具有良好作用。病人有昏迷先兆时,可供给 5 021~6 694 kJ/d(1 200~1 600 kcal/d)的热能;病人复苏后,能量可提高至 6 270~8 360 kJ/d(1 500~2 000 kcal/d)。

(2) 低蛋白质:肝性脑病病人蛋白质的供给量应该严格加以限制,以减少氨的体外来源。其限制量要依病人病情轻重而定,昏迷病人严禁蛋白质,但不能禁用过久;病人复苏后,可供给蛋白质 20~30 g/d;以后可视病情变化、病人对蛋白质的耐受程度,逐步提高供给量,直至 50 g/d。各种氨基酸产生氨的能力不同,蛋氨酸、甘氨酸、丝氨酸、苏氨酸、组氨酸、赖氨酸及谷氨酰胺、门冬酰胺等在体内产氨较多,严重肝病病人食用过量可诱发肝昏迷;而精氨酸、谷氨酸、色氨酸、天门冬氨酸产氨最少,选择蛋白质时应加以注意。

(3) 高糖类:肝性脑病病人的热能主要靠糖类来提供,对能进食的病人必须给高糖类饮食,占总能量的 70%~75%。

(4) 适量的脂肪:脂肪不可过高,以免增加肝负担,以 1 g/(kg·d)、不超过全日总热能的 30% 为宜,对昏迷的病人要慎用脂肪。

(5) 全面补充维生素:肝性脑病病人摄入量少,吸收利用不良,营养丢失过多。大量注射葡萄糖增加了对维生素的需要,因此必须全面补充维生素。

(6) 维持水、矿物元素的平衡:低蛋白饮食时,常常会出现钙、铁的缺乏;大量注射葡萄糖和过分利尿,又易导致低血钾,应注意及时给以补充。对水盐的要求,视有无腹水和水肿而定。伴有腹水或水肿者,予低盐或无盐饮食,并需要限制液体,可用计划内的果汁代替饮水。

(7) 适量可溶性膳食纤维:便秘对肝功能衰竭者,尤其是有侧支循环或消化道出血者十分不利。可溶性膳食纤维有利胆通便作用,可适当补充。

2. 膳食调配

(1) 选用优质、产氨少、含支链氨基酸高的蛋白质食物:植物蛋白质产氨少,质量差;动物蛋白质质量高,产氨能力强,特别是肉类产氨最多,其次是蛋类,最少的是奶类。因此,应充分利用动植物蛋白质的互补作用,既提高蛋白质的营养价值,又尽可能减少体内氨的产生。

(2) 选用加工精细的粮食及适量可溶性的膳食纤维如果胶、藻胶及豆胶制成的各种美味食品。

(3) 在低蛋白的情况下,可选用麦淀粉、葡萄糖、果酱、果冻、果汁等以满足机体对热能的需要。

(4) 肝昏迷不能进食且无食道静脉曲张者,可用胃管供给营养素或行胃肠外营养。

(5) 必要时,可通过口服、静脉补给一些维生素和矿物元素。

相关链接

肝性脑病与支链氨基酸

肝性脑病的发病与体内支链氨基酸与芳香氨基酸比降低相关。支链氨基酸可抑制假性神经递质的形成,改善肝性脑病;其主要在肌组织中代谢,适当补充可减少肌蛋白和内脏蛋白的分解,促进蛋白合成,纠正负氮平衡。肝硬化病人长期进食含支链氨基酸的食物更能提高血清白蛋白水平,减少并发症发生率。但研究发现:支链氨基酸有助于改善意识状态,但未明确提高生存率。因此,支链氨基酸仅可用于临时药物性纠正氨基酸失衡,不能作为肠外营养的氮来源。长期营养支持仍需补充复方氨基酸。

摘自:李莹,毛一雷,卢欣.慢性肝病的营养支持[J].中华临床营养杂志,2011,19(3):135-138.

3. 食谱举例 见表7-2-3。

表7-2-3 肝性脑病低蛋白质、低脂食少渣半流质食谱

全日总热能6 987 kJ(1 670 kcal),蛋白质29.6 g,脂肪30.3 g,糖类320.1 g

餐次	进餐时间	饭菜名称	食物/g
第一餐	7:00	牛奶+馒头+苹果酱	鲜牛奶220,白糖10,富强粉50,苹果酱15
第二餐	9:00	番茄	去皮番茄100,白糖10
第三餐	11:30	大米粥+馒头+炒黄瓜片	粳米50,富强粉50,黄瓜100,豆油10
第四餐	15:30	藕粉糊+甜面包	藕粉20,白糖15,富强粉50
第五餐	17:30	煮挂面+豆腐干丝炒马铃薯丝	细挂面100,豆腐干丝50,马铃薯丝50,豆油10

二、胆结石和胆囊炎病人的营养与膳食

胆道疾病中最常见的是胆结石和胆囊炎。胆结石(gall stone)是指胆囊内或胆管内发生的结石,引起结石的原因主要有胆道感染、类脂质代谢障碍、胆汁淤积和饮食因素等。胆囊炎常由于胆囊内结石引起,或继发于胆管结石和胆道蛔虫等疾病,两者关系密切,往往互为因果。尽管病因很多,但膳食营养因素与本病的发生、发展和防治有着密切的关系。营养护理的目的是通过控制脂肪的摄入量,减轻或解除病人的疼痛,预防结石的发生。

(一) 营养护理原则

1. 充足的热能 充足的热能方能保证病人的生理需要,但应防止热能过多,一般供给7 531~8 368 kJ/d(1 800~2 000 kcal/d),肥胖病人应限制热量减轻体重。

2. 适宜的蛋白质 对慢性胆囊炎病人,为了增进食欲、促使胆囊收缩、利于胆囊的排空,应适当增加膳食中蛋白质比例。蛋白质的供给以1~1.2 g/(kg·d)为宜,但应注意避免摄入

蛋白质的同时摄入过量的胆固醇。

3. 限制脂肪　脂肪促使病变胆囊收缩，会引起剧烈疼痛，严重者应禁食脂肪。手术前后限制在 20~30 g/d，病情好转或静止期，为了调节饮食，促进食欲，可适当增加脂肪达 40~50 g/d。烹调植物油脂既能供给必需脂肪酸，又有助于胆汁排泄，但应均匀分布于三餐饮食中，避免在一餐中食用过多的脂肪。同时注意限制胆固醇量在 300 mg/d 内，甚至 200 mg/d 内，以减轻胆固醇代谢障碍，防止结石形成。

4. 适量的糖类　糖类易于消化、吸收，且对胆囊的刺激较小，适量的糖类可增加糖原的储备，节省蛋白质和维护肝功能，但过量可引起腹胀，以 300~500 g/d 为宜，并且适当限制单、双糖的摄入。

5. 丰富的维生素和矿物元素　供给丰富的维生素和缺乏的矿物元素，如补充 B 族维生素、维生素 C、维生素 K 及钙、铁、钾等矿物元素，尤其是维生素 K 对内脏平滑肌有解痉镇痛作用，对胆道疾患的恢复有利。

6. 高膳食纤维和水　膳食纤维既有利胆作用，又能刺激肠道蠕动，有利于通便，促使肠内有害物质尽快排出，防止胆囊炎发作。但高膳食纤维不适用于胆囊炎发作期。多饮水，可稀释胆汁，促使胆汁排出，减少形成胆石的机会。

（二）膳食调配

1. 多选用绿叶蔬菜、新鲜水果、粗粮及番茄、木耳等含维生素、矿物元素、膳食纤维丰富的食物。
2. 禁用或少用含胆固醇高的食物，如肥肉、蛋黄、鱼子、脑、肝、肾等。
3. 食物应清淡、少渣、易消化，忌用油煎、油炸及产气食物，如牛奶、洋葱、蒜苗、萝卜、黄豆等。
4. 禁忌刺激性的食物和强烈调味品，如辣椒、咖喱、芥末、咖啡等和酒类。
5. 发作期病人一般可给高糖类流质饮食，严重者应禁食，静脉补液及供给营养素；病情逐渐缓解后，给以半流质饮食、软饭等。
6. 少量多餐。

（三）食谱举例　胆结石、胆囊炎病人食谱举例见表 7-2-4。

表 7-2-4　胆结石、胆囊炎病人低脂肪软饭食谱

全日总热能 7 941 kJ(1 898 kcal)，蛋白质 64.7 g，脂肪 39.2 g，糖类 321.6 g

餐次	进餐时间	饭菜名称	食物/g
第一餐	7:00	粥+花卷+酱豆腐	大米 50，富强粉 50，酱豆腐 15
第二餐	9:00	番茄汁	番茄 100，饼干 25
第三餐	11:30	软米饭+溜鱼片黄瓜+冬瓜粉丝汤	大米 100，鲈鱼 100，黄瓜 150，冬瓜 150，干粉丝 25，植物油 5
第四餐	17:30	粥+蜂糕+肉末豆腐	大米 50，富强粉 50，糖 10，瘦猪肉 50，豆腐 100，植物油 5
第五餐	20:30	冲藕粉	藕粉 25，糖 10

三、胰腺疾病病人的营养与膳食

胰腺是具有内外分泌功能的重要器官，胰腺发生病变时，干扰了胰腺的分泌功能，影响了肠道营养素的消化和吸收，导致病人营养失调。胰腺常见的病变有急性胰腺炎和慢性胰腺炎。

（一）急性胰腺炎

急性胰腺炎(acute pancreatitis)是常见的急腹症之一，是多种病因导致胰酶在胰腺内被激活后引起胰腺组织自身消化、水肿、出血甚至坏死的炎症反应，分急性水肿型和急性出血坏死型。营养护理的目的是消除诱因，抑制胰液分泌，缓解疼痛，减轻胰腺负担，促进胰腺恢复。急性出血坏死型胰腺炎，目前主张先采用肠外营养，逐步过渡到肠内营养，所需营养成分、比例根据病情的严重程度进行调整。急性水肿型胰腺炎的营养护理及膳食调配有如下几方面。

1. 营养护理原则

（1）充足的热能：急性胰腺炎发作时，病人因剧烈疼痛多不能进食，再加呕吐、发烧等要消耗很多热能，因此，保证病人足够热能，对疾病治疗和恢复有重要意义。

（2）适量的蛋白质：蛋白质是修复胰腺损害的必需营养物质，但供给要适量，急性期应加以限制，以免加重胰腺的负担。

（3）极低的脂肪：严格限制脂肪的摄入，可减轻胰腺负担，缓解疼痛，有利于胰腺恢复。在急性发作期应禁食脂肪，病愈后仍需在相当长时间内限制脂肪，供给 30 g/d 左右为宜。

（4）较高的糖类：急性胰腺炎病人热能的主要来源是糖类。因此，一般应给予高糖类饮食，以满足病人对热能的需求。

（5）丰富的维生素：给予丰富的多种维生素，尤其是维生素 C 有利于促使胰腺功能的恢复。

2. 膳食调配

（1）急性胰腺炎发作初期禁食禁水，可采用胃肠外营养，预防和纠正全身营养代谢异常。

（2）3～5 天后，血淀粉酶降至正常时，可给予完全不含脂肪的高糖类流质饮食，如果汁、果冻、藕粉、杏仁茶、浓米汤、菜汁、枣汁、绿豆汤等食物。

（3）病情稳定后，可改为低脂半流质饮食。禁食肉汤、鱼汤、奶类、豆浆、蛋黄等含脂肪多的食物。

（4）避免暴饮暴食、禁止饮酒及辛辣刺激性食物。

（5）少食多餐，以每日 5～6 餐、每次 1～2 种食物为宜。

3. 食谱举例　见表 7－2－5。

表 7－2－5　急性胰腺炎清淡流质食谱

全日总热能 4 264 kJ(1 019 kcal)，蛋白质 22.8 g，脂肪 1.8 g，糖类 228 g

餐次	进餐时间	饭菜名称	食物/g
第一餐	7:00	浓米汤、橘子汁	大米 50，橘子 100，糖 10
第二餐	9:00	甜藕粉	藕粉 25，糖 10

续表

餐次	进餐时间	饭菜名称	食物/g
第三餐	11:30	脱脂奶	脱脂奶粉 25,糖 15
第四餐	15:30	杏仁茶	杏仁粉 25,糖 10
第五餐	18:00	冲米粉、番茄汁	米粉 20,蕃茄 100,糖 20
第六餐	21:00	蜂蜜蛋白水	蛋白 50,蜂蜜 50

(二) 慢性胰腺炎

慢性胰腺炎(chronic pancreatitis)是由于各种原因造成胰腺局部的、节段性或弥漫性的慢性进展性炎症,导致胰腺组织和(或)胰腺功能不可逆的损害。营养护理的目的是消除疾病诱因,缓解疼痛,改善营养状况,避免复发。慢性胰腺炎急性发作阶段营养护理与急性水肿型胰腺炎相同,静止期护理及膳食调配如下。

1. 营养护理原则

(1) 充足的热能:慢性胰腺炎病人常处于低营养状态,足够的热能可补偿体内高分解代谢的消耗和增加抗病能力。一般需供给 10 460 kJ/d(2 500 kcal/d)左右的热能。

(2) 充足的优质蛋白质:每日可供给 100 g 左右的蛋白质,其中优质蛋白质约占半数。

(3) 限制脂肪的摄入:开始时严格限制脂肪,供给 20 g/d 左右,然后过渡到 30 ~ 40 g/d。病情好转,病人能耐受时,可增至 40 ~ 50 g/d。

(4) 充足的糖类:糖类是病人的主要能量来源,给予充足的糖类可以满足其能量的需求。如并发糖尿病时,按糖尿病的膳食处理。

(5) 充足的维生素及矿物元素:由于疾病的影响,病人体内维生素及矿物元素有不同程度的缺乏,尤其是脂溶性维生素和维生素 B_{12}、维生素 C 及叶酸、钙、铁等需及时补充,以保证营养素的供给,满足机体需要。

2. 膳食调配

(1) 选用蛋白质生物价高、脂肪含量低的食物,如鱼、虾、肾、心、鸡肉、兔肉、瘦牛肉、蛋清以及豆腐、豆浆等。需要时给予胰酶制剂以减轻胰腺负担,阻止病情发展或恶化。

(2) 多用易于消化吸收的糖类,如蔗糖、蜂蜜、藕粉、杏仁茶、果汁、果冻、粉丝、粉皮以及栗子、莲子、素面片、挂面、面包、少油的饼干等。

(3) 忌用生冷、易胀气、不易消化以及刺激胃液分泌的食物,如鸡汤、鱼汤、蘑菇鲜汤、咖啡、咖喱、辣椒粉、胡椒、芥末、苤蓝、萝卜、洋葱、韭菜等。

(4) 采用蒸、煮、氽、熬、拌、烩等烹调方法,长期避免食用油饼、油条、炸鸡等油炸食品,肥肉、奶油点心等脂肪丰富的食物。

(5) 少食多餐,规律进食,每日 4 ~ 5 餐,以使胆汁分泌均匀。切忌暴饮暴食。

(6) 严禁饮酒。

3. 食谱举例 见表 7 - 2 - 6。

表 7-2-6 慢性胰腺炎高糖类、低脂半流质食谱

全日总热能 8 146 kJ(1 947 kcal),蛋白质 71.5 g,脂肪 40.2 g,糖类 324.9 g

餐次	进餐时间	饭菜名称	食物/g
第一餐	7:00	大米粥+馒头+乳腐	粳米 50,富强粉 50,乳腐 10
第二餐	9:00	冲藕粉	藕粉 30,糖 10
第三餐	11:30	米饭+清蒸鳊鱼+炒嫩黄瓜+番茄蛋花汤	粳米 100,鳊鱼 100,黄瓜 100,豆油 10,番茄 170,鸡蛋 50
第四餐	17:30	冲麦乳精	麦乳精 25
第五餐	20:30	菜肉馄饨	青菜 100,瘦猪肉 75,富强粉馄饨皮 150

第三节 心血管疾病的营养与膳食

心血管疾病是严重威胁人类健康的疾病,据世界卫生组织预测,至2020年,非传染性疾病将占我国死亡原因的79%,其中心血管疾病占首位。其发病除了遗传、年龄、肥胖、缺少运动、精神紧张、吸烟等危险因素外,营养与膳食因素极为重要。营养素参与了心血管系统中许多重要的生理生化过程,营养缺乏或过剩均可使心血管系统正常的结构和功能受到破坏,从而导致心血管疾患。合理的膳食已成为防治这些疾病的重要措施之一。

一、冠心病病人的营养与膳食

冠心病(coronary heart disease)是冠状动脉粥样硬化使血管腔狭窄或阻塞,或(和)因冠状动脉功能性改变(痉挛)导致心肌缺血缺氧或坏死而引起的心脏病。冠心病是影响人民健康和长寿的主要疾病之一,其发病率和死亡率有逐年上升的趋势,现已位居我国死亡原因的前三位。营养护理的目的是通过合理调整膳食中的营养素,来阻止冠心病的进一步发展,降低死亡率,延长寿命。

(一)营养护理原则

1. 控制总热能 热能的摄入应根据病人的年龄、性别、标准体重和劳动强度而定,不能过高,以保持标准体重为度。对合并肥胖或超重、高血压、高血糖或高胆固醇血症者应减少每日的总热能,力求使体重接近或达到标准体重。在发生急性心肌梗死时,热能应控制在 4 184 kJ/d (1 000 kcal/d)以内,同时限钠补镁。

2. 限制脂肪、胆固醇及反式脂肪酸 脂肪摄入量以占总热能的20%~25%,胆固醇摄入量小于300 mg/d为宜。研究证明,膳食脂肪的"质"比"量"对血脂水平的影响更为重要,食用大量饱和脂肪酸,可增加肝合成胆固醇的速度,提高血胆固醇浓度;反式脂肪酸致动脉粥样硬化的作用比饱和脂肪酸更强。建议膳食中饱和脂肪酸所提供的热能不超过总热能的10%,饱和脂肪酸(S)、多不饱和脂肪酸(P)及单不饱和脂肪酸(M)的比例最好为1:1:1;反式脂肪酸

不超过总能量的1%。

3. 供给适量的蛋白质 蛋白质是维持心脏功能必需的营养物质,能够增强抵抗力,但摄入过多的蛋白质对冠心病不利,供给以0.8~1 g/(kg·d)为宜。因动物蛋白质含蛋氨酸较多,而蛋氨酸是合成胆固醇所必需,故主张植物性蛋白质应占总蛋白摄入量50%以上。

4. 糖类比例要适当 除合并某些特殊类型的高脂蛋白血症病人外,由糖类所提供的热能应占总热能的60%~65%。单糖及双糖比淀粉更容易转化为三酰甘油,应适当控制,尤其是高脂血症和肥胖者更应注意。

5. 供给充足的维生素和矿物元素 充足的维生素和矿物元素的供应可改善心肌供血,减轻或防止动脉粥样硬化。尤其是B族维生素、维生素C、维生素E及钾、钙、镁、铁、锌、铜、碘等矿物元素。但应限制钠盐的摄入。

（二）膳食调配

1. 多食用粗粮、新鲜蔬菜、水果,用大豆及其豆制品代替部分肉类。
2. 多用鱼类、禽类、奶类,少用肉类和蛋类,以植物油替代动物脂肪。
3. 膳食应清淡,尽量减少咸食,少进单糖和双糖做的甜食。
4. 适当进食一些保护性食物,如蘑菇、木耳、洋葱、大蒜、紫花苜蓿、海带、紫菜、牛奶等,这些食物对于降低血胆固醇、降低血黏度均有一定作用。
5. 适量饮淡茶。茶叶具有降低血清胆固醇和三酰甘油含量以及抗氧化作用,可以经常适量饮用。
6. 少量多餐,定时定量,晚餐不宜吃得过饱,切忌暴饮暴食。
7. 少用氢化植物油脂,以减少反式脂肪酸摄入量。
8. 禁烟酒。

（三）食谱举例

冠心病病人普食食谱举例见表7-3-1。

表7-3-1 冠心病病人普食食谱举例

全日总热能7 933 kJ(1 896 kcal),蛋白质66.7 g,脂肪48.7 g,糖类297.8 g

餐次	进餐时间	饭菜名称	食物/g
第一餐	7:00	牛奶+花卷+煮黄豆	牛奶250,标粉50,黄豆10
第二餐	9:00	橘子	橘子100
第三餐	11:30	米饭+牛肉炖马铃薯胡萝卜+小油菜汤	大米125,牛肉50,马铃薯100,胡萝卜10,小油菜50
第四餐	17:30	粥+两面蜂糕+瘦肉炒扁豆	小米25,标粉50,黄玉米粉50,糖10,瘦肉50,扁豆200,植物油10

相关链接

钼(Mo)与心血管系统

钼广泛存在于人体磷脂内,在心肌、动脉壁及神经组织髓鞘中特别丰富,是维持心肌能量代谢和动脉壁弹性的必要因素。研究表明,钼缺乏可使心肌细胞供能、供氧不足,收缩机能减弱,及时适量补充可使细胞簇收缩好转,接近正常,促进心肌细胞簇自发收缩加强。此外,钼还能增加洋地黄类药物的生物学及治疗作用。含钼丰富的食物有:牛肉、牛肾、羊肉、豆类、牛奶等。

摘自:王佳炜,王训,程楠.微量元素钼的代谢与人体健康[J],中华临床营养杂志,2013,21(4):241-245.

二、原发性高血压病人的营养与膳食

原发性高血压(primary hypertension)是以体循环动脉血压升高为主要临床表现的综合征。按WHO标准,18岁以上成年人收缩压≥18.7 kPa(140 mmHg)和(或)舒张压≥12.0 kPa(90 mmHg)即可诊断为高血压。高血压是多种心脑血管疾病的一个主要危险因素,其发病与环境因素特别是营养因素关系密切。营养护理的目的是通过调整膳食营养素,限制食盐和酒精的摄入,维持标准体重,恢复血压正常,减少并发症的发生。

(一)营养护理原则

1. 限制热能,控制体重　肥胖是高血压患病的重要因素,控制体重对于血压的影响与抗高血压药物相当。体重减轻10%,即可使血压显著降低。建议热能摄入量应控制在105~126 kJ/(kg·d)[25~30 kcal/(kg·d)]。

2. 比例适当的三大产热营养素　蛋白质的摄入以满足生理需要为度,脂肪的摄入不宜过高。三大产热营养素的比例以蛋白质占总热能的15%~20%,脂肪20%~25%,糖类55%~65%为宜,胆固醇<300 mg/d,多不饱和脂肪酸与饱和脂肪酸的比例(P/S)≥1。

3. 减少膳食脂肪,补充适量优质蛋白质　有流行病学资料显示,即使不减少膳食中的钠和不减体重,如能将膳食脂肪控制在占总能量的25%以下,P/S比值维持在1,连续40 d可使收缩压和舒张压下降12%。鱼类特别是海产鱼所含不饱和脂肪酸有降低血脂和防血栓的作用,故可大力提倡。

4. 限制钠盐摄入　据研究,健康成人每天钠的需要量仅为200 mg(相当于0.5 g食盐)。而我国居民食盐的摄入量平均在15 g/d左右,这是我国高血压病发病率较高的主要原因。近年发现,中度限制钠盐(4~6 g/d)可使血压水平降低,还能增强降压药的作用。对高血压病人,应从实际出发,根据不同病情给予不同程度的限制,对大多数高血压病人,建议食盐的摄入量为2~5 g/d;对从事高温、重体力劳动者可适当放宽要求。

5. 适当增加钾、钙和镁　钾、钙能对抗钠的不利影响,改善心肌收缩力,增强血管弹性,镁可舒张血管有降压作用,同时因利尿剂的使用可使病人镁排泄增多,因此,应提高高血压病人钾、钙和镁的摄入,最好使钠钾比例达1∶1。

6. 丰富的维生素　维生素可改善心脏功能和血液循环,尤其是维生素C和B族维生素,必要时可补充。

（二）膳食调配

1. 多选高钾、高钙的食物，如马铃薯、芋头、番茄、紫菜、茄子、莴笋、冬瓜、红枣、香蕉、葡萄、柑橘、西瓜等；多选含镁丰富的，如桂圆、干鲜豆类、绿叶菜、香菇等食物。

2. 选择鱼类、奶类、瘦肉、鸡、豆类及其制品作为蛋白质的来源。

3. 选择大豆油、花生油、芝麻油、玉米油等植物油进行烹调，限用动物脂肪。

4. 多食有降压作用的食物，如芹菜、萝卜、番茄、黄瓜、荸荠、木耳、海带、香蕉等，以及降脂的山楂、大蒜、香菇、黑木耳、银耳等。

5. 禁忌所有过咸食物尤其腌制品，如咸鱼、腊肉、酱菜、蛤贝类、虾米、皮蛋，含钠高的绿叶蔬菜。

6. 多喝硬水，饮淡茶、禁烟酒。硬水尤其矿泉水含有益的矿物元素相对较多；茶叶含有利尿的物质，对降低血压有利，且茶叶含有一定量的维生素和微量元素，可适当饮用，但不宜饮浓茶；酒有扩张血管和增加高密度脂蛋白（HDL）的作用，但过量的酒将使血中三酰甘油增高，肝脂肪变性，因此，应限制酒量及饮烈性酒。

7. 禁忌咖啡以及辛辣等刺激性食品。

8. 少量多餐，每天以 4 ~ 5 餐为宜，避免过饱。

（三）食谱举例

原发性高血压病人普食食谱举例见表 7 – 3 – 2。

表 7 – 3 – 2　原发性高血压病人普食食谱举例

全日总热能 7 176 kJ（1 715 kcal），蛋白质 66 g，脂肪 43 g，糖类 266 g

餐次	进餐时间	饭菜名称	食物/g
第一餐	7:00	豆浆 200 mL + 小米粥 + 面包	豆浆 200，糖 10，小米 25，富强面粉 50
第二餐	9:00	苹果	苹果 150
第三餐	11:30	米饭 + 清蒸鱼 + 炒油菜	大米 100，草鱼 100，油菜 150，豆油 10
第四餐	17:30	米饭 + 瘦猪肉末 + 烩豆腐 + 拌番茄	大米 100，瘦猪肉 25，豆腐 125，番茄 100，豆油 10
第五餐	20:30	鸭梨	鸭梨 125

（高欢玲）

第四节　肾疾病的营养与膳食

肾是人体的主要排泄器官之一。体内的各种代谢产物、剩余的水分和电解质以及某些有害物质大部分都由肾排出。它对调节和维持人体水、电解质、酸碱平衡等人体的内环境稳定起主要作用。肾疾病与营养因素关系密切，合理的营养支持对于预防或减缓肾疾病的发生非常重要。

一、急性肾小球肾炎病人的营养与膳食

急性肾小球肾炎(acute glomerulonephriti,AGN)简称急性肾炎,是以急性肾炎综合征为主要临床表现的一组疾病,临床以血尿、蛋白尿、水肿、高血压和少尿等症状和体征为主要特点。该病起病较急,预后较好,大部分病人可在半年内恢复,但如不及时治疗可以演变为慢性肾小球肾炎及肾衰竭,严重者甚至可致死亡。急性肾小球肾炎营养护理的主要目的在于减轻肾负担,减轻或消除临床症状,预防并发症的发生。

(一)营养护理原则

1. 低蛋白质　蛋白质的摄入量应根据具体情况而定。血尿素氮升高的话,蛋白质不超过0.6~0.8 g/(kg·d),其中优质蛋白质应占60%。当病人尿量增多至每日1 000 mL以上时,可逐渐增加膳食中蛋白质的量,但不要超过0.8 g/(kg·d)。

2. 限制钠盐和水分　急性肾炎病人由于肾小球滤过率降低,肾小管的重吸收正常,从而使钠和水在体内潴留,导致水肿、高血压和少尿,而少尿将影响钾的正常排泄,临床上常发生高钾血症和高钠血症。应采用低盐、无盐或少钠膳食。待病情好转,水肿消退后,再逐渐增加食盐量。每日摄入水量由尿排出量多少而定,一般除补充前一日排尿量外,再摄入500 mL。若病人少尿,每日液体摄入量应限制在500~800 mL。

3. 限制钾的摄入　处于少尿或无尿状态时,应严格控制钾的摄入,限制含钾丰富的食物。

4. 适宜的能量供给　急性肾炎的治疗是以休息、药物和营养治疗相结合,严重者以卧床休息为主。所以,每日摄入能量不宜过高,每日6 276~8 368 kJ(1 500~2 000 kcal)或105~126 kJ/(kg·d)[25~30 kcal/(kg·d)]。糖类和脂肪为主要来源,脂肪含量不能过高,宜采用不饱和脂肪酸的油脂类,以免加重消化道负担。

5. 充足的维生素　供给充足的维生素,以满足机体的需要,尤其应多摄入含维生素C丰富的蔬菜和水果。

(二)膳食调配

1. 病情较轻、肾功能正常者,不需限制蛋白质的摄入,但宜多选用蔬菜、水果、奶类等食品。

2. 若出现肾功能障碍,应尽量增加奶、蛋、瘦肉等优质蛋白质供给;采用麦淀粉以减少非优质蛋白质的摄入。

3. 在采用限制钠盐的膳食中,应避免含钠高的食品如发酵粉、碱制馒头、点心等,禁用酱制、盐渍、腌制等食品。

4. 避免使用含钾丰富的食品,如鲜蘑、香菇、红枣、贝类、豆类及橘子、鲜橙等。

5. 宜选用消肿利尿食物,如赤豆、茯苓、冬瓜、鲫鱼等。

6. 限制香料、刺激性食物及调味品,如胡椒、蒜、辣椒等。

（三）食谱举例

急性肾小球肾炎病人食谱举例见表7－4－1。

表7－4－1　急性肾小球肾炎病人食谱举例

全日热能6 757 kJ(1 615 kcal)，蛋白质41 g，脂肪32 g，糖类289 g

餐次	进餐时间	饭菜名称	食物/g
第一餐	7:00	稀饭＋糖包	大米50，富强粉50，糖10
第二餐	11:30	米饭＋红烧茄子＋糖拌番茄	大米100，茄子250，番茄200，白糖25，植物油10
第三餐	14:30	苹果	苹果100
第四餐	17:30	馒头＋菠菜鸡蛋汤	馒头100，菠菜50，鸡蛋50，植物油5

二、慢性肾小球肾炎病人的营养与膳食

慢性肾小球肾炎（chronic glomerulonephritis）简称慢性肾炎，是一组起病方式不同，病情迁延，病变缓慢进展，蛋白尿、血尿、水肿及高血压为基本临床表现，并有不同程度的肾衰竭，最终发展为慢性肾衰竭的肾小球病。营养护理的主要目的是尽可能保留残余肾功能，减轻或消除症状；增强机体抵抗力，预防感染；减少发作诱因，防止病情恶化。

（一）营养护理原则

由于慢性肾炎的分型多，临床表现错综复杂，营养护理应主要依据病人的肾功能水平来确定营养素的供给。对于肾功能损害不严重的轻型病人，膳食限制不必太严格，但应密切关注病人的病情变化，以便随时调整营养支持方案。

1. 适量的蛋白质　持久大量蛋白尿，使血浆蛋白质浓度降低。病人常伴有营养不良，一般呈负氮平衡。如出现少尿，蛋白质代谢产物不能顺利排出，从而在体内蓄积，引发肾功能损害。摄入量应根据肾功能损害的程度来确定。

（1）病程短、病情轻、无肾功能损害者：膳食中蛋白质不必严格限制，以＜1.0 g/(kg・d)为宜，其中优质蛋白质占1/2～2/3。

（2）病程长，伴有蛋白尿或低蛋白血症，但肾功能正常者：蛋白质摄入量应相应增加，以1.0 g/(kg・d)加上尿蛋白丢失量。

（3）肾功能减退，出现氮质血症者：蛋白质摄入量应控制在0.5 g/(kg・d)。

2. 限制钠盐摄入　根据病情及水肿程度采用低盐或无盐饮食，有水肿和高血压者应限制钠盐的摄入，每天2～3 g为宜。水肿严重者，每天食盐摄入量应在2 g以下，或采用无盐饮食。同时定期检查血钠、血钾水平，防止低钠血症和低钾血症的发生。

3. 供给充足的能量　供给能量以维持正常体重为原则。成年病人能量供给为126～146 kJ/(kg・d)[30～35 kcal/(kg・d)]。

4. 控制液体量　若水肿明显或出现高血压者，每日液体摄入量一般不超过1 000 mL。

5. 充足的维生素和矿物元素　保证维生素和矿物元素的供给，以满足机体所需。当出现

高血钾时，慎重选择蔬菜和水果。

（二）膳食调配

1. 在蛋白质允许量范围内，各种食物均可选用：由于高糖食物在体内氧化燃烧后产生二氧化碳和水，不会增加肾负担，宜多选用淀粉类、藕粉、山药、蜂蜜、食用糖等。

2. 多食新鲜蔬菜和水果：应多选择含 B 族维生素、维生素 C、钙、铁丰富的绿色蔬菜、酸性水果等，如西蓝花、木耳、番茄、胡萝卜、猕猴桃等。

3. 依据病情限制富含钾、钠的食物：限制食盐用量及腌制品，如需限制钾应避免选用含钾高的食物，如豆制品、橘子等。

4. 多食滋补益肾的食物：如赤豆、红枣、桂圆、蜂蜜等。

5. 限用油煎、油炸和过于油腻的食品，戒烟、禁酒及含酒精饮料，禁用辛辣刺激性的食品和调味品。

（三）食谱举例

慢性肾炎病人低蛋白食谱举例见表 7－4－2。

表 7－4－2 慢性肾炎病人低蛋白食谱举例

全日热能 8 494 kJ(2 030 kcal)，蛋白质 60.7 g，脂肪 61.4 g，糖类 308.7 g

餐次	进餐时间	饭菜名称	食物/g
第一餐	7:00	米粥加糖＋花卷	大米 50，白糖 15，面粉 50，豆油 5
第二餐	9:00	牛乳加糖	牛乳 220，白糖 20
第三餐	11:30	米饭＋炒茭白	大米 100，猪瘦肉 75，茭白 150，豆油 10，盐 1
第四餐	14:30	苹果	苹果 150
第五餐	17:30	米饭＋炖鱼	大米 100，青鱼 100，青菜 150，豆油 10，盐 1

三、肾病综合征病人的营养与膳食

肾病综合征(nephrotic syndrome，NS)是由多种病因或疾病引起的肾小球毛细血管滤过膜严重损伤所致的一组临床综合征。大量蛋白尿、低蛋白血症、水肿和高脂血症为其主要临床表现，多见于幼儿及少年儿童，分为原发性和继发性两大类。营养护理的目的是补偿丢失的蛋白质，减轻水肿；防止高胆固醇血症及三酰甘油的升高；纠正水、电解质紊乱。

（一）营养护理原则

1. 合理的蛋白质供给　进食高蛋白饮食虽可提高血浆蛋白水平，改善氮平衡，但同时也可能增加肾小球的高滤过，加重蛋白尿，加速肾小球硬化的进程。患病初期肾功能尚好时可供给高蛋白膳食，以弥补尿蛋白的丢失。根据丢失量确定供给量，为 1.5～2.0 g/(kg·d)；或每日供给蛋白质 1.0 g/(kg·d)，再加上尿蛋白丢失量。同时，优质蛋白质应占蛋白质总量的2/3以上，以防或纠正血浆蛋白低下、贫血及营养不良性水肿。

2. 充足的能量　能量供给一般为126～146 kJ/(kg·d)[30～35 kcal/(kg·d)]。

3. 限制钠盐　一般控制在3～5 g/d,水肿明显者应根据血总蛋白量和血钠水平进行调整。

4. 适量脂肪　脂肪的供给应占总能量的30%以下,应限制胆固醇和饱和脂肪酸摄入量,增加多不饱和脂肪酸和单不饱和脂肪酸的摄入量。

5. 控制液体量　若水肿明显,应限制进水量。进水量=前一日尿量+500 mL。

6. 适宜的矿物元素和丰富的维生素　大多数肾病综合征病人均伴有不同程度的矿物元素、水以及维生素D代谢紊乱。这与大量蛋白尿导致钙、铁等排泄增加有关,同时也与机体的利用率降低有关。需注意补充维生素D、维生素C、铁、钙等丰富的食物。

7. 增加膳食纤维　增加膳食纤维,尤其是可溶性膳食纤维,以起到降脂和防止酸中毒的作用。

(二)膳食调配

1. 肾病综合征病人常伴有胃肠道黏膜水肿及腹水,影响消化吸收,因此应选用易消化、清淡、半流质饮食。

2. 各种米面、蛋类、畜禽瘦肉、蔬菜和水果以及各种植物油等均可食用。

3. 尽可能选择鱼、蛋、肉、奶等高生物价优质蛋白质。

4. 尽量选择富含维生素、钙、铁的食物,如绿叶蔬菜、牛奶、芝麻酱等。

5. 由于限钠,膳食口味清淡,可能影响食欲,故可适量加糖或醋进行调味。

6. 可选用具有消肿和滋养功效的中医药膳,如鲤鱼煨大蒜、黑鱼冬瓜汤、黄芪炖母鸡等。

7. 忌用或少用咸菜、泡菜、咸蛋、松花蛋等含钠较高的食品或腌制品,辣椒、芥末、胡椒等刺激性食品或调味品,富含饱和脂肪酸的动物油。

(三)食谱举例

肾病综合征病人食谱举例见表7-4-3。

表7-4-3　肾病综合征病人食谱举例

全日热能10 648 kJ(2 545 kcal),蛋白质98.4 g,脂肪62.5 g,糖类397.3 g

餐次	进餐时间	饭菜名称	食物/g
第一餐	7:00	米粥+馒头+煮鸡蛋	大米50,面粉50,煮鸡蛋55
第二餐	9:00	牛乳加糖	牛乳220,白糖20
第三餐	11:30	米饭+炖牛肉+炒卷心菜+猪肉鸡毛菜	大米150,瘦牛肉100,酱油5 mL,卷心菜150,鸡毛菜76,瘦猪肉25,豆油10
第四餐	14:30	牛乳加糖	牛乳220,白糖20
第五餐	17:30	米饭+鸡肉炖冬瓜	大米150,鸡肉100,冬瓜200,豆油10,盐1

四、急性肾损伤病人的营养与膳食

急性肾损伤(acute kidney injury,AKI)以往称为急性肾衰竭(acute renal failure,ARF),是由多种病因引起的肾功能快速下降而出现的临床综合征。临床主要表现为肾小球滤过率明显降低所致的进行性氮质血症，以及肾小管重吸收和排泄功能低下所致的水、电解质和酸碱平衡失调。根据临床表现和病程可以分为三期：起始期、维持期（少尿期）和恢复期。起始期尚未发生明显的肾实质损伤，在此阶段AKI是可预防的；在少尿期，病情危急，容易出现水肿、高血压、氮质血症、代谢性酸中毒及电解质紊乱，严重者可以出现心力衰竭和尿毒症。急性肾损伤营养护理的目的是调节水、电解质平衡，改善氮质潴留，尽可能地供给足够的营养素。

（一）营养护理原则

1. 少尿期　病情充满多变的关键时期，膳食护理需谨慎。

（1）充足的能量：由于能量摄入严重不足和机体在应激状态下的高分解代谢，使病人的能量代谢处于负平衡状态。充足的能量可以提高蛋白质的利用率，防止或降低体内脂肪及蛋白质的分解，减少负氮平衡。一般能量维持在4 184 ~ 6 276 kJ/d(1 000 ~ 1 500 kcal/d)。

（2）严格限制蛋白质：采用高生物价低蛋白饮食，每日可摄入蛋白质15 ~ 20 g/d。若少尿期持续时间较长，丢失蛋白质较多时，除补充高生物价低蛋白饮食外尚可酌情选用要素饮食。

（3）低钾、低钠，并严格限制液体入量：少尿期由于排尿量异常，机体所处的高分解状态和摄入量的不足可导致严重的矿物元素代谢紊乱。此期宜采取低钠、限钾，以免因外源性钾增多加重高钾血症。液体入量一般限制在500 ~ 800 mL/d，并根据尿量及时调整。

（4）充足的维生素：注意维生素的补充，有利于增强自身抵抗力。

2. 恢复期　早期营养治疗的原则与少尿期相同。当病情有了转机，尿量增加，血尿素氮下降，食欲好转，可以适当增加营养加速机体修复，并根据肾功能恢复情况随时调整膳食内容。

（1）能量供给应充足：每日能量可增至2 000 ~ 3 000 kcal。

（2）蛋白质适量限制：逐渐增加生物价高的蛋白质食品，蛋白质可由0.5 g/(kg.d)逐渐增加至0.8 ~ 1.0 g/(kg.d)，优质蛋白质占30% ~ 50%。

（3）钠、钾的供给：钠、钾摄入量应根据病人血、尿中钠、钾的含量及水肿、高血压情况而定，因多尿期体内钾随尿排出较多，应注意适当补充钾盐。

（4）液体摄入量：液体摄入量主要取决于前一日的尿量，并根据尿量的增加及时调整液体摄入量。尿量恢复正常后，入液量可达1 500 ~ 2 000 mL/d。

（二）膳食调配

1. 可以选择果汁、糖、乳类，配以麦淀粉的面条、饼干等来提供能量。

2. 限量使用蛋类、奶类和瘦肉等优质蛋白质食物等。

3. 血钾升高者，可以选择冬瓜、丝瓜、藕粉、西蓝花等低钾食物。

4. 可多选用藕粉、淀粉、蔗糖、粉丝、山药、桂圆、红枣等。少尿期应以葡萄糖、蔗糖等纯糖流质为主。

5. 食物烹饪用植物油为准。

6. 忌用或少用葱、蒜、辣椒、芥末、胡椒、酒、咖啡等辛辣刺激性食物，少用动物内脏、脑以及油煎、油炸食品等高脂肪食物，限制钠盐与酱油的使用。

（三）食谱举例

急性肾损伤恢复期病人低盐低蛋白食谱举例见表 7－4－4。

表 7－4－4 急性肾损伤恢复期病人低盐低蛋白食谱举例

全日热能 8 276 kJ(1 978 kcal)，蛋白质 27 g，脂肪 65.2 g，糖类 320.7 g

餐次	进餐时间	饭菜名称	食物/g
第一餐	7:00	牛乳＋蒸饼	牛乳 250，麦淀粉 50
第二餐	9:00	苹果	苹果 150
第三餐	11:30	米粥＋蒸饼＋番茄炒鸡蛋＋冬瓜粉丝汤	大米 25，麦淀粉 100，番茄 200，鸡蛋 55，冬瓜 200，干粉丝 20
第四餐	14:30	鸭梨	鸭梨 100
第五餐	17:30	麦淀粉蒸饺	麦淀粉 100，西葫芦 200，瘦猪肉 25，豆油 50，酱油 4 mL

五、慢性肾衰竭病人的营养与膳食

慢性肾衰竭(chronic renal failure，CRF)是指慢性肾脏病引起的肾小球滤过率下降及与此相关的代谢紊乱和临床症状组成的综合征。因出现高氮质血症与酸中毒，临床表现为疲倦、乏力、厌食、恶心、呕吐、头痛、嗜睡、抽搐、瘙痒、出血倾向等。按照肾功能损害的程度，临床可以分为肾功能不全代偿期、肾功能不全失代偿期、尿毒症早期和尿毒症晚期。营养护理的目的是尽量纠正体内各种氨基酸比例失调现象，改善负氮平衡，纠正电解质紊乱，维持病人的营养需要，增强抗病能力，避免多器官损害，缓解病情，延长寿命。

（一）营养护理原则

1. 充足的能量　总能量的摄入最好根据体重给予，一般每日能量维持在 126～146 kJ/kg (30～35 kcal/kg)。60 岁以上的病人，建议给 126 kJ/(kg·d)[30 kcal/(kg·d)]，消瘦或肥胖病人可酌情予以加减。

2. 限制蛋白质的摄入　根据病人的肾功能水平和肾小球滤过率(GFR)调整蛋白质摄入量。一般肾功能不全代偿期为 0.7～0.8 g/(kg·d)，肾功能不全失代偿期为 0.6～0.7 g/(kg·d)，尿毒症期为 0.5 g/(kg·d)，尿毒症晚期为 0.3～0.4 g/(kg·d)。

3. 注意液体摄入量　当尿量趋于正常时，不必限制水的摄入量；少尿时，病人每日摄入的液体量应为前一天的液体排出量加上 500 mL。当出现水肿或心衰时，应该严格限制各种水分的摄入。

4. 低盐、低钾　无明显水肿和高血压，不必严格限制食盐；有水肿和高血压时应低盐；严重的水肿和高血压时，应无盐或少钠。病人出现少尿时或合并高血钾时，应限制钾盐的摄入。

5. 充足的维生素　慢性肾衰竭病人由于进食减少，容易出现水溶性维生素缺乏。但维生素 C 不可过量，因为维生素 C 可能增加血中草酸盐浓度，导致草酸盐在软组织内沉积，加重肾功能损害。所以对于维生素 C 的补充以充足为宜。

（二）膳食调配

1. 尽可能减少豆类、豆制品及硬果类等的摄入，因其缺乏蛋氨酸，且含较多非必需氨基酸而加重肾的负担。为提高必需氨基酸的供给，可以增加含高生物价优质蛋白质的动物性食物，如鸡蛋、瘦肉和牛奶等。

2. 选用高能量、低蛋白质的食品，如麦淀粉、藕粉、凉粉、粉丝、马铃薯、白薯、山药、芋头、南瓜等。适量选用米、面、蜂蜜、蔗糖、鸡蛋、牛奶、鱼、虾、畜禽瘦肉等。摄入低蛋白饮食过程中，如果病人出现葡萄糖耐量降低，血糖轻度上升时，可以将一天的进食量分为多次进食。

3. 根据血钾的情况选择蔬菜和水果的种类与数量。伴有高血钾的病人应禁用香蕉、黄豆、水果干等含钾丰富的食品。

4. 低钠饮食病人应忌食腌制及高钠食物，如咸菜、松花蛋、紫菜、方便面、罐头、蜜饯、奶油、色拉酱等。

5. 忌食动物油脂及刺激性食物，如辣椒、咖喱、芥末等。

（三）食谱举例

慢性肾衰竭病人食谱举例见表 7－4－5。

表 7－4－5　慢性肾衰竭病人食谱举例

全日热能 8 343 kJ(1 994 kcal)，蛋白质 40 g，脂肪 46 g，糖类 355 g

餐次	进餐时间	饭菜名称	食物/g
第一餐	7:00	牛乳＋糖包＋煮鸡蛋	牛乳 250 mL，玉米淀粉 40，富强粉 10，白糖 25，鸡蛋 40
第二餐	9:00	冲藕粉＋白糖	藕粉 40，白糖 15
第三餐	11:30	水饺＋煮红薯＋拌黄瓜	瘦猪肉 30，圆白菜 100，玉米淀粉 50，富强粉 20，红薯 100，黄瓜 200，烹调油 15
第四餐	14:30	西瓜	西瓜 300
第五餐	17:30	包子＋冬瓜汤	玉米淀粉 60，富强粉 20，瘦猪肉 30，大白菜 150，冬瓜 150，粉丝 20，烹调油 15

第五节　代谢疾病的营养与膳食

代谢疾病在当今已成为流行病，其中糖尿病、肥胖症、痛风等与糖类、蛋白质、脂肪等营养素代谢有密切关系。在临床上仅重视药物治疗而忽视饮食治疗，往往不会有良好的治疗效果。

一、糖尿病病人的营养与膳食

糖尿病（diabetes mellitus，DM）是严重影响人民健康和生命的常见病，是一组由于胰岛素分泌不足和(或)作用缺陷,引起糖类、脂肪、蛋白质等代谢紊乱,而以长期高血糖为主要表现的综合征。临床表现为糖耐量低下、高血糖、糖尿,以及多尿、多饮、多尿食、消瘦乏力(即三多一少),久病可发生眼、肾、心脏等重要器官及神经、皮肤等组织的并发症。糖尿病临床治疗为宣教、药物、饮食、运动、监测即所谓“五驾马车”并驾齐驱的综合治疗。其中营养治疗是基础治疗措施,除特殊情况暂时中断外,必须长期坚持。营养护理的目的是保护胰岛功能,帮助病人达到并保持较好的代谢控制,以改善血糖、尿糖和血脂水平达到或接近正常,减少急、慢性并发症的发生,维持或达到理想体重。

(一)营养护理原则

1. 控制总热能　能量供给应根据病人的标准体重、生理条件、劳动强度、工作性质以及有无并发症来确定。对于正常体重的糖尿病病人,能量摄入以维持或略低于理想体重为宜。肥胖者应减少能量摄入,使体重逐渐下降至理想体重 ±5% 的范围以配合治疗。儿童、孕妇、乳母、营养不良及消瘦者、伴消耗性疾病而体重低于标准体重者,能量摄入量可适当增加10%~20%,以适合病人的生理需要和适当增加体重。

理想体重公式应用于成年人,一般以此来衡量实际测量的体重是否在适宜范围。常用计算公式如下。

理想体重(kg)=身高(cm)-100(Broca 公式)

理想体重(kg)=身高(cm)-105(Broca 改良公式)

理想体重(kg)=[身高(cm)-100]×0.9(平田公式)

实际体重在理想体重 ±10% 为正常范围,±(10%~20%)为超重或瘦弱。±20% 以上为肥胖或极瘦弱。

2. 适量的糖类　当过高的糖类摄入,体内分泌胰岛素异常,出现高血糖。过低的糖类摄入,使人体处于饥饿状态,不能理想地控制血糖,有时动用体内蛋白质和脂肪,体内酮体产生增多导致酮血症。所以,合理控制糖类是治疗糖尿病的关键,一般认为糖类摄入量应占总能量的50%~60% 为宜。食物中糖类的组成不同,餐后血糖升高的快慢及幅度也不同,其影响程度可用血糖生成指数(glycemic index,GI)来衡量。GI 是指摄入某种食物餐后 2 h 血浆葡萄糖曲线下总面积与等量葡萄糖餐后 2 h 血浆葡萄糖曲线下总面积的比值。一般情况下,低 GI 的食物对血糖升高的反应小,可有效控制餐后胰岛素和血糖异常,有利于血糖浓度保持恒定。

3. 控制脂肪和胆固醇摄入　为防止和延缓糖尿病的心脑血管并发症,脂肪摄入量应适当限制,尤其是饱和脂肪酸不宜过多。一般膳食脂肪占总能量 20%~25%,最高不应超过 30%。烹调用油及食品中所含的脂肪均应计算在内,饱和脂肪酸占总能量应少于 10%;胆固醇摄入量应少于 300 mg/d,合并高脂血症者,应低于 200 mg/d。

4. 适量的蛋白质　糖尿病因体内糖原异生旺盛,蛋白质消耗大,要合理补充。要注意肾功能,并发糖尿病肾病时应注意蛋白质的摄入要适量。

糖尿病病人应保证蛋白质的摄入量,占总能量的 10%~20%,其中 1/3 应来自优质蛋白质。成年人可摄入 1.2~1.5 g/(kg·d),儿童、孕妇、乳母及营养不良者可达 1.5~2.0 g/(kg·d)。若伴有肾功能不全时,应限制蛋白质摄入量,根据肾功能损害程度而定,一般为 0.5~0.8 g/(kg·d)。

5. 限制脂肪　糖尿病体内脂肪分解加速，脂肪代谢紊乱。为防止和延缓心脑血管并发症，必须适当限制脂肪的摄入。

6. 充足的维生素　糖尿病病人因能量及主食和水果摄入量受限制，且体内物质代谢相对旺盛，较易发生维生素缺乏，继而引起各种并发症。与糖尿病关系最密切的是B族维生素，其次是维生素C和维生素A。

7. 适量的矿物元素　可维持体内电解质平衡，防止或纠正电解质紊乱，尤其是铬、锌、钙尤为重要。因此，应保证矿物元素的供给量满足机体的需要，适当增加钾、镁、钙、铬、锌等元素的供给。但应限制钠盐摄入，以防止和减轻高血压、高脂血症、动脉硬化和肾功能不全等并发症。

8. 膳食纤维　糖尿病病人每日的膳食纤维摄入量以20～35 g为宜。

（二）膳食调配

1. 选择GI低的食物。粗杂粮食物如莜麦、燕麦、荞麦、玉米、黑米、混合面、玉米面粥，干豆类及其制品如绿豆、蚕豆、扁豆、四季豆等，乳类及其制品如牛奶、酸奶、奶粉等，薯类如马铃薯、粉条、藕粉等，蔬菜类如西红柿、黄瓜等，水果类如桃、梨、苹果、杏、樱桃、柑橘、猕猴桃、柚子等。根据血糖情况酌情摄取。

2. 应适当食用优质蛋白质，如乳、蛋、瘦肉、鱼、虾、豆类及其制品等。为保证供给的蛋白质质量，要求动物性蛋白质占总蛋白质的1/3以上。

3. 多吃新鲜的深颜色的叶、茎菜类，如菠菜、油菜、芹菜以及冬瓜、黄瓜、番茄等，在疾病控制好的情况下可以吃一些水果，如梨、苹果等。

4. 忌用或少用单糖食物，如白糖、红糖、甜点心、蜜饯、雪糕、甜饮料等；富含饱和脂肪酸与胆固醇的食物：如牛油、猪油、奶油及动物内脏、蟹黄、鱼子等；过甜的水果：含果糖和葡萄糖高的水果应限量，如食用应相应减少主食摄入量。

5. 白酒是纯热能食物，故少饮为宜。

6. 餐次安排要合理。对于不用胰岛素治疗的2型糖尿病病人，一日供应三餐；对用胰岛素或口服降糖药，易出现低血糖者，应适当增加餐次至4～6次。每餐都应含有糖类、脂肪和蛋白质，以利于减缓葡萄糖的吸收。

相关链接

血糖指数对血糖的影响

一般而言，血糖指数越低的食物对血糖的升高反应越小，但是食物中糖类的含量并不是影响血糖指数的唯一因素，进食速度、食物中水溶性膳食纤维和脂肪的含量，胃排空速度、胃肠道的消化功能、膳食中食物的种类及食物中是否有阻碍消化吸收的因子等，都会影响食物的血糖指数。

近年的一些实验显示，一些单（双）糖，如果糖、蔗糖的血糖指数并不显著高于面包、米饭、马铃薯等复合糖类，因此，美国糖尿病协会（ADA，1994年）提出的建议认为，糖类的总摄入量远远重于其供应形式，治疗膳食的设计应个性化、多元化，既要根据病人的健康状况和食物的血糖指数，又要顾及饮食习惯，使病人更易于配合，从而达到治疗糖尿病的目的。

摘自：焦广宇，蒋卓勤. 临床营养学. 第3版. 北京：人民卫生出版社，2010：268.

（三）糖尿病病人的膳食计算与计划

1. 能量计算　根据病人的身高、体重，求出理想体重。再结合其体型、体力活动强度，查表确定能量系数，最后计算全日膳食总能量。全日膳食总能量 = 理想体重 × 能量系数。举例：某病人，男，55岁，身高175 cm，体重85 kg，轻体力劳动者。平时一日三餐，食量一般，每日饮牛乳一盒（250 mg），蔬菜500 g，目前血糖、尿糖偏高，血脂正常，无高血压和并发症，采用单纯膳食治疗。根据病人的体型和理想体重，可估计每日理想能量供给量（表7－5－1）。

表7－5－1　成年糖尿病病人每日能量推荐摄入量/[kcal/(kg·d)]

体型	卧床	轻体力劳动	中等体力劳动	重体力劳动
消瘦	25～30	35	40	45～50
正常	20～25	30	35	40
肥胖	15	20～25	30	35

注：1 kcal = 4.184 kJ。

（1）求出理想体重：理想体重 = 身高 − 105 = 175 − 105 = 70（kg）

（2）体型评价：病人实际测量体重超过理想体重的20%为肥胖。理想体重70 kg，实际体重85 kg，超重21%。

（3）计算全日总能量：查表7－5－1，轻体力劳动肥胖者能量系数为92 kJ/(kg·d)[22 kcal/(kg·d)]。70 kg × 92 kJ/(kg·d) = 6 440 kJ/d。

2. 确定糖类、蛋白质、脂肪供给量　根据病人病情轻重以及是否合并其他疾病等具体情况确定糖类、蛋白质、脂肪供给量（表7－5－2）。

表7－5－2　糖尿病膳食分型

分型	糖类/%	蛋白质/%	脂肪/%
轻型糖尿病	60	16	24
血糖、尿糖均高	55	18	27
合并高胆固醇	60	18	22
合并高三酰甘油	50	20	30
合并肾功能不全	66	8	26
合并高血压	56	26	18
合并多种并发症	58	24	18

注：焦广宇，蒋卓勤. 临床营养学. 第3版. 北京：人民卫生出版社，2010：270.

本例病人血糖和尿糖偏高，血脂正常，无高血压和并发症。查表膳食分型，糖类、蛋白质和脂肪供能分别占总能量的55%、18%、27%。

糖类：[6 443 kJ(1 540 kcal)]×55%÷[16.7 kJ/g(4.0 kcal/g)]=212 g

蛋白质：[6 443 kJ(1 540 kcal)]×18%÷[16.7 kJ/g(4.0 kcal/g)]=69 g

脂肪：[6 443 kJ(1 540 kcal)]×27%÷[37.7 kJ/g(9.0 kcal/g)]=46 g

该病人每天需要糖类 212 g/d、脂肪 46 g/d、蛋白质 69 g/d。

3. 确定餐次　每天应至少进食 3 次，且定时定量，早、中、晚三餐能量分配比例通常为 30%、40%、30%。用胰岛素治疗或易发生低血糖的病人，应在三餐之间加餐，加餐量应从原三餐中扣除，不可额外加量。

4. 编制食谱　采用食品交换份的方法来编制食谱，食品交换份是将食物按照来源、性质分成几类，同类食物在一定重量内所含的蛋白质、脂肪、糖类和能量相近。

食品交换份将食物分为四个组共九类（表 7－5－3）：每类食品交换份的食品所含的热能相似（一般定为 377 kJ，即 90 kcal），每个食品交换份的同类食品中蛋白质、脂肪、糖类等营养素含量相似。因此，在制定食谱时同类的各种食品可以相互交换，从而达到食物多样化（表 7－5－3～表 7－5－9）。

表 7－5－3　各类食品交换份的营养价值

组别	类别	每份质量/g	热能/kcal	蛋白质/g	脂肪/g	糖类/g
谷薯组	谷薯类	25	90	2.0	—	20.0
蔬菜组	蔬菜类	500	90	5.0	—	17.0
	水果类	200	90	1.0	—	21.0
肉蛋组	大豆类	25	90	9.0	4.0	4.0
	奶类	160	90	5.0	5.0	6.0
	肉蛋类	50	90	9.0	6.0	—
供热组	硬果类	15	90	4.0	7.0	2.0
	油脂类	10	90	—	10.0	—
	纯糖类	20	90	—	—	20.0

注：1 kcal＝4.184 kJ。

表 7－5－4　等值谷类食品交换表

食物	质量/g	食物	质量/g
稻米、小米、糯米、面粉、米粉、干玉米、玉米面、玉米碴、薏米、混合面、挂面、燕麦片、荞麦面、莜麦面	25	苦荞麦、油条、油饼、通心粉、饼干、高粱米、藕粉、银耳、绿豆、赤豆、芸豆、干豌豆	25
咸面包	37.5	荸荠、湿米条	150
馒头、烧饼、烙饼、窝窝头	35	马铃薯、山药	125
生面条	30	慈姑	75
		凉粉	400

表 7－5－5　等值蔬菜类食品交换表

每份蔬菜提供能量 377 kJ(90 kcal)，蛋白质 5 g，糖类 17 g

食物	质量/g	食物	质量/g
大白菜、圆白菜、菠菜、油菜、韭菜、芹菜、油菜、龙须菜、芥蓝菜、塌棵菜	500	菜花、苤蓝、莴笋、番茄、绿豆芽、黄豆芽、鲜蘑菇、黄瓜、丝瓜、苦瓜、冬瓜、茄子、茴香	500
西蓝花、白萝卜、南瓜、甜椒	350	胡萝卜、蒜苗、洋葱	200
鲜豌豆、芋头、百合	100	扁豆、四季豆	250
莲藕、凉薯	150	毛豆	70

表 7－5－6　等值水果类食物交换表

食物	质量/g	食物	质量/g
柚子、猕猴桃、李子、苹果、荔枝	200	甜橙	350
鸭梨、黄岩	250	鲜枣、香蕉	100
桃	175	橘子、汕头蜜橘	175
葡萄	220	西瓜	750

表 7－5－7　等值肉蛋鱼类食品交换表

食物	质量/g	食物	质量/g
瘦猪牛、羊肉、鸡、鸭、鹅肉、大排骨(带肉)、豆腐丝、豆腐干	50	鲫鱼、鲤鱼、甲鱼、草鱼、鳝鱼、带鱼、虾、鲜贝	80
鸡蛋、鸭蛋(带壳)、松花蛋	55	鲳鱼、青鱼、鲢鱼、比目鱼	75
水浸鱿鱼、兔肉、北豆腐	100	猪心、猪肝	70
香肠、熟火腿	20	肉松、酱肉	25
南豆腐	125	豆腐脑	200
午餐肉、熟叉烧肉	35		

表 7－5－8　等值豆乳类交换表

食物	质量/g	食物	质量/g
牛奶、羊奶	160	豆浆粉、豆腐粉	20
酸牛奶	125	豆浆(黄豆 1 份加水 8 份磨浆)	400
奶粉	15		

表 7－5－9　等值油脂类交换表

每份油脂类提供能量 377 kJ(90 kcal)，脂肪 10 g

食物	质量/g	食物	质量/g
花生油、豆油、菜籽油、葵花油、红花油、麻油、玉米油	9	核桃仁	12.5
		调和油、猪油、牛油、羊油、黄油	9
花生米、芝麻酱、杏仁	15	南瓜子、葵花子	30

5. 食谱举例　见表 7-5-10。

表 7-5-10　糖尿病病人食谱举例

全日热能 5 904 kJ(1 411 kcal),蛋白质 62.5 g,脂肪 41 g,糖类 198 g

餐次	进餐时间	饭菜名称	食物/g
第一餐	7:00	牛乳+花卷	牛乳 250,面粉 50
第二餐	11:30	米饭+牛肉炒菜心+鸡蛋菠菜汤	大米 90,牛肉 30,菜心 150,鸡蛋 55, 菠菜 100,烹调油 5
第三餐	17:30	煮通心粉+白菜瘦猪肉+鱼片炒番茄	米粉 85,白菜 100,瘦猪肉 45,草鱼 80,番茄 150,烹调油 5

二、痛风病人的营养与膳食

痛风(gout)是指单钠尿酸盐(mono sodium urate)沉积于骨关节、肾脏和皮下等部位,引发的急、慢性炎症和组织损伤的代谢性风湿病,与嘌呤代谢紊乱和(或)尿酸排泄减少所致的高尿酸血症直接相关,表现为痛风性关节炎、痛风肾和痛风石等。原发性痛风除少数是由于嘌呤代谢的一些酶的缺陷引起外,大多病因尚未明确,10%~25%有痛风家族史。继发性痛风可由肾病、血液病、药物、高嘌呤食物等多种因素引起。病人常伴有高脂血症、肥胖、原发性高血压、糖尿病和动脉粥样硬化等。多见于体型肥胖的中老年男性,女性很少发病。

饮食因素是痛风危险因素之一,营养护理的目的是限制外源性嘌呤的摄入,减少尿酸的来源,增加尿酸的排泄,以降低血清尿酸水平,减少急性发作的频率和程度,防止并发症。

(一)营养护理原则

1. 限制嘌呤摄入　摄入过多的嘌呤可促使血中尿酸水平升高,成为诱发痛风的主要原因,应根据病情限制嘌呤摄入。正常成年人嘌呤摄取量为 600~1 000 mg/d,急性期嘌呤摄入量应控制在 150 mg/d 以内。

2. 限制总能量,保持适宜体重　痛风病人多伴有超重或肥胖,能量应根据病情而定,一般为 1 500~2 000 kcal。体重最好能低于理想体重 10%~15%。避免体重减轻过快,造成脂肪分解过多导致酮症酸中毒而诱发痛风的急性发作。

3. 低蛋白质、低脂肪及充足糖类　慢性痛风可并发痛风性肾病。当病人有间歇性蛋白尿时,应根据尿蛋白的丢失量及血浆蛋白量给以适量补充;在已发生痛风性肾功能不全,出现氮质血症时,应严格限制蛋白质摄入,以减轻肾的负担。适量限制蛋白质供给可控制嘌呤的摄取,其供给量为 0.8~1.0 g/(kg·d)或 50~70 g/d,并以含嘌呤少的植物蛋白为主要来源。痛风合并高脂血症占 70%左右。由于脂肪可减少尿酸的排出,高脂肪摄入还会相应增加体重,导致脂肪代谢紊乱,所以应限制脂肪摄入在 40~50 g/d,占总能量的 20%~25%。充足的糖类可防止体内脂肪氧化而产生过多酮体,增加尿酸的排泄,故糖类作为痛风病人膳食能量的主要来源,应占每日总能量的 55%~65%。

4. 丰富维生素和矿物元素　供给充足的维生素和矿物元素,尤其 B 族维生素和维生素 C

以及铁、锌等矿物元素。痛风病人易患高血压、高脂血症和肾病，应限制钠盐摄入，通常用盐量 2~5 g/d。

5. 充足的液体摄入量　多饮水可促进尿酸排出，防止尿酸结石生成。每日应饮水 2 700~3 000 mL，为了防止夜尿浓缩，夜间也应补充水分。肾功能不全时水分应根据病情进行适当调整。

（二）膳食调配

1. 急性痛风期应选用低嘌呤食物。谷类及其制品如大米、玉米面、面条、通心粉、蛋糕、年糕、饼干等，奶制品如牛奶、奶油、冰淇淋等，鸡蛋及其制品，蔬菜可选用：青菜、包心菜、花菜、冬瓜等，各类水果及硬果类如花生、杏仁、核桃等。

2. 在症状缓解期选择中嘌呤食物，应注意适量，禁食高嘌呤食物。

3. 痛风病人应以植物蛋白为主，动物蛋白可选用牛奶、鸡蛋，在蛋白质供给量允许范围内选用。

4. 成碱性食物有利于尿酸的溶解，应多摄入成碱性食物，包括新鲜蔬菜、水果、牛奶、硬果、海藻等。

5. 在急性关节炎与慢性关节炎期，均应禁用高嘌呤食物。

6. 建立良好的饮食习惯，暴饮暴食或一餐中进食大量肉类，常是痛风性关节炎急性发作的诱因，饮食要定时定量，也可少食多餐。注意烹调方法，少用刺激调味品，肉类煮后弃汤可减少嘌呤量。痛风病人不宜饮酒。

根据嘌呤的含量可将食物分为高嘌呤、中嘌呤和低嘌呤三类（表 7-5-11）。

表 7-5-11　常见食物的嘌呤含量（mg/100 g）

嘌呤含量	食物举例
低嘌呤食物 （<25）	谷类：精米、米粉、面条、通心粉、玉米 蔬菜类：白菜、苋菜、芥蓝、芹菜、韭菜、苦瓜、小黄瓜、冬瓜、丝瓜、茄子、萝卜、青椒、洋葱、番茄、木耳 根茎类：马铃薯、芋头等 油脂类：植物油、动物油 水果类：各种水果 其他：乳类及乳制品、蛋类、猪血、海参、海蜇皮
中嘌呤食物 （25~150）	畜禽类：猪肉、牛肉、羊肉、鸡肉、鹅肉 鱼虾蟹类：草鱼、鲤鱼、鳝鱼、鳗鱼、乌贼、虾、螃蟹、鲍鱼、鱼翅、鱼丸、鳜鱼、枪鱼 豆类：黄豆、绿豆、红豆、豆腐、豆干、豆浆、豇豆 蔬菜类：菠菜、豆芽、豆苗、四季豆、豌豆、龙须菜、茼蒿、海带、笋干、金针菇、银耳 其他：花生、腰果、栗子、莲子、杏仁
高嘌呤食物 （150~1 000）	畜禽内脏：牛肝、牛肾、胰、脑 鱼贝类：鲢鱼、白带鱼、乌鱼、鲨鱼、海鳗、沙丁鱼、风尾鱼、草虾、牡蛎、蛤蜊、干贝、小鱼干、鳊鱼干等 蔬菜类：芦笋、紫菜、香菇等 其他：肉汁、浓肉汤、鸡精、酵母粉等

（三）食谱举例

痛风病人急性发病期食谱举例见表 7－5－12。

表 7－5－12　痛风病人急性发病期食谱举例

全日热能 7 510 kJ(1 795 kcal)，蛋白质 61.2 g，脂肪 46.3 g，糖类 283.4 g

餐次	进餐时间	饭菜名称	食物/g
第一餐	7:00	牛奶＋馒头	牛奶 250，面粉 50，白糖 10
第二餐	11:30	米饭＋韭黄炒鸡蛋＋猪血白菜	大米 100，韭黄 200，鸡蛋 50，猪血 100，白菜 200
第三餐	17:30	煮面条＋苋菜蛋清＋甜酸黄瓜	面粉 50，苋菜 200，蛋清 30，甜酸黄瓜 250，西瓜 300
第四餐	19:30	牛奶＋葡萄	牛奶 250，葡萄 150

三、肥胖症病人的营养与膳食

肥胖症(obesity)是指体内脂肪堆积过多和(或)分布异常、体重增加，是遗传、环境等多种因素相互作用所引起的慢性代谢性疾病，临床表现为体重超过相应身高、性别体重标准值的 20% 以上。《2010 年国民体质监测公报》显示，我国成年人超重率为 32.1%，肥胖率为 9.9%。肥胖症与多种疾病密切相关，已经成为不可忽视的严重威胁国民健康的危险因素。营养护理目的是控制能量的摄入，增加体能消耗，促进体脂分解，使能量处于负平衡，从而减轻体重。

（一）营养护理原则

1. 控制总能量　减少能量必须以保证人体能从事正常活动为原则，一般成年人每天摄入能量控制在 4 184 kJ(1 000 kcal)，最低不应低于 3 347 kJ(800 kcal)。

2. 限制糖类　肥胖症与长期的能量过剩及长期较大量摄入高糖有密切相关。肥胖症病人糖类摄入量应占总能量的 45%～60%，对于重症肥胖症，糖类至少也应占 20%。

3. 保证蛋白质供给　采用低能量膳食的中度以上肥胖者，蛋白质供给应占总能量的 20%～30%，优质蛋白质占 1/2 以上。

4. 严格控制脂肪　脂肪供应宜控制在总能量的 20%～25%，尤其要控制饱和脂肪酸的摄入，膳食胆固醇每人每日应低于 300 mg 为宜。具体还应根据肥胖程度调整。

5. 补充维生素、矿物元素　低能量膳食易引起维生素和矿物元素缺乏，因此，应该注意适当补充维生素、矿物元素。因肥胖者常伴高血压，为了减少水在体内的潴留，应限制食盐的摄入量，每天不宜超过 5 g。

（二）膳食调配

1. 选用低血糖生成指数的谷类食物，应以杂粮为主。杂粮含膳食纤维多，使人具有饱腹感，延缓食物的消化吸收，能够较好地控制体重。

2. 选择脂肪含量低的肉类，如兔肉、鱼肉、家禽肉和适量的瘦猪肉、牛肉、羊肉；选用低脂牛奶,并多吃豆类及豆制品。

3. 可多选择各类蔬菜、瓜果。

4. 应严格限制零食、糖果和酒类,特别应限制低分子糖类食品,如蔗糖、麦芽糖、蜜饯等;及富含饱和脂肪酸的食物,如肥肉、猪油、牛油、动物内脏等。

5. 食物加工应选用蒸、焖、煮、氽、炖、凉拌等烹调方式,避免油炸,尽量选用植物油。

6. 养成良好的饮食习惯,平时要少吃零食、甜食和含糖饮料。一日三餐要定时定量。

7. 控制食盐及刺激性食物的摄入。食盐可引起口渴和刺激食欲,增加体重,每日食盐量应控制在 3 ~ 6 g。辣椒、芥末、咖啡等食物可以刺激胃酸分泌增加,容易使人增加饥饿感,提高食欲、进食量增加,应该限制。

(三) 食谱举例

成年肥胖症病人食谱举例见表 7 - 5 - 13。

表 7 - 5 - 13 成年肥胖症病人食谱举例

全日热能 5 042 kJ(1 205 kcal),蛋白质 67.4 g,脂肪 32 g,糖类 162 g

餐次	进餐时间	饭菜名称	食物/g
第一餐	7:00	豆浆 + 面包	豆浆 300,面粉 50
第二餐	11:30	米饭 + 蒸咸蛋 + 猪肉饼 + 凉拌番茄 + 冬瓜鲫鱼汤	大米 75,咸蛋 40,猪肉 50,番茄 200,冬瓜 200,鲫鱼 50
第三餐	17:30	油菜虾米汤面 + 牛肉炒芹菜 + 苹果	油菜 100,虾米 10,面粉 75,牛肉 50,芹菜 150,苹果 150

相关链接

上身性肥胖的标准

关于腹部脂肪分布的测定指标,WHO 建议采用腰围和腰臀比,并且规定男性腰围≥102 cm,女性腰围≥88cm 作为上身性肥胖的标准;腰臀比男性≥0.9,女性≥0.8 作为上身性肥胖的标准。我国针对腰围提出的标准为男性≥85 cm,女性≥80 cm 作为上身性肥胖的标准。

摘自:孙长颢.营养与食品卫生学.7 版.北京:人民卫生出版社,2012:266.

四、骨质疏松症病人的营养与膳食

骨质疏松症(osteoporosis,OP)是以骨量减少和骨组织微观结构破坏为特征,致骨骼脆性增加和骨折危险性增加的代谢性疾病。原发性骨质疏松症包括绝经后骨质疏松症和老年性骨质疏松症。临床表现为骨痛,尤以腰背痛最常见。其发生与营养素,特别是钙、磷、蛋白质、维生素 D 有密切关系。营养护理的主要目的是尽量避免诱发骨质疏松的不利因素,获得理想的骨峰值,延缓和降低骨量的丢失,促使骨质疏松症病人的康复。

(一) 营养护理原则

1. 充足的钙 钙的摄入量与骨的生长发育密切相关,在骨生长期,钙摄入不足可造成较低的骨峰值，使发生骨质疏松的危险性增高。应保证每日 800～1 000 mg 钙的摄入。更年期后的妇女和老年人，每日应摄入 1 000～1 500 mg 的钙，并注意钙、磷比值。

2. 充足的维生素 D　生理剂量的 $1,25-(OH)_2-D_3$ 可刺激成骨细胞的活性和骨基质的形成，防止骨质疏松的发生。日照减少、维生素 D 摄入不足、肝肾疾病等均可使维生素 D 活化减少，使 $1,25-(OH)_2-D_3$ 缺乏和血清钙水平降低，增强骨钙动员，促进骨吸收。因此，应进行一定的户外活动，保证维生素 D 供给。

3. 适量磷的摄入　一般体内不会出现缺磷。血磷的过高或过低可通过不同机制刺激破骨细胞，刺激骨吸收。增加磷的摄入量能降低钙的肠吸收，因此，应该防止磷摄入过高影响钙的吸收。

4. 保证蛋白质的摄入　适量的蛋白质可以增加钙质的吸收与储存、延缓骨质疏松的发生，但蛋白质摄入过高又可使尿钙的排出量增加。一般认为健康成年人每日应摄入 1.2～1.4 g/kg 蛋白质，其中要保证 1/3～1/2 优质蛋白质。特殊生理时期摄入量可适当增加。

（二）食物调配

1. 选择富含钙的食物，如鱼、虾、蟹、虾皮、海带、紫菜、动物骨、牛奶及乳制品等。多选用含维生素 D 的食物。

2. 多食富含植物雌激素的食物，中老年人多吃豆类及其制品，对延缓衰老、防止骨质疏松症是有益的。

3. 忌烟、忌酒，少饮咖啡、浓茶、可乐和碳酸饮料，提倡低钠低脂饮食，避免食用罐头食品、方便面及腌制食品。

4. 忌用或少用含粗纤维过多的粗杂粮，含草酸多的蔬菜如菠菜、苋菜、空心菜等，酒、咖啡、含咖啡因高的饮料，黄油、奶油、肥肉、动物肝等限量。

（三）食谱举例

骨质疏松症病人食谱举例见表 7－5－14。

表 7－5－14　骨质疏松症病人食谱举例

全日热能 7 678 kJ（1 835 kcal），蛋白质 78.6 g，脂肪 45.9 g，糖类 276.9 g

餐次	进餐时间	饭菜名称	食物/g
第一餐	7:00	脱脂牛奶＋馒头	脱脂牛奶 250，面粉 75
第二餐	11:30	米饭＋豆腐干炒瘦猪肉＋虾皮咸蛋白菜汤	大米 125，豆腐 60，瘦猪肉 50，咸蛋 40，白菜 20
第三餐	17:30	米饭＋清蒸草鱼＋炒油菜＋海带猪骨汤＋橙子	大米 100，草鱼 100，油菜 200，猪骨 25，海带 30，橙子 100

（李焕勇　梁　芳）

第六节 创伤疾病的营养与膳食

创伤(wound)是指物理、化学或生物等致伤因素作用于人体所造成的组织结构完整性的破坏或功能障碍。创伤(包括外科手术)使机体进入应激状态,引起全身性代谢与神经内分泌反应,导致机体消耗增加,并可造成多器官衰竭。为了减轻创伤对机体的损害,保护脏器功能,促进机体的康复,应该及时提供合理的营养护理。

一、概述

创伤病人常伴有消化道功能障碍,不能正常进食和摄取足够的营养。因此,应该根据病人的具体情况选择合理的进食途径,进行合理的营养护理。

(一)创伤疾病病人摄取营养的途径

1. 肠内营养 经口或管饲途径输注营养物质。经口通常使用普通膳食、软食、半流质、流质等基本膳食及治疗饮食。管饲包括经鼻胃管的管饲或经胃和肠造瘘管灌注混合奶或要素膳等。

2. 肠外营养 即通过外周静脉滴注葡萄糖盐水、等渗氨基酸液、水解蛋白等和经中心静脉注入高渗葡萄糖、氨基酸、脂肪乳等。

选择营养支持途径时要遵循尽可能简单的原则,即消化道功能正常者首选经口营养,必要时经肠外补充部分热能、水和电解质;昏迷或不愿进食者,凡能接受肠内营养的尽量避免肠外营养,可用管饲代替口服;口服或管饲有困难时,才采用肠外营养。故经口营养是首选途径。

(二)创伤疾病病人的营养护理原则

手术、创伤后,由于发热、疼痛和神经内分泌系统变化等因素的影响,使病人的食欲、味觉和消化功能都受到不同程度的抑制,常不能自觉摄食,此时,应根据生理需要量及病情变化计算并提供营养物质。

1. 高能量 创伤应激病人热能需要最常用的计算方法是根据基础热能消耗(basic energy expendence,BEE)乘以活动系数(activity factor,AF)、体温系数(thermal factor,TF)和应激系数(injury factor,IF)。

$$热能需要 = BEE \times AF \times TF \times IF$$

其中,基础热能消耗(BEE)计算参考第一章第一节内容。

AF 为:一般卧床 1.1,卧床 + 活动 1.2, 正常活动 1.3。

TF 为:38℃取 1.1,39℃取 1.2,40℃取 1.3,41℃取 1.4。

IF 为:无并发症 1.0,术后 1.1,肿瘤 1.1,骨折 1.2,脓毒血症 1.3,腹膜炎 1.4,多发性创伤或严重感染 1.5~1.6。

上述公式计算所得热能可维持体重,如果需恢复体重,需按下式计算:

$$获得体重热能\ kJ(kcal) = 维持体重的热能\ kJ(kcal) + 4\ 184\ kJ(1\ 000\ kcal)$$

2. 高蛋白质 人体在较大的手术、创伤后,骨骼肌群进行性消耗,尿中 3-甲基组氨酸和尿氮排出增加,氮的丢失量除与手术、创伤强度有关外,也与术前的营养状况相关。与选择性手术后变化不同，多发性创伤后的分解代谢更为显著，氮的更新加速，而合成率仅轻度增加，负氮平衡明显。为了及时纠正负氮平衡，促进合成代谢，蛋白质供给量应适当提高，一般要求每日为1.5～2.0 g/(kg·d)，甚至更高。当蛋白质供给量提高而能量未相应提高时，可使蛋白质利用不完全，因此要求热氮比值达到628 kJ:1 g(150 kcal:1 g)。若肝、肾功能严重受损时，蛋白质的供给量应适当减少，急性肾衰竭时优质蛋白质应占50%以上。

3. 适量的脂肪和糖类　手术、创伤后中枢神经系统对葡萄糖的消耗基本维持正常，而肾对葡萄糖的消耗则增加。脂肪和糖类分别应占总能量的20%～30%和50%～60%。过多糖类的摄入可能导致肝功能损害，糖类在代谢过程中产生的CO_2比脂肪多，并增加通气量及肺的负荷。因此糖类供给不宜过多，特别是已有肺部疾患或肺功能损害时，应减少糖类的供热比例。

4. 维生素　在无明显维生素缺乏的状态下，维生素的每日补充量一般不超过每日推荐量；但应激、手术创伤状态的病人，维生素尤其是水溶性维生素的消耗增加，需适当增加。骨折病人应适当补充维生素D，以促进钙磷代谢，有利于骨折愈合。使用脂肪乳剂的病人则应补充维生素E。

5. 满足矿物元素的需要　能正常摄食者，一般不会发生水、电解质的缺乏或紊乱。依靠静脉提供者，在无额外丢失的情况下，其水和电解质每天供给量可按正常需要量提供，并视病情和检测结果随时调整。创伤病人矿物元素丢失增加，丢失量的多少及持续时间的长短随创伤的严重程度而异，应结合血生化测定结果进行补充，特别是钾、钠、钙、镁和磷等。

相关链接

谷氨酰胺(GLN)对创伤性脑损伤(TBI)后肠黏膜的保护作用

GLN是维持肠黏膜代谢、结构和功能的必须营养成分。动物实验显示，TBI后大鼠肠黏膜绒毛肿胀、缩短、增粗，较多破损或断裂，固有层裸露，绒毛间质水肿，淋巴管扩张。应用GLN干预后，大鼠肠黏膜的病理改变明显减轻，且早期应用(12 h内)效果更好，24 h后再应用也有一定作用。临床上TBI病人早期应用GLN，对有效防止应激性肠黏膜屏障损伤的发生和发展，减少SIRS、MODS发生，改善病人预后可能有一定作用。

摘自：李毅，张倩，吕栋，等. 谷氨酰胺对创伤性脑损伤后肠黏膜的保护作用实验观察[J]. 湖南中医药大学学报，2012，32(8)：5－6.

二、手术前后病人的营养与膳食

对于营养状况差的病人，手术(operation)前后的营养改善很重要。手术前为了保证病人手术后病程经过良好，减少并发症，应尽可能储备各种营养素，故应采用高热能、高蛋白、高维生素饮食；手术后病人一般都会有发热、感染、代谢紊乱、食欲减退、消化吸收功能下降等，进行合理膳食调配，可降低手术后的不良反应，改善病人的预后。

(一) 手术前的营养护理原则

1. 高能量、高糖　膳食能量达8 368～10 460 kJ/d(2 000～2 500 kcal/d)，糖类占65%。

2. 适量脂肪　脂肪供能占总能量15%～20%。

3. 高蛋白质　蛋白质缺乏可以引起血浆蛋白减少、免疫功能减退，对术后预防感染和伤口愈合不利，给予高蛋白饮食可以补充蛋白质消耗，减少术后并发症。蛋白质占15%～20%或按1.5～2 g/(kg·d)计算，其中50%以上应为优质蛋白质。

4. 高维生素　应从术前7～10 d开始，供给充足的维生素A、B族维生素、维生素C、维生素K等，丰富的维生素可以减少手术中的出血、促进伤口的愈合。

（二）手术前的膳食调配

1. 多选用蛋糕、馒头、果酱、藕粉、面包等含能量高的食物。一般按加餐的方式补充热能，每日增加能量以1 255 kJ(300 kcal)为宜。

2. 在原来膳食的基础上，添加动物性食物和豆制品，使每日蛋白质达到100～120 g 。

3. 根据具体情况，尽量多食用新鲜的深颜色蔬菜和水果。

（三）手术后的营养护理原则

手术后病人对能量和各种营养素的需要量明显增大，营养补充要依病情而定，原则上是通过各种途径供给高能量、高蛋白、高维生素膳食。

1. 能量　男性病人每日应供给能量8 368 kJ(2 000 kcal)，女性为7 531 kJ(1 800 kcal)，能下床活动后，增加到10 878～12 552 kJ(2 600～3 000 kcal)。

2. 充足的糖类　充足的糖类可节约蛋白质，加速机体转向正氮平衡，防止酮症酸中毒。创伤愈合后所需的成纤维细胞，需以葡萄糖作为能量的主要来源，所以糖类每天供给量以300～400 g为宜。

3. 适量脂肪　脂肪占总能量的20%～30%。对胃肠道功能低下和肝、胆、胰手术后病人，应限制脂肪摄入量。若长时间依靠肠外营养支持，应保证必需脂肪酸的供给。

4. 高蛋白质　手术病人多伴有不同程度的蛋白质缺乏，呈负氮平衡状态，不利于创伤愈合恢复。故应供给高蛋白膳食，以纠正负氮平衡，每日供给量应达100～140 g。

5. 保证维生素及矿物元素　对术前缺乏维生素者，应立即补充。对营养状况良好的病人，术后无需供给太多的脂溶性维生素，但要给予大量的水溶性维生素。术后每天维生素C要达500～1 000 mg，B族维生素每天供给量应为正常供给量2～3倍。手术后病人因失血和渗出液体等原因，常大量丢失钾、镁、锌、铁等矿物质，应及时补充。

（四）手术后的膳食调配

1. 非消化道手术　多摄入富含优质蛋白的食物，如瘦肉、蛋类、乳类及其制品、豆类及其制品；富含膳食纤维、维生素和矿物元素的新鲜蔬菜、水果，如芹菜、白菜、油菜、菠菜、苹果、橘子、大枣、猕猴桃、香蕉。

2. 消化道手术　术后肠功能恢复前，可采用肠外营养支持。术后早期可选用要素营养制剂，逐渐增加菜汁、果汁、牛奶、稀粥、烂面条等，由流质过渡到普通膳食；肠道功能初步恢复后，宜选用高蛋白、少渣食物，如蛋类、鱼肉、乳类及其制品等。烹调方式宜采用蒸、煮、炖、煨等，使食物易于消化。禁忌生冷、油腻及辛辣刺激性食物。

（五）食谱举例

围术期病人普食食谱举例见表7-6-1。

表7-6-1 围术期病人普食食谱举例

全日热能 11 230 kJ(2 684 kcal)，蛋白质131.6 g，脂肪83.5 g，糖类351.3 g

餐次	进餐时间	饭菜名称	食物/g
第一餐	7:00	牛奶+煮鸡蛋+酱猪肝+发糕	牛奶250，鸡蛋50，猪肝50，发糕100
第二餐	11:30	米饭+氽丸子+炒白菜豆腐	大米150，瘦猪肉50，鸡肉50，白菜150，豆腐100
第三餐	17:30	馒头+番茄炒鸡蛋+虾仁炒黄瓜	面粉150，鸡蛋50，番茄150，鲜虾100，黄瓜100
第四餐	19:30	牛奶+蛋糕	牛奶250，蛋糕50

三、烧伤病人的营养与膳食

烧伤(burn)是机体遭受热力、电、化学物质、放射线等所致的组织损伤，其中以热力所致的皮肤、黏膜损伤为多见。临床过程中可能发生感染、毒血症、败血症、应激性溃疡以及其他严重的并发症。营养是改善病人全身情况和组织渗透压的物质基础。烧伤后切痂、手术出血、创面渗血、负氮平衡、感染等过程消耗很大，另外，病人创面的修复、维持机体抵抗力等都需要营养物质。营养护理的主要目的是及时合理地补充营养物质，增强机体免疫功能，减少并发症。

（一）营养护理原则

1. 增加能量的摄入　能量消耗在烧伤早期最多，且随烧伤面积和深度而增加，严重病人代谢率可增加50%~100%。代谢率也与烧伤病程有关，一般烧伤后6~10天达到高峰，氧消耗量增加到100%以上；之后随创面逐渐修复、感染被控制、病人康复而逐渐下降。通过体表丢失的水分比正常皮肤增加3~4倍。烧伤病人由于高代谢、产热和氧耗增加，对能量的需要增加，能量的需要应根据烧伤的严重程度、营养状况、体重变化，按正常需要量加上发热、感染的需要量制定。烧伤50%以上成人一般每日供给热能167~251 kJ/kg(40~60 kcal/kg)，8岁以下儿童每日供给热能628 kJ/kg(150 kcal/kg)。也可按国外计算公式计算，见表7-6-2。

表7-6-2 常见烧伤病人能量需要计算公式

来源	公式
Curreri	成人：能量摄入(kcal)=25×体重(kg)+40×烧伤面积(%) 儿童：能量摄入(kcal)=B×体重(kg)+40×烧伤面积(%)
Boston Group Long	能量摄入(kcal)=2×预测的基础代谢率(BMR)

续表

来源	公式
Wilmore	能量摄入(kcal) = 2 000 × 体表面积(m^2)
Davies & Lilijdahl	成人:能量摄入(kcal) = 20 kcal/(kg · d) + 70 kcal/烧伤面积(%)/d
	儿童:能量摄入(kcal) = 60 kcal/(kg · d) + 35 kcal/烧伤面积(%)/d

注:① B:1 岁时为 100,随年龄的增长而减少,15 岁时为 25。
② 1 kcal = 4.184 kJ。

2. 增加蛋白质摄入　烧伤后蛋白质分解和合成代谢的速度均加快,但分解代谢速度超过了合成速度,造成负氮平衡。尿氮排出量增多,可持续数日甚至数周。尿氮量与烧伤面积和深度有关,轻中度烧伤每日丢失 10 ~ 20 g,严重烧伤可达 28 ~ 45 g。烧伤病人创面渗出液是丢失氮的主要因素,深度烧伤面积达全身 1/3 的病人,创面渗出液的氮量占总丢失量的 10% ~ 20%,大面积深度烧伤病人创伤丢失氮可达总量的 20% ~ 30%。

由于蛋白质大量分解,故需要量明显增加,约为正常人的 2 ~ 4 倍。在临床上要根据蛋白质的丢失程度适当补充。补充蛋白质的同时应补充非蛋白(脂肪、糖类)能量,以免蛋白质作为热能被消耗。一般非蛋白热量和氮的比例约 628 kJ: 1 g(150 kcal: 1 g),严重烧伤病人约为 418 kJ: 1 g(100 kcal: 1 g),其他蛋白质/氮需要量计算公式及方法见表 7 - 6 - 3。

表 7 - 6 - 3　烧伤病人蛋白质/氮需要量计算公式

来源	公式
Curreri	蛋白质 3 g/(kg · d)
Wilmore	氮 15 g/体表面积(m^2)
Sutherland	成人:蛋白质(g/d) = 1 g × 体重(kg) + 3 g × 烧伤面积(%)
	儿童:蛋白质(g/d) = 3 g × 体重(kg) + 1 g × 烧伤面积(%)
Pruitt	急性分解代谢期(伤后 30 天内):氮 20.7 ~ 25.0 g/(m^2 · d)
	分解代谢后期(30 ~ 39 天):氮 13.1 ~ 16.4 g/(m^2 · d)
	合成代谢期(45 天后):氮 3.3 ~ 9.3 g/(m^2 · d)

3. 补充适量糖类　严重烧伤病人,机体对能量的需求大大增加,糖原分解加速,肝生成葡萄糖增加,同时组织对葡萄糖的利用率相对下降,促使病人血糖迅速升高。血糖升高的程度与烧伤严重程度有密切关系,烧伤面积大于 30% 的病人烧伤后几小时即可出现明显血糖升高。一般包括静脉输入的葡萄糖在内,每日供给应该在 400 ~ 600 g。烧伤病人补充葡萄糖要适量,补充过量可引起消化不良,加重伤后高血糖及胰岛素抵抗,使血糖增高,肝脂肪动员降低,损伤肝,葡萄糖氧化供能还产生大量的 CO_2,从而增加了肺通气量,使肺负荷加重,肺表面活性物质合成降低,可促发呼吸衰竭。

4. 补充适量脂肪　脂肪分解加速,严重时每日丢失可达 600 g 以上。血浆游离脂肪酸浓度大多升高。但脂肪摄入太多,会使病人食欲减退,并引起胃肠功能紊乱,对肝亦不利。所以,对烧伤病人,脂肪摄取量以适度为宜。供给量占总能量的 20% ~ 30% 为宜,成人供给量为 2 g/(kg · d),严重烧伤时需增至 3 ~ 4 g/(kg · d),注意必需脂肪酸的补充。

5. 补充充足的矿物元素　在烧伤早期，由于组织细胞的破坏可引起血清钾、铁和其他矿物元素含量的升高。在分解代谢旺盛期，随着体液的大量流失和尿液排出量的增加，则可导致血清钾、锌和铜等矿物元素含量的下降以及钙、磷代谢紊乱。故需注意补充，见表 7－6－4 和表7－6－5。

表 7－6－4　烧伤病人主要常量元素需要量[mmol/(kg·d)]

元素	钠	钾	磷	钙	镁
需要量	2.3 (52.9)	2～3 (78.2～117.3)	0.6～1 (18.6～31)	0.2 (8)	0.3～0.4 (7.3～9.7)

注：( )内数字为以 mg/(kg·d)为单位时的需要量。

表 7－6－5　烧伤病人其他矿物元素每日供给量

矿物元素	膳食供给量/mg	肠外营养供给量/mg
铁	12(男) 18(女)	1(男) 1(女)
锌	15	10
铜	2～3	2
碘	0.15	0.5
硒	0.05～0.2	0.12

6. 增加维生素摄入　维生素可从创面和尿中丢失，导致血清或血浆中维生素均降低。烧伤后，纤维组织的增生、肉芽组织的形成，伤口愈合等，使得烧伤病人的维生素需要量明显增加，应及时予以大量补充。一般来讲，烧伤病人维生素需要量比正常人高出近 10 倍，并随烧伤面积或程度的增加而加大，见表 7－6－6。

表 7－6－6　不同烧伤面积病人的主要维生素需要量

烧伤面积 /%	维生素 A /μgRE	维生素 B_1 /mg	维生素 B_2 /mg	维生素 B_6 /mg	维生素 C /mg
<30	1 000	30	20	2	300
31～50	2 000	60	40	4	600
>51	3 000	90	60	6	900

7. 补充充足水分　严重烧伤后，维持体液平衡至关重要。烧伤早期，大量水分从创面丢失；烧伤病人长期发烧也蒸发很多水分；在喂饲高浓度的营养液时，若不注意液体的补充，将引起高渗性脱水，因此，应予以补充。

烧伤病人经烧伤创面蒸发丢失的水分与烧伤面积成正比。因此除正常需要量外应增加创面失水量的补充。其量可按 Samdell's 公式计算：补水量(mL/h)＝(25＋烧伤面积%)×体表面积(m^2)。对于严重烧伤病人，当输入液体量减少后，每日供水量应在 2 500～3 500 mL(包括食物含水量及饮水量)，具体用量应结合病人的肾功能情况而定。

（二）膳食调配

1. 休克期　该期病程为 1 ~2 天。以清热、利尿、消炎、解毒为主，补充多种维生素及矿物质，能量和蛋白质不做特殊要求，保证病人食欲。

可以少量供给米、面、牛奶、绿豆汤、西瓜水、梨汁和维生素饮料等或给予少量肠内营养制剂，尤其要限制饮水量，防止因大量饮水而引起呕吐和急性胃扩张，每天 6 ~8 餐。

2. 感染期　一般在烧伤 2 天后。继续利尿、消炎、解毒，补充高维生素膳食，并逐渐增加蛋白质和能量，尤其增加优质蛋白质。

选用各种粥、面条、鱼、虾、牛奶、鸡蛋、鲜嫩的蔬菜和水果。食物制成半流质和软饭，每天 5 ~6 餐。

3. 康复期　给予高蛋白、高能量、高维生素和多种矿物元素的平衡膳食。

选用各种面食、米饭、鱼、虾、畜禽瘦肉、奶类、蛋类、新鲜蔬菜和水果等，每天 4 ~6 餐。

（三）食谱举例

烧伤病人感染期半流质食谱举例见表 7 –6 –7。

表 7 –6 –7　烧伤病人感染期半流质食谱举例

全日热能 11 924 kJ(2 850 kcal)，蛋白质 158.9 g，脂肪 93.8 g，糖类 342.5 g

餐次	进餐时间	饭菜名称	食物/g
第一餐	7:00	小米粥 + 牛奶卧鸡蛋 + 蛋糕	小米 50，牛奶 200，鸡蛋 50，蛋糕 100
第二餐	9:00	牛奶 + 饼干 + 苹果	牛奶 200，饼干 50，苹果 100
第三餐	11:30	包子 + 清蒸鱼 + 小白菜氽丸子	富强粉 30，虾仁 50，白菜 50，鲤鱼 100，猪瘦肉 100，小白菜 50
第四餐	14:30	巧克力 + 牛奶 + 蛋糕 + 鸭梨	巧克力 50，牛奶 200，蛋糕 50，鸭梨 100
第五餐	17:30	番茄鸡蛋面 + 鸡丝腐竹拌黄瓜	标粉 100，番茄 100，鸡蛋 50，鸡肉 50，腐竹 50，黄瓜 100
第六餐	19:30	牛奶 + 豆腐脑 + 橘子	牛奶 200，豆腐脑 100，橘子 100

四、胃大部切除后病人的营养与膳食

胃大部切除术是我国治疗顽固性胃溃疡和十二指肠溃疡常用的方法。切除范围是胃的远侧 2/3 ~3/4，包括胃体的大部、整个胃窦部、幽门和部分十二指肠球部。胃切除后由于解剖结构及生理功能的改变，胃容量大为减少，储存、消化、分泌、吸收均受到影响。远期并发症与营养有密切关系，如体重减轻、贫血、腹泻与脂肪泻、骨病（以骨质软化多见）等。营养护理的目的是减轻或避免手术后的并发症，提高病人的生存质量。

（一）营养护理原则

术后早期对病人应该采取胃肠内和胃肠外营养并举的原则，以满足病人的营养需要。补充营养要结合病人对饮食的耐受情况。

1. 保证能量供给　能量充足可以保证病人顺利恢复。完全卧床病人所需能量约为基础代谢的1.2倍，起床活动者加25%以上，体温每升高1℃代谢率增加13%。胃切除术后早期应静脉补充葡萄糖、氨基酸、脂肪乳及维生素等，胃肠功能恢复后，可逐步过渡到经口营养。

2. 充足的蛋白质　术后病人蛋白质吸收差，伤口难以愈合，应补充高蛋白饮食。

3. 适量的脂肪　如无腹泻可供1~2 g/(kg·d)易消化吸收的脂肪。出现脂肪泻的病人应减少脂肪的供给。

4. 限制糖类的摄入　胃大部切除后初期，过多的糖类在肠内可引起肠液的大量分泌，使血容量急剧改变而产生一系列临床症状。另外糖类发酵引致胃肠胀气。所以，每餐糖类应适当限制。

5. 补充维生素和矿物元素　术后病人可出现不同程度的消化吸收障碍，及时补充维生素A、维生素D、B族维生素、维生素C和钙、铁等矿物元素，可以预防术后贫血、代谢性骨病及营养不良等并发症。

（二）膳食调配

1. 第一阶段　采用不需咀嚼的低糖、高脂肪、高蛋白液体食物，术后进食宜少量多餐，每日5~6餐，每餐由30~40 mL开始，逐步增加至150~200 mL。食物可用米汤、鸡汤、鱼汤、排骨汤、蛋羹等。

2. 第二阶段　采用半流质食物，每日6餐，进餐时不用汤与饮料，因流质饮料通过胃肠太快，容易将干的食物连同液体一起带入小肠，影响消化吸收。如用饮料，须在餐前或餐后30~45 min饮用。饭后平卧15~30 min后再活动或采用平卧位进餐法，可以延长食物排空时间，防止倾倒综合征的发生。主食可选用米粥、面包、面条、面片等，副食可选用煮蛋、瘦肉、鱼虾类、豆腐、少渣的蔬菜、果泥、菜泥等。

3. 第三阶段　采用软饭，每日6餐，为预防倾倒综合征的发生。应采用低糖膳食，适当提高脂肪和蛋白质的摄入量，少量多餐，干稀分开。进食后立即平卧可减轻症状。选用黏稠的少渣宜消化膳食可以延长食物通过小肠的时间，促进食物的消化吸收，如豆制品类食物、肉类食品制成的肉糜等，蔬菜类加工要煮烂。忌油煎及过硬的食物。刺激胃酸分泌的食物，如酸、辣、酒、浓茶等要予以控制。应注意进食时避免饮用汤和饮料及过冷过热的食物。

（三）食谱举例

胃大部切除术后食谱举例见表7-6-8、表7-6-9。

表7-6-8　胃大部切除术后第二阶段食谱举例

全日热能4 933 kJ（1 179 kcal），蛋白质50 g，脂肪35 g，糖类166 g

餐次	进餐时间	饭菜名称	食物/g
第一餐	7:00	大米粥+卧鸡蛋+面包	粳米30，鸡蛋50，面包25
第二餐	9:00	蛋羹	鸡蛋50

续表

餐次	进餐时间	饭菜名称	食物/g
第三餐	11:30	馄饨	富强粉 75,瘦肉 40,菠菜叶 50
第四餐	14:30	蛋糕	蛋糕 30
第五餐	17:30	鸡丝龙须面	龙须面 30,鸡胸肉 30,番茄 100
第六餐	19:30	小米粥	小米 30

表 7-6-9 胃大部切除术后第三阶段食谱举例

全日热能 6 527 kJ(1 560 kcal),蛋白质 69 g,脂肪 52 g,糖类 204 g

餐次	进餐时间	饭菜名称	食物/g
第一餐	7:00	小米粥+蜂糕+煮鸡蛋	小米 25,富强粉 50,鸡蛋 50
第二餐	9:00	蛋羹+奶油饼干	鸡蛋 50,奶油饼干 20
第三餐	11:30	软米饭+清蒸鱼+清炒茼蒿	粳米 50,草鱼 100,茼蒿 200
第四餐	14:30	面包+小泥肠	面包 25,小泥肠 20
第五餐	17:30	紫米粥+小笼包	紫米 25,富强粉 50,瘦猪肉 40,小白菜 50
第六餐	19:30	蛋糕	富强粉 25

(王志凡)

第七节 营养、膳食与肿瘤

肿瘤(tumor)是人体正常细胞在各种内在和外在致瘤因素的长期作用下,引起细胞遗传物质基因表达异常,局部组织细胞异常增生而形成的新生物。恶性肿瘤的病因极其复杂,大量的研究资料表明,80%~90%的癌症与社会环境因素有关。社会环境因素主要包括个人饮食习惯、生活习惯和环境因素。因此,在预防癌症的各种措施中,膳食预防是非常重要的一个方面。

一、营养与肿瘤

癌症的发病原因目前仍不十分清楚。据癌症病因分析,约有45%的癌症与膳食营养因素有关。

(一)热能

高热能可以造成体重过重甚至肥胖,而肥胖与肠癌、乳腺癌和前列腺癌的发病有关,和肝癌、胆囊癌以及泌尿系统癌症等也有一定的关系。当然,热能摄入过低会导致消瘦,机体抵抗力和免疫力下降,也会增加白血病、淋巴瘤等的发病率。

(二) 脂肪

目前的研究结果已经明确表明,高脂肪膳食可促进肠癌、子宫内膜癌、肾癌、前列腺癌及乳腺癌的发生。脂肪摄入过多,可以刺激胆汁分泌增加,同时还可以使肠道内厌氧菌大大增加,而胆汁及厌氧菌的代谢产物中具有引起细胞突变的致癌物质。但脂肪的构成对肿瘤发病危险性的影响也是有差别的。一般饱和脂肪酸和动物性脂肪可能增加患乳腺癌、肠癌、子宫内膜癌、前列腺癌和肺癌的危险性;而不饱和脂肪酸和植物性脂肪与肿瘤的发生无明显相关性,甚至有报道指出单不饱和脂肪酸与肿瘤的发生呈负相关。

(三) 蛋白质

膳食中蛋白质过高或过低均可促进肿瘤的发生,但对不同组织肿瘤的发生影响不一。膳食中蛋白质过低可以增加食管癌、胃癌和肝癌的发生,而乳腺癌、肠癌的发病率比较低。但是蛋白质摄入过高又可能诱发肠癌、乳腺癌、恶性淋巴瘤及子宫内膜癌等。

(四) 维生素

许多维生素都具有防癌和抗癌功能。

1. 维生素 A 和 β－胡萝卜素　膳食中的维生素 A 包括存在于动物脂肪及其制品中的视黄醇和来源于植物性食物中的类胡萝卜素(主要为 β－胡萝卜素)。维生素 A 类化合物可以控制正常上皮组织的分化,增强上皮组织的抵抗力,修复上皮细胞的损伤,从而起到预防作用。摄入较多的 β－胡萝卜素,对食管癌、胃癌、宫颈癌、卵巢癌、膀胱癌等来源于上皮组织的恶性肿瘤都有预防作用。

2. 维生素 C　维生素 C 具有较强的防癌作用,主要由于:① 抑制亚硝胺的合成;② 增加胶原物质的生成,提高机体对癌细胞的抵抗力;③ 促进淋巴细胞的形成;④ 加速机体致癌化合物的排除;⑤ 促进机体干扰素的合成。流行病学的资料也明确显示,摄入富含维生素 C 的膳食可以降低口腔癌、食管癌和胃癌的发生。也有资料显示,维生素 C 可以降低患宫颈癌和胰腺癌的危险。

3. 维生素 E　维生素 E 作为抗氧化剂,其防癌作用主要体现在:① 抑制亚硝胺的合成;② 抑制机体自由基的形成,保护组织细胞的正常分化;③ 抑制癌细胞的增殖;④ 诱导癌细胞向正常细胞分化;⑤ 提高机体的免疫功能。由于估计膳食中维生素 E 的量比较困难,有关维生素 E 与癌症危险性的流行病学调查较少。但临床研究证实,维生素 E 可以降低肺癌、宫颈癌、乳腺癌、结肠癌的发病危险性。

4. 其他维生素　维生素 B_6 可以抑制膀胱癌的进展和转移,叶酸缺乏可以使食管癌发病危险性增加,维生素 B_2 缺乏可促使食道癌、胃癌、肝癌的发病率增高,维牛素 B_{12} 缺乏可以增加胃癌和白血病的发病率等,维生素 D 可降低肠癌、乳腺癌及前列腺癌发生的危险性。

(五) 矿物元素

硒是谷胱甘肽过氧化酶的重要组成成分,可清除自由基,抑制致癌物与宿主细胞的结合,并能加强机体的解毒能力。其摄入量与食管癌、胃癌、乳腺癌、卵巢癌、肠癌、前列腺癌和白血病等肿瘤的发生呈负相关。碘缺乏或过量时,均可引起甲状腺癌或甲状旁腺癌。缺碘还可导致乳腺上皮细胞发育不良，增加乳腺组织对致癌物质的敏感性。锌摄入过少或过多都会降低机体免疫功能，增加患癌危险性。

（六）膳食纤维

膳食纤维可以增加肠道内粪便的体积和促进肠道蠕动，加快粪便排出，缩短粪便在肠道内停留的时间，减少了潜在致癌物与肠壁接触的时间，所以进食富含膳食纤维的食物可减少癌症的发生。调查研究表明，增加膳食纤维的摄取可以降低结肠癌和乳腺癌的发病危险性，甚至也能降低口腔癌、前列腺癌、卵巢癌、子宫内膜癌等的发病危险性。

二、膳食与肿瘤

在所有预防癌症的方法中，最简单有效和切实可行的方法就是膳食防癌。因此，认识膳食中的促癌因子，做好肿瘤的膳食预防对降低癌症的发生至关重要。

（一）霉变食物

霉变食品的致癌因素主要是黄曲霉素，黄曲霉素与肝癌的发生关系明确。食物由于储存不当易受到黄曲霉素的污染，可使发病危险性增高。易被黄曲霉素污染的食物有花生、稻米、薯类、豆类、肉类等。

（二）食物中化学污染物质增多

随着大气、土壤与水资源的工业污染日渐加剧，人类的各种食品，包括供食用的处于生长过程的植物与动物、食品加工、储运及包装等各个环节都有可能受到致癌物的污染。如蔬菜、瓜果中的杀虫剂，一些对人体有害的食品添加剂（包括人工合成色素、防腐剂、甜味剂、发泡剂、增白剂、保鲜剂、香精等）。

相关链接

WHO 对肿瘤病人的膳食建议

WHO 对降低癌症危险性的主要建议包括：① 成年人保持合理的体重，使 BMI 为 18.5 ~ 24.9 kg/m^2，并避免成年时期体重增加大于 5 kg；② 保持经常的体力活动，不建议饮用含酒精的饮料；③ 适量摄入腌鱼、腌菜等腌制食品，尤其是儿童时期；④ 尽量少接触食品中的黄曲霉毒素；⑤ 每天的膳食中最少应包括 400 g 的水果和蔬菜；⑥ 不要吃特别热的食物和饮料。

摘自：蔡威. 临床营养学. 上海：复旦大学出版社，2012：211.

（三）不适当的食品加工方法

1. 油炸、熏烤食物　食用油经高温加热，特别是煎、炸等烹调方式，不但可导致食用油中的维生素 A、胡萝卜素及维生素 E 等维生素和必需脂肪酸被破坏，而且在高温条件下煎炸食物的油多次反复使用，会发生裂解产生多环芳烃、丙烯醛、杂环胺类等致癌物。直接在炭火上烧烤肉类，脂肪滴在火上会生成 3，4－苯并芘等具有较强致癌作用的有害物质。

2. 腌制食物　食物经过腌制过程后，会产生亚硝酸盐类化合物，这些化学物质可与体内的二级胺、三级胺物质结合成为致癌物——亚硝胺。腌制食物包括动物性的腌肉、火腿、腌鱼等和植物性的咸菜、酸菜和泡菜类。相比之下，后者产生的致癌物更多，尤其是尚未腌制成熟的咸菜和泡菜。

（四）不良饮食习惯

如长期进食高脂肪动物肉及内脏或高糖膳食，结肠癌、乳腺癌、宫颈癌等发病率增高；酗酒除能增加消化系统肿瘤（如口腔癌、食管癌、胃癌、胰腺癌、肝癌等）的危险性，还会与其他致癌因素起协同作用使危险性成倍增加；长期吃腌制食品及膳食中食盐量高的地区居民，胃癌的发病率较高；喜吃过烫过热食物会损伤口腔黏膜和食管黏膜上皮细胞，增加口腔癌和食管癌的发病率。

三、肿瘤病人的膳食疗法

长期坚持合理的膳食结构，食用一些具有防癌、抗癌作用的食物，可以促进肿瘤病人的康复，减少并发症。

（一）肿瘤病人的膳食原则

1. 食物多样化，各种营养素齐全，摄取平衡膳食。
2. 供给充足的新鲜蔬菜和水果，适量的鱼、肉、蛋、奶，多食用大豆及其制品。
3. 限制红肉（指饲养动物牛肉、猪肉、羊肉）和含酒精饮料的摄入。
4. 食物新鲜卫生，减少食物中致癌物的摄入，增加保护性抗癌营养物质的摄入。
5. 食物烹调合理化，以采用清炖、白煮为宜，调味要少用盐多用醋，避免进食不易消化，油腻、煎炸、过热、过咸及强刺激性食物。
6. 养成良好的饮食习惯，膳食与体力消耗保持平衡。可以少量多餐，在病人食欲较好时可以增加一些食量，不必给予过多限制。
7. 创造良好的进餐环境，进食时保持乐观情绪。

（二）宜用食物

1. 富含维生素 C 的食物　维生素 C 的主要食物来源为新鲜蔬菜和水果，如辣椒、苦瓜、番茄、柑橘、鲜枣、刺梨、猕猴桃等。

2. 富含胡萝卜素的食物　胡萝卜素的主要食物来源包括胡萝卜、韭菜、白菜、紫菜、鱼肝油、番茄、南瓜、柑橘、杏、枇杷等。由于胡萝卜内含脂溶性维生素，最好用油炒或与带有脂肪的肉类一起炖煮。

3. 有利于解毒和排毒的食物　具有利尿作用的食物如绿豆、冬瓜和赤豆等，可以在利尿的同时促使毒物及抗肿瘤药物的代谢物排出体外；花椰菜、洋白菜、萝卜、卷心菜、甘蓝等十字花科蔬菜因含有维生素 C 和异硫代氰酸盐，可以分解、破坏亚硝胺的形成；葱类含有谷胱甘肽，可与致癌物结合起到解毒功能；另外，绿茶中的茶多酚、叶绿素具有很强的抗氧化能力，有明显的抑制致癌物突变作用。

4. 膳食纤维丰富的食物　膳食纤维的主要食物来源包括粗粮、杂粮、豆类、韭菜、海带、芹菜等。其中海带含有藻酸，可以抑制致癌物在消化道内的吸收，豆类中含有的异黄酮也有一定的抑癌作用。

5. 其他一些具有防癌和抗癌作用的食物

（1）菇类：香菇中含有的蘑菇多糖及麦角固醇、木耳中的多糖类及硒都有明显的抗癌、抑癌作用。金针菇富含多糖类、精氨酸、谷氨酸、组氨酸等多种氨基酸和多种微量元素，也有较强的抗癌作用。

（2）鱼类：鱼类尤其是海鱼，含有丰富的不饱和脂肪酸，锌、钙、硒、碘等元素，对抑制肿瘤细胞也有一定的作用。

（3）大蒜：大蒜中所含有的大蒜素和微量元素硒具有抗癌作用。另外，大蒜中还含有某些脂溶性挥发油，可以激活巨噬细胞，提高机体免疫力。

（4）红薯：红薯含有甾类化合物。研究表明，对癌症的抑制率熟红薯为98%，生红薯为94.4%。

（5）红枣：红枣除含有丰富的维生素C、钙、磷、钾等外，还含有环磷酸腺苷，能改善机体免疫功能。动物试验表明，红枣具有显著的抗肿瘤作用。

（6）无花果：无花果中除含有葡萄糖、果糖、苹果酸、枸橼酸外，还含有超氧化物歧化酶（SOD）等，可以抑制肿瘤的生长。

（7）其他：海带、海参、乳类、莼菜、紫菜、麦片、魔芋、茄子、苹果、柑橘类水果等都有一定程度的防癌和抑癌作用。

（三）忌（少）用食物

恶性肿瘤病人应该尽量忌用或少用油炸食物、腌制食物、烟熏食物、动物脂肪、罐头食物、过咸或辛辣刺激性食物等。

四、肿瘤病人的营养治疗

适当的营养治疗既可改善病人的全身营养状况，增强机体的免疫力，又能提高肿瘤病人对手术治疗的耐受性，减少或避免术后并发症，提高肿瘤病人对放化疗的耐受能力。

（一）肿瘤病人的代谢特点

1. 能量代谢异常　一些研究显示癌症病人的能量代谢要比正常人高10%，但也有报道显示无明显差别。不同类型的肿瘤病人的能量消耗表现不同。但癌症病人出现体重下降，除了能量摄入减少外，机体消耗的增加也常是一个重要的因素。

2. 糖类代谢异常　研究显示，早期或无体重下降的肿瘤病人葡萄糖代谢接近正常人。但是到了中后期，癌症病人往往表现为葡萄糖的生成明显增加，而机体对葡萄糖的耐受力却较差，从而表现为葡萄糖清除的延迟、血糖的升高及乳酸生成量的增加。

3. 脂肪代谢异常　癌症病人脂肪储存明显减少，一方面和食物摄入减少有关，另一方面由于肿瘤释放脂肪分解因子，使癌症病人的脂质代谢增加，对血浆脂质的清除率降低。而且，这种代谢不能被外源性输注脂肪乳剂所抑制。

4. 蛋白质代谢异常　癌症病人体内蛋白质转换率增加，肝蛋白质合成和分解均增加，而肌肉蛋白质合成降低，消耗增加，导致血浆氨基酸谱异常，机体处于负氮平衡状态。

（二）肿瘤病人的营养护理原则

1. 能量　能量的供给应根据病人营养状况、活动量、性别、年龄等而定，一般以能使病人保持理想体重为宜。在没有严重并发症的情况下，一般成人每日需要量为 146 ~ 188 kJ/kg (35 ~ 45 kcal/kg)。

2. 蛋白质　蛋白质的供给要充足，而且优质蛋白质应该占 1/3 以上。一般蛋白质供给量应占总能量的 15%~20%，或按每日需要量为 1.5 ~ 2 g/kg 计算。

3. 糖类　糖类是主要的供能物质，应占总能量的 60%~65%。如果胃肠道条件允许，还可以增加膳食纤维的供给。

4. 脂肪　脂肪摄入量应该不超过总热量的 20%~25%，可按每日 1 ~ 2 g/kg 计算，脂肪摄入总量一般小于 100 g/d。用易于消化吸收的植物油，少食或不食肥猪、牛、羊肉及其油脂等。

5. 维生素和矿物元素　多种癌症的发生与机体某些维生素和矿物元素的缺乏有关。对于这类病人更应严格监测、及时补充。如果膳食调整不能满足需要，可以直接补充相应制剂，保证病人摄入足够的维生素和矿物元素。

6. 对于因手术、放疗、化疗或疾病影响下不能经口进食者，可通过管饲或静脉给予营养支持。胃肠道功能存在并治疗许可时，应首选肠内营养。

（黄　回）

思考与练习

一、填空题

1. 胆结石病人应注意限制胆固醇在________内，以减轻胆固醇代谢障碍，防止结石形成。

2. 肝硬化轻度腹水者采用低盐饮食，食盐供给量每日不超过________。

3. 为肝性脑病病人进行膳食调配时，选用________、______的蛋白质，充分利用________的互补作用，既提高蛋白质的营养价值，又尽可能减少体内氨的产生。

4. 痛风的饮食原则应为一限三低，即限制________、低______、低______、低______饮食。

5. 体质指数(BMI)是目前应用较普遍的指标。中国人判断超重和肥胖的界限值为：BMI：______为正常，BMI：______为超重，BMI：______为肥胖。

6. 体质指数的计算公式为________________。

7. 实际体重高于理想体重________属于超重。

8. 糖尿病营养治疗的首要原则是________。

9. 肥胖治疗原则是达到________，促进______。

10. 高脂肪膳食可促进______、__________及________的发生。

11. 硒是__________的重要组成成分，可清除自由基，抑制致癌物与宿主细胞的结合，并能加强机体的解毒能力。

12. 十字花科蔬菜因含有__________和__________而具有防癌作用。

13. 中后期癌症病人往往表现为葡萄糖的生成明显增加，而机体对葡萄糖的耐受力却较差，从而表现为______________、__________及______________的增加。

二、选择题

1. 消化性溃疡病人的营养护理的原则中，下列错误的是（　　）。
   A. 合理补充蛋白质　B. 供给适量的脂肪　C. 保证糖类的供给
   D. 供给充足的维生素及矿物元素　E. 增加膳食纤维的摄入
2. 对萎缩性胃炎营养护理的说法中，下列不正确的是（　　）。
   A. 可供给浓肉汤、浓鱼汤
   B. 适量的糖醋食物，以刺激胃酸的分泌，帮助消化，增加食欲
   C. 宜进食牛奶、面包、面条、肉泥、菜泥、粥等清淡食物
   D. 避免对胃黏膜有损害的辛辣、油炸、硬质和生冷食物
   E. 定时定量，少量多餐
3. 关于腹泻病人营养护理目的的叙述中错误的是（　　）。
   A. 预防和纠正水及电解质失衡　B. 避免化学性和机械性刺激
   C. 保证营养素的补充　D. 替代药物治疗
   E. 缓解病情和促使疾病恢复
4. 为肝硬化病人进行膳食调配时，下列适宜的是（　　）。
   A. 提供充足的高膳食纤维食物，如韭菜、芹菜等
   B. 限制动物蛋白的供给
   C. 限制植物蛋白的供给
   D. 供给一定量的热能，减少体内组织蛋白质的分解
   E. 肝性脑病病人只需供给植物蛋白质
5. 对胆结石病人进行营养护理时，下列不适宜的是（　　）。
   A. 限制脂肪避免促使病变胆囊收缩，引起剧烈疼痛
   B. 病情好转或静止期，为了促进食欲，可适当增加脂肪达 40 ~ 50 g/d
   C. 病情好转时可将一日的脂肪允许摄入量一餐中食用
   D. 烹调植物油脂既能供给必需脂肪酸，又有助于胆汁排泄
   E. 限制胆固醇量在 300 mg/d 内，甚至 200 mg/d 内，以减轻胆固醇代谢障碍
6. 对慢性胰腺炎病人进行膳食调配时，下列不适宜的是（　　）。
   A. 选用蛋白质生物价高、脂肪含量低的食物，如蛋清、豆腐、豆浆等
   B. 多用易于消化吸收的糖类，如蔗糖、蜂蜜、藕粉等
   C. 选用鸡汤、鱼汤以刺激胃液分泌促进消化的食物
   D. 忌用生冷、胀气、不易消化的食物
   E. 少食多餐
7. 对原发性高血压病人膳食调配时，下列错误的是（　　）。
   A. 多食番茄、紫菜食物　B. 多食桂圆、香菇食物
   C. 多食蛤贝类、虾米作为蛋白质的来源　D. 选择鱼类、奶类作为蛋白质的来源
   E. 选择豆油、花生油等植物油进行烹调
8. 为冠心病病人补充维生素和矿物质元素时，下列应限制的是（　　）。
   A. B 族维生素、维生素 C　B. 维生素 E　C. 钙　D. 钠　E. 镁

9. 一般来说，对高血压病人(除从事重体力和高温作业者外)，建议食盐的摄入量为(　　)。
A. 2～5 g/d　B. 4～5 g/d　C. 1～2 g/d
D. 5～10 g/d　E. 8～10 g/d

10. 肾衰竭(尿毒症)治疗膳食，以下可以选用的食物是(　　)。
A. 大米、玉米粉　B. 猪肝、笋　C. 麦淀粉、青菜
D. 咸鸭蛋、马铃薯　E. 香肠、黄瓜

11. 肾病综合征病人的进水量应控制在(　　)。
A. 前一日尿量加 2 000 mL　B. 前一日尿量加 1 500 mL
C. 前一日尿量加 1 000 mL　D. 前一日尿量加 500 mL
E. 前一日尿量加 300 mL

12. 肾病综合征的临床表现为(　　)。
A. 大量蛋白尿　B. 低蛋白血症　C. 水肿
D. 高脂血症　E. 高血压

13. 以下痛风病人不可以食用的膳食是(　　)。
A. 鸡蛋　B. 红豆　C. 沙丁鱼
D. 豆腐干　E. 牛奶

14. 痛风急性发作期，全天食物嘌呤摄入量应控制在(　　)。
A. <300 mg　B. <400 mg　C. <150 mg
D. <250 mg　E. <50 mg

15. 哪种食物血糖指数较低，糖尿病人可以适量多用(　　)。
A. 大米、芋头　B. 马铃薯、精粉面条　C. 黄豆、莲子、绿豆
D. 馒头、咸饼干、咸面包　E. 燕麦片、荞麦

16. 痛风慢性期应禁忌(　　)。
A. 大白菜、鱼、鸡蛋　B. 动物内脏、沙丁鱼、肉汤类
C. 苹果、羊肉、番茄　D. 豆腐、粗粮、西瓜
E. 蛋清、牛肉、油菜

17. 发生和膳食中蛋白质过高无关的肿瘤是(　　)。
A. 肠癌　B. 乳腺癌　C. 肝癌
D. 恶性淋巴瘤　E. 子宫内膜癌

18. 能控制正常上皮组织的分化，增强上皮组织的抵抗力的维生素是(　　)。
A. 维生素 A　B. 维生素 B_{12}　C. 维生素 C
D. 维生素 D　E. 维生素 E

19. 葱类含有(　　)可与致癌物结合起到解毒功能。
A. 硒　B. 谷胱甘肽　C. 异硫代氰酸盐
D. 甾类化合物　E. 麦角固醇

三、简答题

1. 李××：男，31 岁，胃脘隐痛间断发作 5 年加重两个月。5 年前因受凉后，胃脘疼痛，腹胀、黑便。经检查诊断：十二指肠溃疡出血。经过内科治疗痊愈。此后，经常胃脘隐痛、嗳气、

腹胀。近两个月病情加重，胃脘疼痛、空腹时加重，进食后缓解，夜间疼痛明显，时有反酸、烧心。胃窦黏膜充血、水肿，十二指肠降部可见0.4 cm×0.5 cm的溃疡。作为一名临床护士，从饮食护理方面给他设计一份膳食指导方案。

2. 便秘的病人应摄入高膳食纤维的食物，对吗？为什么？试比较痉挛性便秘与无力性便秘病人营养护理原则和膳食调配的异同。

3. 试问腹泻病人为什么需要限制脂肪和膳食纤维呢？

4. 急性胰腺炎营养护理的目的是什么？在急性发作期为了减轻胰腺负担是否需要营养的补充？如何给予？

5. 试问胆囊炎病人慢性期摄入高膳食纤维的说法正确吗？说明原因。

6. 病人王某，男，49岁。以"间歇性乏力，食欲减退2年，呕血黑便5天，昏睡不醒2天"为主诉来院就诊。呕出咖啡色液体约1 250 mL，柏油样便约600 g，既往有乙肝病史。查体：T 37.2℃，P 110次/min，BP 75/45 mmHg，肝病面容，颈部可见蜘蛛痣，四肢湿冷，心率110次/min，腹壁静脉可见曲张，脾肋下4 cm，肝未及，腹水征阳性。如何为该病人进行饮食护理？

7. 对冠心病病人进行营养护理应把握哪些原则？结合所学知识为冠心病病人制定一份具体的饮食指导方案。

8. 病人刘某，男，50岁，身高164 cm，体重78 kg，两年前体检时发现血压高，一个月内多次复检，仍超出正常范围。而被确诊为原发性高血压160/100 mmHg，但因症状不明显而未引起重视。平时由于工作忙少锻炼，喜好烟、酒、茶。一年前开始出现头昏眼花，胸闷气短，来院检查：血压180/120 mmHg，心电图显示心肌供血不足，诊断结果为重度高血压。作为一名责任护士除了建议病人按时服药，控制体重外，从饮食方面应给予哪些指导？

9. 对肾病综合征病人采取哪些营养治疗？

10. 某女，身高165 cm，体重70 kg，从事办公室轻体力工作，确诊为2型糖尿病两年，单纯饮食控制，无高血压、高血脂等并发症，血糖控制较好，请计算每日所需的总能量及糖类、蛋白质及脂肪的用量。

11. 骨质疏松症的补钙应注意哪些问题？常用富含钙的食物有哪些？

12. 简述创伤疾病病人摄取营养的途径？

13. 简述手术病人的术前营养护理特点？

14. 为什么说维生素C具有较强的抗癌作用？

15. 简述肿瘤病人的膳食原则。

16. 李某，男性，身高170 cm，体重70 kg。因"胃窦癌"在全麻下行胃癌根治术，术后恢复基本顺利。术后第10天开始应用FAM方案化疗，目前处于术后第13天，食欲较差，伴有便秘。请根据以上情况制定膳食指导方案。

（高欢玲　李焕勇　梁　芳　王志凡　黄　回）

思考与练习中选择题参考答案

第一章　热能与营养素

1. C　2. C　3. C　4. B　5. A　6. B　7. D　8. B　9. C　10. A　11. A　12. A　13. D　14. D　15. C　16. D　17. D　18. B　19. C　20. D　21. D　22. A　23. A　24. D　25. D　26. A　27. C　28. C　29. B　30. D

第二章　各类食物的营养价值

1. C　2. B　3. D　4. C　5. C　6. B　7. ABCD　8. AC

第三章　合理营养与膳食

1. AB　2. C　3. ABCD　4. A　5. ABCD

第四章　营养调查

1. B　2. ABCD

第五章　医院膳食

1. D　2. C　3. B

第六章　肠内营养与肠外营养

1. E　2. D　3. C　4. D

第七章　营养、膳食与疾病

1. E　2. C　3. D　4. D　5. C　6. C　7. C　8. D　9. A　10. C　11. D　12. ABCDE　13. C　14. C　15. E　16. B　17. C　18. A　19. B

参考文献

[1] 张金梅.营养与膳食.北京:高等教育出版社,2009.

[2] 李朝品,陈强谱.临床营养学.北京:人民卫生出版社,2009.

[3] 张爱珍.临床营养学.3版.北京:人民卫生出版社,2012.

[4] 厉曙光.营养与食品卫生学.上海:复旦大学出版社,2012.

[5] 焦广宇,蒋卓勤.临床营养学.3版.北京:人民卫生出版社,2010.

[6] 中国营养学会.中国居民膳食营养素参考摄入量速查手册(2013版).北京:中国标准出版社,2014.

[7] 孙长颢.营养与食品卫生学.7版.北京:人民卫生出版社,2012.

[8] 顾景范,杜寿玢,郭长江.现代临床营养学.2版.北京:科学出版社,2009.

[9] Douglas C H, Jamy D A.临床营养手册.4版.解建,主译.济南:山东科学技术出版社,2010.

[10] 杨月欣,王光亚,潘兴昌.中国食物成分表2002.北京:北京大学医学出版社,2002.

[11] 蒋朱明,于康,蔡威.肠外与肠内营养.2版.北京:科学技术出版社,2010.

[12] 孙秀发.临床营养学.2版.北京:科学出版社,2009.

[13] 蔡威.临床营养学.上海:复旦大学出版社,2012.

[14] 丁冠玉,孔庆闻,吴淑如,等.实用膳食疗养学.5版.台中:华格那企业有限公司,2012.

[15] 葛可佑.中国营养科学全书.北京:人民卫生出版社,2004.

[16] 石汉平,余红兰,吴承堂.普通外科营养学.北京:人民军医出版社,2012.

[17] 葛均波,徐永健.内科学.8版.北京:人民卫生出版社,2013.

[18] 陈孝平,汪建平.外科学.8版.北京:人民卫生出版社,2013.

[19] 于康.实用临床营养手册.北京:科学出版社,2010.

[20] 张思源,于康.临床肠内营养.北京:人民军医出版社,2009.

[21] 中国营养学会第十一次全国营养科学大会暨DRIs国际研讨会,DRIs新进展:循证营养科学与实践(2013.5.15-17杭州)的《学术报告及论文摘要汇编》上册.

附录I 中国居民膳食营养素参考摄入量(2013 版)

表 1 中国居民膳食能量需要量(EER)

人群	能量/MJ·d⁻¹						能量/kcal·d⁻¹					
	身体活动水平(轻)		身体活动水平(中)		身体活动水平(重)		身体活动水平(轻)		身体活动水平(中)		身体活动水平(重)	
	男	女	男	女	男	女	男	女	男	女	男	女
0 岁~	—[a]	—	0.38 MJ/(kg·d)	0.38 MJ/(kg·d)	—	—	—	—	90 kcal/(kg·d)	90 kcal/(kg·d)	—	—
0.5 岁~	—	—	0.33 MJ/(kg·d)	0.33 MJ/(kg·d)	—	—	—	—	80 kcal/(kg·d)	80 kcal/(kg·d)	—	—
1 岁~	—	—	3.77	3.35	—	—	—	—	900	800	—	—
2 岁~	—	—	4.60	4.18	—	—	—	—	1 100	1 000	—	—
3 岁~	—	—	5.23	5.02	—	—	—	—	1 250	1 200	—	—
4 岁~	—	—	5.44	5.23	—	—	—	—	1 300	1 250	—	—
5 岁~	—	—	5.86	5.44	—	—	—	—	1 400	1 300	—	—
6 岁~	5.86	5.23	6.96	6.07	7.53	6.90	1 400	1 250	1 600	1 450	1 800	1 650
7 岁~	6.28	5.65	7.11	6.49	7.95	7.32	1 500	1 350	1 700	1 550	1 900	1 750
8 岁~	6.90	6.07	7.47	7.11	8.79	7.95	1 650	1 450	1 850	1 700	2 100	1 900
9 岁~	7.32	6.49	8.37	7.53	9.41	8.37	1 750	1 550	2 000	1 800	2 250	2 000
10 岁~	7.53	6.90	8.58	7.95	9.62	9.00	1 800	1 650	2 050	1 900	2 300	2 150

续表

人群	能量/MJ·d⁻¹						能量/kcal·d⁻¹					
	身体活动水平(轻)		身体活动水平(中)		身体活动水平(重)		身体活动水平(轻)		身体活动水平(中)		身体活动水平(重)	
	男	女	男	女	男	女	男	女	男	女	男	女
11 岁 ~	8.58	7.53	9.83	8.58	10.88	9.62	2 050	1 800	2 350	2 050	2 600	2 300
14 岁 ~	10.46	8.37	11.92	9.62	13.39	10.67	2 500	2 000	2 850	2 300	3 200	2 550
18 岁 ~	9.41	7.53	10.88	8.79	12.55	10.04	2 250	1 800	2 600	2 100	3 000	2 400
50 岁 ~	8.79	7.23	10.25	8.58	11.72	9.83	2 100	1 750	2 450	2 050	2 800	2 350
65 岁 ~	8.58	7.11	9.83	8.16	—	—	2 050	1 700	2 350	1 950	—	—
80 岁 ~	7.95	6.28	9.20	7.32	—	—	1 900	1 500	2 200	1 750	—	—
孕妇(早)	—	+0[b]	—	+0	—	+0	—	+0	—	+0	—	+0
孕妇(中)	—	+1.26	—	+1.26	—	+1.26	—	+300	—	+300	—	+300
孕妇(晚)	—	+1.88	—	+1.88	—	+1.88	—	+450	—	+450	—	+450
乳母	—	+2.09	—	+2.09	—	+2.09	—	+500	—	+500	—	+500

注:① a——未制订参考值者用“—”表示。
② b——“+”表示在同龄人群参考值基础上额外增加量。

表 2 中国居民膳食蛋白质参考摄入量(DRIs)

人群	EAR/g·d⁻¹		RNI/g·d⁻¹	
	男	女	男	女
0 岁 ~	—[a]	—	9(AI)	9(AI)
0.5 岁 ~	15	15	20	20
1 岁 ~	20	20	25	25
2 岁 ~	20	20	25	25
3 岁 ~	25	25	30	30
4 岁 ~	25	25	30	30
5 岁 ~	25	25	30	30
6 岁 ~	25	25	35	35
7 岁 ~	30	30	40	40
8 岁 ~	30	30	40	40
9 岁 ~	40	40	45	45
10 岁 ~	40	40	50	50
11 岁 ~	50	45	60	55
14 岁 ~	60	50	75	60
18 岁 ~	60	50	65	55
50 岁 ~	60	50	65	55
65 岁 ~	60	50	65	55
80 岁 ~	60	50	65	55
孕妇(早)	—	+0[b]	—	+0
孕妇(中)	—	+10	—	+15
孕妇(晚)	—	+25	—	+30
乳母	—	+20	—	+25

注:① a——未制订参考值者用“—”表示。

② b——“+”表示在同龄人群参考值基础上额外增加量。

表 3 中国居民膳食碳水化合物、脂肪酸参考摄入量(DRIs)

人群	总碳水化合物 /g·d^{-1}	亚油酸 /(%E[b])	α-亚麻酸 /(%E)	EPA+DHA /g·d^{-1}
	EAR	AI	AI	AI
0 岁~	60(AI)	7.3(0.15g[c])	0.87	0.10[d]
0.5 岁~	85(AI)	6.0	0.66	0.10
1 岁~	120	4.0	0.60	0.10
4 岁~	120	4.0	0.60	—
7 岁~	120	4.0	0.60	—
11 岁~	150	4.0	0.60	—
14 岁~	150	4.0	0.60	—
18 岁~	120	4.0	0.60	—
50 岁~	120	4.0	0.60	—
65 岁~	—[a]	4.0	0.60	—
80 岁~	—	4.0	0.60	—
孕妇(早)	130	4.0	0.60	0.25(0.20)
孕妇(中)	130	4.0	0.60	0.25(0.20)
孕妇(晚)	130	4.0	0.60	0.25(0.20)
乳母	160	4.0	0.60	0.25(0.20)

注:① a——未制订参考值者用“—”表示。

② b——%E 为占能量的百分比。

③ c——为花生四烯酸。

④ d——DHA。

⑤ 我国 2 岁以上儿童及成人膳食中来源于食品工业加工产生的反式脂肪酸的 UL<1%E。

表 4 中国居民膳食常量元素参考摄入量(DRIs)

人群	钙/mg·d^{-1}			磷/mg·d^{-1}			钾/mg·d^{-1}		钠/mg·d^{-1}		镁/mg·d^{-1}		氯/mg·d^{-1}
	EAR	RNI	UL	EAR	RNI	UL[c]	AI	PI	AI	PI	EAR	RNI	AI
0 岁 ~	—[a]	200(AI)	1 000	—	100(AI)	—	350	—	170	—	—	20(AI)	260
0.5 岁 ~	—	250(AI)	1 500	—	180(AI)	—	550	—	350	—	—	65(AI)	550
1 岁 ~	500	600	1 500	250	300	—	900	—	700	—	110	140	1 100
4 岁 ~	650	800	2 000	290	350	—	1 200	2 100	900	1 200	130	160	1 400
7 岁 ~	800	1 000	2 000	400	470	—	1 500	2 800	1 200	1 500	180	220	1 900
11 岁 ~	1 000	1 200	2 000	540	640	—	1 900	3 400	1 400	1 900	250	300	2 200
14 岁 ~	800	1 000	2 000	590	710	—	2 200	3 900	1 600	2 200	270	320	2 500
18 岁 ~	650	800	2 000	600	720	3 500	2 000	3 600	1 500	2 000	280	330	2 300
50 岁 ~	800	1 000	2 000	600	720	3 500	2 000	3 600	1 400	1 900	280	330	2 200
65 岁 ~	800	1 000	2 000	590	700	3 000	2 000	3 600	1 400	1 800	270	320	2 200
80 岁 ~	800	1 000	2 000	560	670	3 000	2 000	3 600	1 300	1 700	260	310	2 000
孕妇(早)	+0[b]	+0	2 000	+0	+0	3 500	+0	3 600	+0	2 000	+30	+40	+0
孕妇(中)	+160	+200	2 000	+0	+0	3 500	+0	3 600	+0	2 000	+30	+40	+0
孕妇(晚)	+160	+200	2 000	+0	+0	3 500	+0	3 600	+0	2 000	+30	+40	+0
乳母	+160	+200	2 000	+0	+0	3 500	+400	3 600	+0	2 000	+0	+0	+0

注:① a——未制订参考值者用“—”表示。

② b——“+”表示在同龄人群参考值基础上额外增加量。

③ c——有些营养素未制订可耐受最高摄入量,主要是研究资料不充分,并不表示过量摄入没有健康风险。

表 5　中国居民膳食微量元素参考摄入量(DRIs)

人群	铁/mg·d⁻¹					碘/μg·d⁻¹			锌/mg·d⁻¹					硒/μg·d⁻¹			铜/mg·d⁻¹			氟/mg·d⁻¹		铬/μg·d⁻¹	锰/mg·d⁻¹		钼/μg·d⁻¹		
	EAR		RNI		UL[c]	EAR	RNI	UL	EAR		RNI		UL	EAR	RNI	UL	EAR	RNI	UL	AI	UL	AI	AI	UL	EAR	RNI	UL
	男	女	男	女					男	女	男	女															
0 岁 ~	—[a]		0.3(AI)		—	—	85(AI)	—	—		2.0(AI)		—	—	15(AI)	55	—	0.3(AI)	—	0.01	—	0.2	0.01	—	—	2(AI)	—
0.5 岁 ~	7		10		—	—	115(AI)	—	2.8		3.5		—	—	20(AI)	80	—	0.3(AI)	—	0.23	—	4.0	0.7	—	—	15(AI)	—
1 岁 ~	6		9		25	65	90	—	3.2		4.0		8	20	25	100	0.25	0.3	2	0.6	0.8	15	1.5	—	35	40	200
4 岁 ~	7		10		30	65	90	200	4.6		5.5		12	25	30	150	0.30	0.4	3	0.7	1.1	20	2.0	3.5	40	50	300
7 岁 ~	10		13		35	65	90	300	5.9		7.0		19	35	40	200	0.40	0.5	4	1.0	1.7	25	3.0	5.0	55	65	450
11 岁 ~	11	14	15	18	40	75	110	400	8.2	7.6	10.0	9.0	28	45	55	300	0.55	0.7	6	1.3	2.5	30	4.0	8.0	75	90	650
14 岁 ~	12	14	16	18	40	85	120	500	9.7	6.9	11.5	8.5	35	50	60	350	0.60	0.8	7	1.5	3.1	35	4.5	10	85	100	800
18 岁 ~	9	15	12	20	42	85	120	600	10.4	6.1	12.5	7.5	40	50	60	400	0.60	0.8	8	1.5	3.5	30	4.5	11	85	100	900
50 岁 ~	9	9	12	12	42	85	120	600	10.4	6.1	12.5	7.5	40	50	60	400	0.60	0.8	8	1.5	3.5	30	4.5	11	85	100	900
65 岁 ~	9	9	12	12	42	85	120	600	10.4	6.1	12.5	7.5	40	50	60	400	0.60	0.8	8	1.5	3.5	30	4.5	11	85	100	900
80 岁 ~	9	9	12	12	42	85	120	600	10.4	6.1	12.5	7.5	40	50	60	400	0.60	0.8	8	1.5	3.5	30	4.5	11	85	100	900
孕妇(早)	—	+0[b]	—	+0	42	+75	+110	600	—	+1.7	—	+2.0	40	+4	+5	400	+0.10	+0.1	8	+0	3.5	+1.0	+0.4	11	+7	+10	900
孕妇(中)	—	+4	—	+4	42	+75	+110	600	—	+1.7	—	+2.0	40	+4	+5	400	+0.10	+0.1	8	+0	3.5	+4.0	+0.4	11	+7	+10	900
孕妇(晚)	—	+7	—	+9	42	+75	+110	600	—	+1.7		+2.0	40	+4	+5	400	+0.10	+0.1	8	+0	3.5	+6.0	+0.4	11	+7	+10	900
乳母	—	+3		+4	42	+85	+120	600	—	+3.8	—	+2.0	40	+15	+18	400	+0.50	+0.6	8	+0	3.5	+7.0	+0.3	11	+3	+3	900

注:① a——未制订参考值者用"—"表示。

② b——"+"表示在同龄人群参考值基础上额外增加量。

③ c——有些营养素未制订可耐受最高摄入量,主要是研究资料不充分,并不表示过量摄入没有健康风险。

表 6 中国居民膳食脂溶性维生素参考摄入量(DRIs)

人群	维生素 A/μgRAE·d⁻¹					维生素 D/μg·d⁻¹			维生素 E/mgα-TE·d⁻¹		维生素 K/μg·d⁻¹
	EAR		RNI		UL	EAR	RNI	UL	AI	UL[c]	AI
	男	女	男	女							
0 岁~	—[a]		300(AI)		600	—	10(AI)	20	3	—	2
0.5 岁~	—		350(AI)		600	—	10(AI)	20	4	—	10
1 岁~	220		310		700	8	10	20	6	150	30
4 岁~	260		360		900	8	10	30	7	200	40
7 岁~	360		500		1 500	8	10	45	9	350	50
11 岁~	480	450	670	630	2 100	8	10	50	13	500	70
14 岁~	590	450	820	630	2 700	8	10	50	14	600	75
18 岁~	560	480	800	700	3 000	8	10	50	14	700	80
50 岁~	560	480	800	700	3 000	8	10	50	14	700	80
65 岁~	560	480	800	700	3 000	8	15	50	14	700	80
80 岁~	560	480	800	700	3 000	8	15	50	14	700	80
孕妇(早)	—	+0[b]	—	+0	3 000	+0	+0	50	+0	700	+0
孕妇(中)	—	+50	—	+70	3 000	+0	+0	50	+0	700	+0
孕妇(晚)	—	+50	—	+70	3 000	+0	+0	50	+0	700	+0
乳母	—	+400	—	+600	3 000	+0	+0	50	+3	700	+5

注:① a——未制订参考值者用"—"表示。

② b——"+"表示在同龄人群参考值基础上额外增加量。

③ c——有些营养素未制订可耐受最高摄入量,主要是因为研究资料不充分,并不表示过量摄入没有健康风险。

④ 视黄醇活性当量(RAE,μg)=膳食或补充剂来源全反式视黄醇(μg)+1/2 补充剂纯品全反式β-胡萝卜素(μg)+1/12 膳食全反式β-胡萝卜素(μg)+1/24 其他膳食维生素 A 原类胡萝卜素(μg)。

⑤ α-生育酚当量(α-TE,mg),膳食中总α-TE 当量(mg)=1×α-生育酚(mg)+0.5×β-生育酚(mg)+0.1×γ-生育酚(mg)+0 02×δ-生育酚(mg)+0.3×α-三烯生育酚(mg)。

表 7　中国居民膳食水溶性维生素参考摄入量(DRIs)

人群	维生素 B_1 /mg · d⁻¹ EAR 男	女	RNI 男	女	维生素 B_2 /mg · d⁻¹ EAR 男	女	RNI 男	女	维生素 B_6 /mg · d⁻¹ EAR	RNI	UL[f]	维生素 B_{12} /μg · d⁻¹ EAR	RNI	泛酸 /mg · d⁻¹ AI	叶酸 /(μgDFE · d⁻¹)[c] EAR	RNI	UL[d]	烟酸 /(mgNE · d⁻¹)[e] EAR 男	女	RNI 男	女	UL	烟酰胺 /mg·d⁻¹ UL	胆碱 /mg · d⁻¹ AI 男	女	UL	生物素 /μg · d⁻¹ AI	维生素 C /mg · d⁻¹ EAR	RNI	PI	UL
0 岁 ~	—[a]		0.1(AI)		—		0.4(AI)		—	0.2(AI)	—	—	0.3(AI)	1.7	—	65(AI)	—	—		2(AI)	0.2(AI)	—	—	120		—	5	—	40(AI)	—	—
0.5 岁 ~	—		0.3(AI)		—		0.5(AI)		—	0.4(AI)	—	—	0.6(AI)	1.9	—	100(AI)	—	—		3(AI)	0.2(AI)	—	—	150		—	9	—	40(AI)	—	—
1 岁 ~	0.5		0.6		0.5		0.6		0.5	0.6	20	0.8	1.0	2.1	130	160	300	5	5	6	6	10	100	200		1 000	17	35	40	—	400
4 岁 ~	0.6		0.8		0.6		0.7		0.6	0.7	25	1.0	1.2	2.5	150	190	400	7	6	8	8	15	130	250		1 000	20	40	50	—	600
7 岁 ~	0.8		1.0		0.8		1.0		0.8	1.0	35	1.3	1.6	3.5	210	250	600	9	8	11	10	20	180	300		1500	25	55	65	—	1 000
11 岁 ~	1.1	1.0	1.3	1.1	1.1	0.9	1.3	1.1	1.1	1.3	45	1.8	2.1	4.5	290	350	800	11	10	14	12	25	240	400		2 000	35	75	90	—	1400
14 岁 ~	1.3	1.1	1.6	1.3	1.3	1.0	1.5	1.2	1.2	1.4	55	2.0	2.4	5.0	320	400	900	14	11	16	13	30	280	500	400	2500	40	85	100	—	1800
18 岁 ~	1.2	1.0	1.4	1.2	1.2	1.0	1.4	1.2	1.2	1.4	60	2.0	2.4	5.0	320	400	1 000	12	10	15	12	35	310	500	400	3 000	40	85	100	200	2 000
50 岁 ~	1.2	1.0	1.4	1.2	1.2	1.0	1.4	1.2	1.3	1.6	60	2.0	2.4	5.0	320	400	1 000	12	10	14	12	35	310	500	400	3 000	40	85	100	200	2 000
65 岁 ~	1.2	1.0	1.4	1.2	1.2	1.0	1.4	1.2	1.3	1.6	60	2.0	2.4	5.0	320	400	1 000	11	9	14	11	35	300	500	400	3 000	40	85	100	200	2 000
80 岁 ~	1.2	1.0	1.4	1.2	1.2	1.0	1.4	1.2	1.3	1.6	60	2.0	2.4	5.0	320	400	1 000	11	8	13	10	30	280	500	400	3 000	40	85	100	200	2 000
孕妇(早)	—	+0[b]	—	+0	—	+0	—	+0	+0.7	0.8	60	+0.4	+0.5	+1.0	+200	+200	1 000	—	+0	—	+0	35	310	—	+20	3 000	+0	+0	+0	200	2 000
孕妇(中)	—	+0.1	—	+0.2	—	+0.1	—	+0.2	+0.7	0.8	60	+0.4	+0.5	+1.0	+200	+200	1 000	—	+0	—	+0	35	310	—	+20	3 000	+0	+10	+15	200	2 000
孕妇(晚)	—	+0.2	—	+0.3	—	+0.2	—	+0.3	+0.7	0.8	60	+0.4	+0.5	+1.0	+200	+200	1 000	—	+0	—	+0	35	310	—	+20	3 000	+0	+10	+15	200	2 000
乳母	—	+0.2	—	+0.3	—	+0.2	—	+0.3	+0.2	0.3	60	+0.6	+0.8	+2.0	+130	+150	1 000	—	+2	—	3	35	310	—	+120	3 000	+10	+40	+50	200	2 000

注:① a——未指订参考值者用"—"表示。
② b——" + "表示在同龄人群参考值基础上额外增加量。
③ c——叶酸当量(DFE,μg) = 天然食物来源叶酸(μg) + 1.7 × 合成叶酸(μg)。
④ d——合成叶酸摄入量上限,不包括天然食物来源的叶酸量。
⑤ e——烟酸当量(NE,mg) = 烟酸(mg) + 1/60 色氨酸(mg)。
⑥ f——有些营养素未制定可耐受最高摄入量,主要是因为研究资料不充分,并不表示过量摄入没有健康风险。

表 8 中国居民膳食宏量营养素可接受范围(AMDR)

人群	总碳水化合物/(%E[a])	添加糖/(%E)	总脂肪/(%E)	饱和脂肪酸 U-AMDR/(%E)	n-6多不饱和脂肪酸/(%E)	n-3多不饱和脂肪酸(%E)	EPA+DHA/g·d⁻¹
0岁~	—[b]	—	48(AI)	—	—	—	—
0.5岁~	—	—	40(AI)	—	—	—	—
1岁~	50~65	—	35(AI)	—	—	—	—
4岁~	50~65	<10	20~30	<8	—	—	—
7岁~	50~65	<10	20~30	<8	—	—	—
11岁~	50~65	<10	20~30	<8	—	—	—
14岁~	50~65	<10	20~30	<8	—	—	—
18岁~	50~65	<10	20~30	<10	2.5~9.0	0.5~2.0	0.25~2.0
50岁~	50~65	<10	20~30	<10	2.5~9.0	0.5~2.0	0.25~2.0
65岁~	50~65	<10	20~30	<10	2.5~9.0	0.5~2.0	0.25~2.0
80岁~	50~65	<10	20~30	<10	2.5~9.0	0.5~2.0	0.25~2.0
孕妇(早)	50~65	<10	20~30	<10	2.5~9.0	0.5~2.0	—
孕妇(中)	50~65	<10	20~30	<10	2.5~9.0	0.5~2.0	—
孕妇(晚)	50~65	<10	20~30	<10	2.5~9.0	0.5~2.0	—
乳母	50~65	<10	20~30	<10	2.5~9.0	0.5~2.0	—

注:① a——%E为占能量的百分比。

② b——未制定参考值者用"—"表示。

表 9 中国居民膳食水适宜摄入量(AI)

人群	饮水量[a]/L·d⁻¹		总摄入量[b]/L·d⁻¹	
	男	女	男	女
0岁~	—[d]		0.7[c]	
0.5岁~	—		0.9	
1岁~	—		1.3	
4岁~	0.8		1.6	
7岁~	1.0		1.8	
11岁~	1.3	1.1	2.3	2.0
14岁~	1.4	1.2	2.5	2.2
18岁~	1.7	1.5	3.0	2.7
50岁~	1.7	1.5	3.0	2.7

续表

人群	饮水量[a]/L·d⁻¹		总摄入量[b]/L·d⁻¹	
	男	女	男	女
65 岁 ~	1.7	1.5	3.0	2.7
80 岁 ~	1.7	1.5	3.0	2.7
孕妇(早)	—	+0.2[e]	—	+0.3
孕妇(中)	—	+0.2	—	+0.3
孕妇(晚)	—	+0.2	—	+0.3
乳母	—	+0.6	—	+1.1

注:① a——温和气候条件下,轻体力活动水平。如果在高温或进行中等以上身体活动时,应适当增加水摄入量。

② b——总摄入量包括食物中的水以及饮水中的水。

③ c——来自母乳。

④ d——未制定参考值者用"—"表示。

⑤ e——"+"表示在同龄人群参考值基础上额外增加量。

表 10 中国成人其他膳食成分特定建议值(SPL)和可耐受最高摄入量(UL)

其他膳食成分	SPL	UL
膳食纤维/g·d⁻¹	25(AI)	—[a]
植物甾醇/g·d⁻¹	0.9	2.4
植物甾醇酯/g·d⁻¹	1.5	3.9
番茄红素/mg·d⁻¹	18	70
叶黄素/mg·d⁻¹	10	40
原花青素/mg·d⁻¹	—	800
大豆异黄酮[b]/mg·d⁻¹	55	120
花色苷/mg·d⁻¹	50	—
氨基葡萄糖/mg·d⁻¹	1 000	—
硫酸或盐酸氨基葡萄糖/mg·d⁻¹	1 500	—
姜黄素/mg·d⁻¹	—	720

注:① a——未制定参考值者用"—"表示。

② b——指绝经后妇女。

[表 1 ~ 10 摘自中国营养学会编著. 中国居民膳食营养素参考摄入量速查手册(2013 版)]

(张金梅)

附录Ⅱ 常用食物一般营养成分表

食物名称	食部/%	水分/g	能量/kcal	蛋白质/g	脂肪/g	糖类/g	膳食纤维/g	灰分/g	维生素A/μgRE	胡萝卜素/μg	硫胺素/mg	核黄素/mg	尼克酸/mg	维生素C/mg	钙/mg	磷/mg	钾/mg	钠/mg	镁/mg	铁/mg	锌/mg	硒/μg	铜/mg	锰/mg
谷类及制品																								
小麦	100	10.0	317	11.9	1.3	75.2	10.8	1.6	—	—	0.40	0.10	4.0	—	34	325	289	6.8	4	5.1	2.33	4.05	0.43	3.10
小麦粉(标准粉)	100	12.7	344	11.2	1.5	73.6	2.1	1.0	—	—	0.28	0.08	2.0	—	31	188	190	3.1	50	3.5	1.64	5.36	0.42	1.56
小麦粉(富强粉)	100	12.7	350	10.3	1.1	75.2	0.6	0.7	—	—	0.17	0.06	2.0	—	27	114	128	2.7	32	2.7	0.97	6.88	0.26	0.77
挂面(标准粉)	100	12.4	344	10.1	0.7	76.0	1.6	0.8	—	—	0.19	0.04	2.5	—	14	153	157	150.0	51	3.5	1.22	9.90	0.44	1.28
挂面(精致龙须面)	100	11.9	347	11.2	0.5	74.7	0.2	1.7	—	—	0.18	0.03	2.5	—	26	137	109	292.8	48	2.3	0.87	14.28	0.33	0.81
面条(标准粉,切面)	100	29.7	280	8.5	1.6	59.5	1.5	0.7	—	—	0.35	0.10	3.1	—	13	142	161	3.4	61	2.6	1.07	0.40	0.20	1.35
面条(富强粉,切面)	100	29.2	285	9.3	1.1	59.9	0.4	0.5	—	—	0.18	0.04	2.2	—	24	92	102	1.5	29	2.0	0.83	17.30	0.14	0.56
花卷	100	45.7	211	6.4	1.0	45.6	1.5	1.3	—	—	Tr	0.02	1.1	—	19	72	83	95.0	12	0.4	—	6.17	0.09	—
烙饼(标准粉)	100	36.4	255	7.5	2.3	52.9	1.9	0.9	—	—	0.02	0.04	—	—	20	146	141	149.3	51	2.4	0.94	7.50	0.15	1.15
馒头(标准粉)	100	40.5	233	7.8	1.0	49.8	1.5	0.9	—	—	0.05	0.07	—	—	18	136	129	165.2	39	1.9	1.01	9.70	0.14	1.27
馒头(富强粉)	100	47.3	208	6.2	1.2	44.2	1.0	1.1	—	—	0.02	0.02	—	—	58	78	146	165.0	20	1.7	0.40	7.20	0.05	0.29
油饼	100	24.8	399	7.9	22.9	42.4	2.0	2.0	—	—	0.11	0.05	—	—	46	124	106	572.5	13	2.3	0.97	10.60	0.27	0.71

续表

食物名称	食部 /%	水分 /g	能量 /kcal	蛋白质 /g	脂肪 /g	糖类 /g	膳食纤维 /g	灰分 /g	维生素A /μgRE	胡萝卜素 /μg	硫胺素 /mg	核黄素 /mg	尼克酸 /mg	维生素C /mg	钙 /mg	磷 /mg	钾 /mg	钠 /mg	镁 /mg	铁 /mg	锌 /mg	硒 /μg	铜 /mg	锰 /mg
油条	100	21.8	386	6.9	17.6	51.0	0.9	2.7	—	—	0.01	0.07	0.7	—	6	77	227	585.2	19	1.0	0.75	8.60	0.19	0.52
稻米($\bar{x}$)	100	13.3	346	7.4	0.8	77.9	0.7	0.6	—	—	0.11	0.05	1.9	—	13	110	103	3.8	34	2.3	1.70	2.23	0.30	1.29
粳米(标一)	100	13.7	343	7.7	0.6	77.4	0.6	0.6	—	—	0.16	0.08	1.3	—	11	121	97	2.4	34	1.1	1.45	2.50	0.19	1.36
籼米(标一)	100	13.0	346	7.7	0.7	77.9	0.6	0.7	—	—	0.15	0.06	2.1	—	7	146	89	2.7	33	1.3	1.46	3.8	0.23	1.00
晚籼(标一)	100	13.5	345	7.9	0.7	77.3	0.5	0.6	—	—	0.17	0.05	1.7	—	9	140	112	1.5	53	1.2	1.52	2.83	0.16	1.11
黑米	100	14.3	333	9.4	2.5	72.2	3.9	1.6	—	—	0.33	0.13	7.9	—	12	356	256	7.1	147	1.6	3.80	3.20	0.15	1.72
香大米	100	12.9	346	12.7	0.9	72.4	0.6	1.1	—	—	—	0.08	2.6	—	8	106	49	21.5	12	5.1	0.69	4.60	0.52	1.75
糯米[江米]($\bar{x}$)	100	12.6	348	7.3	1.0	78.3	0.8	0.8	—	—	0.11	0.04	2.3	—	26	113	137	1.5	49	1.4	1.54	2.71	0.25	1.54
粳米饭(蒸)	100	70.6	117	2.6	0.3	26.2	0.2	0.3	—	—	—	0.03	2.0	—	7	62	39	3.3	20	2.2	1.36	0.40	0.08	0.85
籼米饭(蒸)	100	71.1	114	2.5	0.2	26.0	0.4	0.2	—	—	0.02	0.03	1.7	—	6	—	21	1.7	10	0.3	0.47	—	0.04	0.31
籼米粉[排米粉]	100	10.7	355	7.4	0.1	81.5	0.3	0.3	—	—	0.02	0.02	0.6	—	6	62	14	16.3	16	3.2	0.80	7.48	0.30	0.60
玉米(鲜)	46	71.3	106	4.0	1.2	22.8	2.9	0.7	—	—	0.16	0.11	1.8	16	—	117	238	1.1	32	1.1	0.90	1.63	0.09	0.22
玉米面(白)	100	13.4	340	8.0	4.5	73.1	6.2	1.0	—	—	0.34	0.06	3.0	—	12	187	276	0.5	111	1.3	1.22	1.58	0.23	0.40
玉米面(黄)	100	12.1	341	8.1	3.3	75.2	5.6	1.3	7	40	0.26	0.09	2.3	—	22	196	249	2.3	84	3.2	1.42	2.49	0.35	0.47
大麦[元麦]	100	13.1	307	10.2	1.4	73.3	9.9	2.0	—	—	0.43	0.14	3.9	—	66	381	49	—	158	6.4	4.36	9.80	0.63	1.23
小米	100	11.6	358	9.0	3.1	75.1	1.6	1.2	17	100	0.33	0.10	1.5	—	41	229	284	4.3	107	5.1	1.87	4.74	0.54	0.89
小米面	100	11.8	356	7.2	2.1	77.7	0.7	1.2	—	—	0.13	0.08	2.5	—	40	159	129	6.2	57	6.1	1.18	2.82	0.32	0.55
高粱米	100	10.3	351	10.4	3.1	74.7	4.3	1.5	—	—	0.29	0.10	1.6	—	22	329	281	6.3	129	6.3	1.64	2.83	0.53	1.22
荞麦	100	13.0	324	9.3	2.3	73.0	6.5	2.4	3	20	0.28	0.16	2.2	—	47	297	401	4.7	258	6.2	3.62	2.45	0.56	2.04

续表

食物名称	食部 /%	水分 /g	能量 /kcal	蛋白质 /g	脂肪 /g	糖类 /g	膳食纤维 /g	灰分 /g	维生素A /μgRE	胡萝卜素 /μg	硫胺素 /mg	核黄素 /mg	尼克酸 /mg	维生素C /mg	钙 /mg	磷 /mg	钾 /mg	钠 /mg	镁 /mg	铁 /mg	锌 /mg	硒 /μg	铜 /mg	锰 /mg
莜麦面	100	11.0	366	12.2	7.2	67.8	4.6	1.8	3	20	0.39	0.04	3.9	—	27	35	319	2.2	146	13.6	2.21	0.50	0.89	3.86
薯类、淀粉及制品																								
马铃薯[土豆,洋芋]	94	79.8	76	2.0	0.2	17.2	0.7	0.8	5	30	0.08	0.04	1.1	27	8	40	342	2.7	23	0.8	0.37	0.78	0.12	0.14
甘薯(白心)	86	72.6	104	1.4	0.2	25.2	1.0	0.6	37	220	0.07	0.04	0.6	24	24	46	174	58.2	17	0.8	0.22	0.63	0.16	0.21
甘薯(红心)	90	73.4	99	1.1	0.2	24.7	1.6	0.6	125	750	0.04	0.04	0.6	26	23	39	130	28.5	12	0.5	0.15	0.48	0.18	0.11
木薯	99	69.0	116	2.1	0.3	27.8	1.6	0.8	—	—	0.21	0.09	1.2	35	88	50	764	8.0	66	2.5	—	—	—	—
藕粉	100	6.4	372	0.2	…	93.0	0.1	0.4	—	—	…	0.01	0.4	—	8	9	35	10.8	2	17.9	0.15	2.10	0.22	0.28
粉条	100	14.3	337	0.5	0.1	84.2	0.6	0.9	—	—	0.01	…	0.1	—	35	23	18	9.6	11	5.2	0.83	2.18	0.18	0.16
干豆类及制品																								
黄豆[大豆]	100	10.2	359	35.0	16.0	34.2	15.5	4.6	37	220	0.41	0.20	2.1	—	191	465	1 503	2.2	199	8.2	3.34	6.16	1.35	2.26
青豆[青大豆]	100	9.5	373	34.5	16.0	35.4	12.6	4.6	132	790	0.41	0.18	3.0	—	200	395	718	1.8	128	8.4	3.18	5.62	1.38	2.25
豆腐(北)	100	80.0	98	12.2	4.8	2.0	0.5	1.0	5	30	0.05	0.03	0.3	—	138	158	106	7.3	63	2.5	0.63	1.55	0.22	0.69
豆腐(南)	100	87.9	57	6.2	2.5	2.6	0.2	0.8	—	—	0.02	0.04	1.0	—	116	90	154	3.1	36	1.5	0.59	2.62	0.14	0.44
豆腐(内酯)	100	89.2	49	5.0	1.9	3.3	0.4	0.6	—	—	0.06	0.03	0.3	—	17	57	95	6.4	24	0.8	0.55	0.81	0.13	0.26
豆浆	100	96.4	14	1.8	0.7	1.1	1.1	0.2	15	90	0.02	0.02	0.1	—	10	30	48	3.0	9	0.5	0.24	0.14	0.07	0.09
豆奶[豆乳]	100	94.0	30	2.4	1.5	1.8	…	0.3	—	—	0.02	0.06	0.3	—	23	35	92	3.2	7	0.6	0.24	0.73	5.57	0.11
豆腐卷	100	61.6	201	17.9	11.6	7.2	1.0	1.7	30	180	0.02	0.04	0.4	—	156	288	82	81.1	152	6.1	2.76	2.51	0.42	1.66
豆腐皮	100	16.5	409	44.6	17.4	18.8	0.2	2.7	—	—	0.31	0.11	1.5	—	116	318	536	9.4	111	13.9	3.81	2.26	1.86	3.51
腐竹	100	7.9	459	44.6	21.7	22.3	1.0	3.5	—	—	0.13	0.07	0.8	—	77	284	553	26.5	71	16.5	3.69	6.65	1.31	2.55

续表

食物名称	食部 /%	水分 /g	能量 /kcal	蛋白质 /g	脂肪 /g	糖类 /g	膳食纤维 /g	灰分 /g	维生素A /μgRE	胡萝卜素 /μg	硫胺素 /mg	核黄素 /mg	尼克酸 /mg	维生素C /mg	钙 /mg	磷 /mg	钾 /mg	钠 /mg	镁 /mg	铁 /mg	锌 /mg	硒 /μg	铜 /mg	锰 /mg
豆腐干($\bar{x}$)	100	65.2	140	16.2	3.6	11.5	0.8	3.5	—	—	0.03	0.07	0.3	—	308	273	140	76.5	64	4.9	1.76	0.02	0.77	1.31
豆腐干(香干)	100	69.2	151	15.8	7.8	5.1	0.8	2.1	7	40	0.04	0.03	0.3	—	299	219	99	234.1	88	5.7	1.59	3.15	0.41	1.19
素鸡	100	64.3	192	16.5	12.5	4.2	0.9	2.5	10	60	0.02	0.03	0.4	—	319	180	42	373.8	61	5.3	1.74	6.73	0.27	1.12
绿豆	100	12.3	316	21.6	0.8	62.0	6.4	3.3	22	130	0.25	0.11	2.0	—	81	337	787	3.2	125	6.5	2.18	4.28	1.08	1.11
赤小豆[红小豆]	100	12.6	309	20.2	0.6	63.4	7.7	3.2	13	80	0.16	0.11	2.0	—	74	305	860	2.2	138	7.4	2.20	3.80	0.64	1.33
蚕豆	100	13.2	335	21.6	1.0	61.5	1.7	2.7	—	—	0.09	0.13	1.9	2	31	418	1 117	86.0	57	8.2	3.42	1.30	0.99	1.09
豇豆	100	10.9	322	19.3	1.2	65.6	7.1	3.0	10	60	0.16	0.08	1.9	—	40	344	737	6.8	36	7.1	3.04	5.74	2.10	1.07
蔬菜类及制品																								
白萝卜[莱菔]	95	93.4	21	0.9	0.1	5.0	1.0	0.6	3	20	0.02	0.03	0.3	21	36	26	173	61.8	16	0.5	0.30	0.61	0.04	0.09
水萝卜[脆萝卜]	93	92.9	20	0.8	…	5.5	1.4	0.8	42	250	0.03	0.05	—	45	—	—	—	9.7	—	—	0.49	—	0.01	0.05
心里美萝卜	88	93.5	21	0.8	0.2	4.9	0.8	0.6	2	10	0.02	0.04	0.4	23	68	24	116	85.4	34	0.5	0.17	1.02	0.06	0.08
胡萝卜(红)[金笋]	96	89.2	37	1.0	0.2	8.8	1.1	0.8	688	4 130	0.04	0.03	0.6	13	32	27	190	71.4	14	1.0	0.23	0.63	0.08	0.24
胡萝卜(黄)	97	87.4	43	1.4	0.2	10.2	1.3	0.8	668	4 010	0.04	0.04	0.2	16	32	16	193	25.1	7	0.5	0.14	2.80	0.03	0.07
刀豆	92	89.0	36	3.1	0.3	7.0	1.8	0.6	37	220	0.05	0.07	1.0	15	49	57	209	8.5	29	4.6	0.84	0.88	0.09	0.45
豆角	96	90.0	30	2.5	0.2	6.7	2.1	0.6	33	200	0.05	0.07	0.9	18	29	55	207	3.4	35	1.5	0.54	2.16	0.15	0.41
荷兰豆	88	91.9	27	2.5	0.3	4.9	1.4	0.4	80	480	0.09	0.04	0.7	16	51	19	116	8.8	16	0.9	0.50	0.42	0.06	0.48
毛豆[青豆]	53	69.6	123	13.1	5.0	10.5	4.0	1.8	22	130	0.15	0.07	1.4	27	135	188	478	3.9	70	3.5	1.73	2.48	0.54	1.20
黄豆芽	100	88.8	44	4.5	1.6	4.5	1.5	0.6	5	30	0.04	0.07	0.6	8	21	74	160	7.2	21	0.9	0.54	0.96	0.14	0.34
绿豆芽	100	94.6	18	2.1	0.1	2.9	0.8	0.3	3	20	0.05	0.06	0.5	6	9	37	68	4.4	18	0.6	0.35	0.50	0.10	0.10

续表

食物名称	食部	水分	能量	蛋白质	脂肪	糖类	膳食纤维	灰分	维生素A	胡萝卜素	硫胺素	核黄素	尼克酸	维生素C	钙	磷	钾	钠	镁	铁	锌	硒	铜	锰
	/%	/g	/kcal	/g	/g	/g	/g	/g	/μgRE	/μg	/mg	/mg	/mg	/mg	/mg	/mg	/mg	/mg	/mg	/mg	/mg	/μg	/mg	/mg
豌豆苗	86	89.6	34	4.0	0.8	4.6	1.9	1.0	445	2 667	0.05	0.11	1.1	67	40	67	222	18.5	21	4.2	0.77	1.09	0.20	0.76
茄子($\bar{x}$)	93	93.4	21	1.1	0.2	4.9	1.3	0.4	8	50	0.02	0.04	0.6	5	24	23	142	5.4	13	0.5	0.23	0.48	0.10	0.13
番茄[西红柿]	97	94.4	19	0.9	0.2	4.0	0.5	0.5	92	550	0.03	0.03	0.6	19	10	23	163	5.0	9	0.4	0.13	0.15	0.06	0.08
甜椒[柿子椒]	82	93.0	22	1.0	0.2	5.4	1.4	0.4	57	340	0.03	0.03	0.9	72	14	20	142	3.3	12	0.8	0.19	0.38	0.09	0.12
佛手瓜[棒瓜]	100	94.3	16	1.2	0.1	3.8	1.2	0.6	3	20	0.01	0.10	0.1	8	17	18	76	1.0	10	0.1	0.08	1.45	0.02	0.03
黄瓜[胡瓜]	92	95.8	15	0.8	0.2	2.9	0.5	0.3	15	90	0.02	0.03	0.2	9	24	24	102	4.9	15	0.5	0.18	0.38	0.05	0.06
苦瓜[凉瓜]	81	93.4	19	1.0	0.1	4.9	1.4	0.6	17	100	0.03	0.03	0.4	56	14	35	256	2.5	18	0.7	0.36	0.36	0.06	0.16
南瓜[倭瓜]	85	93.5	22	0.7	0.1	5.3	0.8	0.4	148	890	0.03	0.04	0.4	8	16	24	145	0.8	8	0.4	0.14	0.46	0.03	0.08
西葫芦	73	94.9	18	0.8	0.2	3.8	0.6	0.3	5	30	0.01	0.03	0.2	6	15	17	92	5.0	9	0.3	0.12	0.28	0.03	0.04
蒜黄	97	93.0	21	2.5	0.2	3.8	1.4	0.5	47	280	0.05	0.07	0.6	18	24	58	168	7.8	16	1.3	0.33	0.79	0.09	0.25
蒜苗	82	88.9	37	2.1	0.4	8.0	1.8	0.6	47	280	0.11	0.08	0.5	35	29	44	226	5.1	18	1.4	0.46	1.24	0.05	0.17
大葱	82	91.0	30	1.7	0.3	6.5	1.3	0.5	10	60	0.03	0.05	0.5	17	29	38	144	4.8	19	0.7	0.40	0.67	0.08	0.28
小葱	73	92.7	24	1.6	0.4	4.9	1.4	0.4	140	840	0.05	0.06	0.4	21	72	26	143	10.4	18	1.3	0.35	1.06	0.06	0.16
洋葱[葱头]	90	89.2	39	1.1	0.2	9.0	0.9	0.5	3	20	0.03	0.03	0.3	8	24	39	147	4.4	15	0.6	0.23	0.92	0.05	0.14
韭菜	90	91.8	26	2.4	0.4	4.6	1.4	0.8	235	1 410	0.02	0.09	0.8	24	42	38	247	8.1	25	1.6	0.43	1.38	0.08	0.43
大白菜($\bar{x}$)	87	94.6	17	1.5	0.1	3.2	0.8	0.6	20	120	0.04	0.05	0.6	31	50	31	—	57.5	11	0.7	0.38	0.49	0.05	0.15
小白菜	81	94.5	15	1.5	0.3	2.7	1.1	1.0	280	1 680	0.02	0.09	0.7	28	90	36	178	73.5	18	1.9	0.51	1.17	0.08	0.27
油菜	87	92.9	23	1.8	0.5	3.8	1.1	1.0	103	620	0.04	0.11	0.7	36	108	39	210	55.8	22	1.2	0.33	0.79	0.06	0.23
菜花[花椰菜]	82	92.4	24	2.1	0.2	4.6	1.2	0.7	5	30	0.03	0.08	0.6	61	23	47	200	31.6	18	1.1	0.38	0.73	0.05	0.17

续表

食物名称	食部	水分	能量	蛋白质	脂肪	糖类	膳食纤维	灰分	维生素A	胡萝卜素	硫胺素	核黄素	尼克酸	维生素C	钙	磷	钾	钠	镁	铁	锌	硒	铜	锰
	/%	/g	/kcal	/g	/g	/g	/g	/g	/μgRE	/μg	/mg	/mg	/mg	/mg	/mg	/mg	/mg	/mg	/mg	/mg	/mg	/μg	/mg	/mg
西蓝花[绿菜花]	83	90.3	33	4.1	0.6	4.3	1.6	0.7	1 202	7 210	0.09	0.13	0.9	51	67	72	17	18.8	17	1.0	0.78	0.70	0.03	0.24
菠菜[赤根菜]	89	91.2	24	2.6	0.3	4.5	1.7	1.4	487	2 920	0.04	0.11	0.6	32	66	47	311	85.2	58	2.9	0.85	0.97	0.10	0.66
芹菜[旱芹]	66	94.2	14	0.8	0.1	3.9	1.4	1.0	10	60	0.01	0.08	0.4	12	48	50	154	73.8	10	0.8	0.46	0.47	0.09	0.17
生菜[油麦菜]	81	95.7	15	1.4	0.4	2.1	0.6	0.4	60	360	Tr	0.10	0.2	20	70	31	100	80.0	29	1.2	0.43	1.55	0.08	0.15
莴笋[莴苣]	62	95.5	14	1.0	0.1	2.8	0.6	0.6	25	150	0.02	0.02	0.5	4	23	48	212	36.5	19	0.9	0.33	0.54	0.07	0.19
竹笋	63	92.8	19	2.6	0.2	3.6	1.8	0.8	—	—	0.08	0.08	0.6	5	9	64	389	0.4	1	0.5	0.33	0.04	0.09	1.14
藕[莲藕]	88	80.5	70	1.9	0.2	16.4	1.2	1.0	3	20	0.09	0.03	0.3	44	39	58	243	44.2	19	1.4	0.23	0.39	0.1	1.30
山药[大薯]	83	84.8	56	1.9	0.2	12.4	0.8	0.7	3	20	0.05	0.02	0.3	5	16	34	213	18.6	20	0.3	0.27	0.55	0.24	0.12
芋头[芋艿]	84	78.6	79	2.2	0.2	18.1	1.0	0.9	27	160	0.06	0.05	0.7	6	36	55	378	33.1	23	1.0	0.49	1.45	0.37	0.30
香椿[香椿芽]	76	85.2	47	1.7	0.4	10.9	1.8	1.8	117	700	0.07	0.12	0.9	40	96	147	172	4.6	36	3.9	2.25	0.42	0.09	0.35
苜蓿[金花菜]	100	81.8	60	3.9	1.0	10.9	2.1	2.4	440	2 640	0.10	0.73	2.2	118	713	78	497	5.8	61	9.7	2.01	8.53	—	0.79
菌藻类																								
金针菇[智力菇]	100	90.2	26	2.4	0.4	6.0	2.7	1.0	5	30	0.15	0.19	4.1	2	—	97	195	4.3	17	1.4	0.39	0.28	0.14	0.10
蘑菇(鲜蘑)	99	92.4	20	2.7	0.1	4.1	2.1	0.7	2	10	0.08	0.35	4.0	2	6	94	312	8.3	11	1.2	0.92	0.55	0.49	0.11
木耳(干)[黑木耳]	100	15.5	205	12.1	1.5	65.6	29.9	5.3	17	100	0.17	0.44	2.5	—	247	292	757	48.5	152	97.4	3.18	3.72	0.32	8.86
香菇[香蕈,冬菇]	100	91.7	19	2.2	0.3	5.2	3.3	0.6	—	—	Tr	0.08	2.0	1	2	53	20	1.4	11	0.3	0.66	2.58	0.12	0.25
海带(干)[昆布]	98	70.5	77	1.8	0.1	23.4	6.1	4.2	40	240	0.01	0.10	0.8	…	348	52	761	327.4	129	4.7	0.65	5.84	0.14	1.14
水果类及制品																								
苹果($\bar{x}$)	76	85.9	52	0.2	0.2	13.5	1.2	0.2	3	20	0.06	0.02	0.2	4	4	12	119	1.6	4	0.6	0.19	0.12	0.06	0.03

续表

食物名称	食部 /%	水分 /g	能量 /kcal	蛋白质 /g	脂肪 /g	糖类 /g	膳食纤维 /g	灰分 /g	维生素A /μgRE	胡萝卜素 /μg	硫胺素 /mg	核黄素 /mg	尼克酸 /mg	维生素C /mg	钙 /mg	磷 /mg	钾 /mg	钠 /mg	镁 /mg	铁 /mg	锌 /mg	硒 /μg	铜 /mg	锰 /mg
梨($\bar{x}$)	82	85.8	44	0.4	0.2	13.3	3.1	0.3	6	33	0.03	0.06	0.3	6	9	14	92	2.1	8	0.5	0.46	1.14	0.62	0.07
红果[山里红]	76	73.0	95	0.5	0.6	25.1	3.1	0.8	17	100	0.02	0.02	0.4	53	52	24	299	5.4	19	0.9	0.28	1.22	0.11	0.24
桃($\bar{x}$)	86	86.4	48	0.9	0.1	12.2	1.3	0.4	3	20	0.01	0.03	0.7	7	6	20	166	5.7	7	0.8	0.34	0.24	0.05	0.07
李子	91	90.0	36	0.7	0.2	8.7	0.9	0.4	25	150	0.03	0.02	0.4	5	8	11	144	3.8	10	0.6	0.14	0.23	0.04	0.16
杏	91	89.4	36	0.9	0.1	9.1	1.3	0.5	75	450	0.02	0.03	0.6	4	14	15	226	2.3	11	0.6	0.20	0.20	0.11	0.06
枣(鲜)	87	67.4	122	1.1	0.3	30.5	1.9	0.7	40	240	0.06	0.09	0.9	243	22	23	375	1.2	25	1.2	1.52	0.80	0.06	0.32
枣(干)	80	26.9	264	3.2	0.5	67.8	6.2	1.6	2	10	0.04	0.16	0.9	14	64	51	524	6.2	36	2.3	0.65	1.02	0.27	0.39
葡萄($\bar{x}$)	86	88.7	43	0.5	0.2	10.3	0.4	0.3	8	50	0.04	0.02	0.2	25	5	13	104	1.3	8	0.4	0.18	0.20	0.09	0.06
葡萄干	100	11.6	341	8.5	0.4	83.4	1.6	2.1	—	—	0.09	—	—	5	52	90	995	19.1	45	9.1	0.18	2.74	0.48	0.39
石榴($\bar{x}$)	57	79.1	63	1.4	0.2	18.7	4.8	0.6	—	—	0.05	0.03	—	9	9	71	231	0.9	16	0.3	0.19	—	0.14	0.17
柿	87	80.6	71	0.4	0.1	18.5	1.4	0.4	20	120	0.02	0.02	0.3	30	9	23	151	0.8	19	0.2	0.08	0.24	0.06	0.50
中华猕猴桃	83	83.4	56	0.8	0.6	14.5	2.6	0.7	22	130	0.05	0.02	0.3	62	27	26	144	10.0	12	1.2	0.57	0.28	1.87	0.73
草莓[洋莓]	97	91.3	30	1.0	0.2	7.1	1.1	0.4	5	30	0.02	0.03	0.3	47	18	27	131	4.2	12	1.8	0.14	0.70	0.04	0.49
橙	74	87.4	47	0.8	0.2	11.1	0.6	0.5	27	160	0.05	0.04	0.3	33	20	22	159	1.2	14	0.4	0.14	0.31	0.03	0.05
柑橘($\bar{x}$)	77	86.9	51	0.7	0.2	11.9	0.4	0.3	148	890	0.08	0.04	0.4	28	35	18	154	1.4	11	0.2	0.08	0.30	0.04	0.14
芦柑	77	88.5	43	0.6	0.2	10.3	0.6	0.4	87	520	0.02	0.03	0.2	19	45	25	54	—	45	1.3	0.10	0.07	0.10	0.03
芭蕉[甘蕉]	68	68.9	109	1.2	0.1	28.9	3.1	0.9	—	—	0.02	0.02	0.6	—	6	18	330	1.3	29	0.3	0.16	0.81	0.10	0.78
菠萝[凤梨]	68	88.4	41	0.5	0.1	10.8	1.3	0.2	3	20	0.04	0.02	0.2	18	12	9	113	0.8	8	0.6	0.14	0.24	0.07	1.04
荔枝	73	81.9	70	0.9	0.2	16.6	0.5	0.4	2	10	0.10	0.04	1.1	41	2	24	151	1.7	12	0.4	0.17	0.14	0.16	0.09

续表

食物名称	食部 /%	水分 /g	能量 /kcal	蛋白质 /g	脂肪 /g	糖类 /g	膳食纤维 /g	灰分 /g	维生素A /μgRE	胡萝卜素 /μg	硫胺素 /mg	核黄素 /mg	尼克酸 /mg	维生素C /mg	钙 /mg	磷 /mg	钾 /mg	钠 /mg	镁 /mg	铁 /mg	锌 /mg	硒 /μg	铜 /mg	锰 /mg
香蕉[甘蕉]	59	75.8	91	1.4	0.2	22.0	1.2	0.6	10	60	0.02	0.04	0.7	8	7	28	256	0.8	43	0.4	0.18	0.87	0.14	0.65
白金瓜	70	93	24	0.4	Tr	6.2	0.5	0.4	17	100	0.05	0.08	0.7	17	12	13	182	1.6	10	0.4	0.26	0.37	0.08	—
哈密瓜	71	91.0	32	0.5	0.1	7.9	0.2	0.5	153	920	…	0.01	…	12	4	19	190	26.7	19	…	0.13	1.10	0.01	0.01
甜瓜[香瓜]	78	92.9	26	0.4	0.1	6.2	0.4	0.4	5	30	0.02	0.03	0.3	15	14	17	139	8.8	11	0.7	0.09	0.40	0.04	0.04
西瓜($\bar{x}$)	56	93.3	25	0.6	0.1	5.8	0.3	0.2	75	450	0.02	0.03	0.2	6	8	9	87	3.2	8	0.3	0.10	0.17	0.05	0.05
坚果、种子类																								
山核桃(干)	24	2.2	601	18.0	50.4	26.2	7.4	3.2	5	30	0.16	0.09	0.5	—	57	521	237	250.7	306	6.8	6.42	0.87	2.14	8.16
栗子(熟)[板栗]	78	46.6	212	4.8	1.5	46.0	1.2	1.1	40	240	0.19	0.13	1.2	36	15	91	—	—	—	1.7	—	—	—	—
松子(炒)	31	3.6	619	14.1	58.5	21.4	12.4	2.4	5	30	…	0.11	3.8	…	161	227	612	3.0	186	5.2	5.49	0.62	1.21	7.40
花生仁(生)	100	6.9	563	24.8	44.3	21.7	5.5	2.3	5	30	0.72	0.13	17.9	2	39	324	587	3.6	178	2.1	2.50	3.94	0.95	1.25
葵花子(生)	50	2.4	597	23.9	49.9	19.1	6.1	4.7	5	30	0.36	0.20	4.8	…	72	238	562	5.5	264	5.7	6.03	1.21	2.51	1.95
南瓜子(炒)[白瓜子]	68	4.1	574	36.0	46.1	7.9	4.1	5.9	—	—	0.08	0.16	3.3	—	37	—	672	15.8	376	6.5	7.12	27.03	1.44	3.85
畜肉类及制品																								
猪肉(肥肉)($\bar{x}$)	100	46.8	395	13.2	37.0	2.4	—	0.6	18	—	0.22	0.16	3.5	—	6	162	204	59.4	16	1.6	2.06	11.97	0.06	0.03
猪肉(里脊)	100	70.3	155	20.2	7.9	0.7	—	0.9	5	—	0.47	0.12	5.2	—	6	184	317	43.2	28	1.5	2.30	5.25	0.16	0.03
猪肉(瘦)	100	71.0	143	20.3	6.2	1.5	—	1.0	44	—	0.54	0.10	5.3	—	6	189	305	57.5	25	3.0	2.99	9.50	0.11	0.03
猪蹄	60	58.2	260	22.6	18.8	0	—	0.4	3	—	0.05	0.10	1.5	—	33	33	54	101.0	5	1.1	1.14	5.85	0.09	0.01
猪肝	99	70.7	129	19.3	3.5	5	—	1.5	4 972	—	0.21	2.08	15.2	20	6	310	235	68.6	24	22.6	5.78	19.21	0.65	0.26
火腿肠	100	57.4	212	14.0	10.4	15.6	—	2.6	5	—	0.26	0.43	2.3	—	9	187	217	771.2	22	4.5	3.22	9.20	0.36	0.14

续表

食物名称	食部	水分	能量	蛋白质	脂肪	糖类	膳食纤维	灰分	维生素A	胡萝卜素	硫胺素	核黄素	尼克酸	维生素C	钙	磷	钾	钠	镁	铁	锌	硒	铜	锰
	/%	/g	/kcal	/g	/g	/g	/g	/g	/μgRE	/μg	/mg	/mg	/mg	/mg	/mg	/mg	/mg	/mg	/mg	/mg	/mg	/μg	/mg	/mg
牛肉(肥瘦)($\bar{x}$)	99	72.8	125	19.9	4.2	2.0	—	1.1	7	—	0.04	0.14	5.6	—	23	168	216	84.2	20	3.3	4.73	6.45	0.18	0.04
牛肉(瘦)	100	75.2	106	20.2	2.3	1.2	—	1.1	6	—	0.07	0.13	6.3	—	9	172	284	53.6	21	2.8	3.71	10.55	0.16	0.04
酱牛肉	100	50.7	246	31.4	11.9	3.2	—	2.8	11	—	0.05	0.22	4.4	—	20	178	148	869.2	27	4.0	7.12	4.35	0.14	0.25
羊肉(肥瘦)($\bar{x}$)	90	65.7	203	19.0	14.1	0	—	1.2	22	—	0.05	0.14	4.5	—	6	146	232	80.6	20	2.3	3.22	32.20	0.75	0.02
羊肉(瘦)	90	74.2	118	20.5	3.9	0.2	—	1.2	11	—	0.15	0.16	5.2	—	9	196	403	69.4	22	3.9	6.06	7.18	0.12	0.03
羊肉串(电烤)	100	52.8	234	26.4	11.6	6.0	—	3.2	42	—	0.03	0.32	5.8	—	52	230	430	796.3	54	6.7	4.94	6.73	0.16	0.30
禽肉类及制品																								
鸡($\bar{x}$)	66	69.0	167	19.3	9.4	1.3	—	1.0	48	—	0.05	0.09	5.6	—	9	156	251	63.3	19	1.4	1.09	11.75	0.07	0.03
鸡胸脯肉	100	72.0	133	19.4	5.0	2.5	—	1.1	16	—	0.07	0.13	10.8	—	3	214	338	34.4	28	0.6	0.51	10.50	0.06	0.01
鸡翅	69	65.4	194	17.4	11.8	4.6	—	0.8	68	—	0.01	0.11	5.3	—	8	161	205	50.8	17	1.3	1.12	10.98	0.05	0.03
鸡腿	69	70.2	181	16.0	13.0	0	—	0.8	44	—	0.02	0.14	6.0	—	6	172	242	64.4	34	1.5	1.12	12.40	0.09	0.03
鸭($\bar{x}$)	68	63.9	240	15.5	19.7	0.2	—	0.7	52	—	0.08	0.22	4.2	—	6	122	191	69.0	14	2.2	1.33	12.25	0.21	0.06
乳类及制品																								
牛乳($\bar{x}$)	100	89.8	54	3.0	3.2	3.4	—	0.6	24	—	0.03	0.14	0.1	1	104	73	109	37.2	11	0.3	0.42	1.94	0.02	0.03
全脂速溶奶粉	100	2.3	466	19.9	18.9	54.0	—	4.9	272	—	0.08	0.80	0.5	7	659	571	541	247.6	73	2.9	2.16	7.98	0.12	0.05
酸奶($\bar{x}$)	100	84.7	72	2.5	2.7	9.3	—	0.8	26	—	0.03	0.15	0.2	1	118	85	150	39.8	12	0.4	0.53	1.71	0.03	0.02
蛋类及制品																								
鸡蛋($\bar{x}$)	88	74.1	144	13.3	8.8	2.8	—	1.0	234	—	0.11	0.27	0.2	—	56	130	154	131.5	10	2.0	1.10	14.34	0.15	0.04
松花蛋(鸡蛋)	83	66.4	178	14.8	10.6	5.8	—	2.4	310	—	0.02	0.13	0.2	—	26	263	148	—	8	3.9	2.73	44.32	0.12	0.06

续表

食物名称	食部 /%	水分 /g	能量 /kcal	蛋白质 /g	脂肪 /g	糖类 /g	膳食纤维 /g	灰分 /g	维生素A /μgRE	胡萝卜素 /μg	硫胺素 /mg	核黄素 /mg	尼克酸 /mg	维生素C /mg	钙 /mg	磷 /mg	钾 /mg	钠 /mg	镁 /mg	铁 /mg	锌 /mg	硒 /μg	铜 /mg	锰 /mg
鹌鹑蛋	86	73.0	106	12.8	11.1	2.1	—	1.0	337	—	0.11	0.49	0.1	—	47	180	138	106.6	11	3.2	1.61	25.48	0.09	0.04
鱼虾蟹贝类																								
草鱼[草包鱼]	58	77.3	113	16.6	5.2	0	—	1.1	11	—	0.04	0.11	2.8	—	38	203	312	46.0	31	0.8	0.87	6.66	0.05	0.05
鲤鱼[鲤拐子]	54	76.7	109	17.6	4.1	0.5	—	1.1	25	—	0.03	0.09	2.7	—	50	204	334	53.7	33	1.0	2.08	15.38	0.06	0.05
鲢鱼[白鲢]	61	77.4	104	17.8	3.6	0	—	1.2	20	—	0.03	0.07	2.5	—	53	190	277	57.5	23	1.4	1.17	15.68	0.06	0.09
带鱼[刀鱼]	76	73.3	127	17.7	4.9	3.1	—	1.0	29	—	0.02	0.06	2.8	—	28	191	280	150.1	43	1.2	0.70	36.57	0.08	0.17
鲈鱼[鲈花]	58	76.5	105	18.6	3.4	0	—	1.5	19	—	0.03	0.17	3.1	—	138	242	205	144.1	37	2.0	2.83	33.06	0.05	0.04
对虾	61	76.5	93	18.6	0.8	2.8	—	1.3	15	—	0.01	0.07	1.7	—	62	228	215	165.2	43	1.5	2.38	33.72	0.34	0.12
虾皮	100	42.4	153	30.7	2.2	2.5	—	22.2	19	—	0.02	0.14	3.1	—	991	582	617	5 057.7	265	6.7	1.93	74.43	1.08	0.82

（截自杨月欣，王光亚，潘兴昌. 中国食物成分表2002. 北京：北京大学医学出版社，2002.）

（张金梅）

附录Ⅲ　营养与膳食课程标准

一、课程目标

通过本课程的学习,要求学生达到如下目标:

1. 掌握营养与膳食的基本知识、基本理论和基本技能。
2. 掌握各类食物的营养特点与合理营养的要求。
3. 掌握营养调查的方法及评价手段。
4. 熟悉医院膳食种类及肠内、肠外营养支持。
5. 熟悉膳食营养与各类常见病、多发病的关系及掌握它们的营养护理原则。
6. 了解改善营养的措施,并能对各类人群进行一定的营养宣教与指导。

二、课程对象

本门课程是高职高专护理专业学生的专业基础课程。随着社会对复合型人才需求的不断增多,对于其他专业类的学生,本课程亦可以作为其必修课程或选修课程。

三、课程性质及特点

“营养与膳食”是一门研究营养、膳食与人体健康关系的学科。合理的营养与膳食可预防疾病、促进健康、延长寿命,也可影响疾病的转归及预后。其主要内容包括热能与营养素、各类食物的营养价值、合理营养与膳食、营养调查、医院膳食、肠内与肠外营养、常见疾病的营养等领域。

四、前导课程

前导课程是“生物化学”;由于本课程涉及疾病的营养与膳食,最好在内科、外科等临床课程进行一段时间后开课。

五、课程大纲

总学时:34 +4

(一) 理论课程大纲

理论学时:34

绪论

第一章　热能与营养素

[教学重点]

营养与膳食的基本概念,热能与各种营养素的营养学意义、缺乏病、膳食来源及参考摄入量。

[建议课时]

10 学时

［授课章节及知识点］

1.1　热能

　　1.1.1　热能单位与热能系数

　　1.1.2　人体热能消耗

　　1.1.3　膳食热能来源与能量需要量

1.2　蛋白质

　　1.2.1　蛋白质的营养学意义

　　1.2.2　膳食蛋白质营养价值评价

　　1.2.3　蛋白质营养不良

　　1.2.4　膳食蛋白质来源与参考摄入量

1.3　脂质

　　1.3.1　脂质的营养学意义

　　1.3.2　膳食脂肪营养价值评价

　　1.3.3　脂质营养不良

　　1.3.4　膳食脂质来源与参考摄入量

1.4　糖类

　　1.4.1　糖类的分类

　　1.4.2　糖类的营养学意义

　　1.4.3　糖类营养不良

　　1.4.4　膳食糖类的来源与参考摄入量

1.5　膳食纤维

　　1.5.1　膳食纤维的分类

　　1.5.2　膳食纤维的营养学意义

　　1.5.3　膳食纤维营养不良

　　1.5.4　膳食纤维的来源与参考摄入量

1.6　维生素

　　1.6.1　概述

　　1.6.2　维生素 A

　　1.6.3　维生素 D

　　1.6.4　维生素 B_1

　　1.6.5　维生素 B_2

　　1.6.6　烟酸

　　1.6.7　维生素 C

　　1.6.8　其他几种常见维生素

1.7　矿物元素

　　1.7.1　概述

　　1.7.2　钙

　　1.7.3　铁

1.7.4 锌

1.7.5 碘

1.7.6 硒

1.8 水

1.8.1 水的生理功能

1.8.2 水的需要量

1.8.3 水的来源

第二章 各类食物的营养价值

［教学重点］

各类食物的营养特点以及加工烹调对各类食物营养价值的影响。

［建议课时］

4 学时

［授课章节及知识点］

2.1 食物的营养价值

2.1.1 食物的种类

2.1.2 食物营养价值及影响因素

2.1.3 评价食物营养价值的方法

2.2 谷类及薯类的营养价值

2.2.1 种类

2.2.2 谷粒结构与营养素分布

2.2.3 谷类的营养价值

2.2.4 薯类的营养价值

2.2.5 加工、烹调及储存对谷类营养价值的影响

2.3 动物性食物的营养价值

2.3.1 种类

2.3.2 畜肉、禽、鱼类的营养价值

2.3.3 奶及奶制品的营养价值

2.3.4 蛋类的营养价值

2.3.5 加工、烹调对动物性食物营养价值的影响

2.4 豆类及其制品的营养价值

2.4.1 种类

2.4.2 大豆的营养价值

2.4.3 其他豆类的营养价值

2.4.4 豆制品的营养价值

2.4.5 坚果类食物的营养价值

2.4.6 加工、烹调对豆类及其制品营养价值的影响

2.5 蔬菜、水果类的营养价值

2.5.1 种类

2.5.2 蔬菜、水果的营养价值

2.5.3 加工、烹调对蔬菜和水果营养价值的影响

2.5.4 野菜、野果的营养价值

2.6 纯热能食物

2.6.1 种类

2.6.2 纯热能食物的营养价值

2.7 其他食品

2.7.1 强化食品

2.7.2 绿色食品

2.7.3 保健食品

2.7.4 转基因食品

第三章 合理营养与膳食

[教学重点]

合理营养与平衡膳食的概念、要求,中国居民膳食指南内容。

[建议课时]

2 学时

[授课章节及知识点]

3.1 合理营养

3.1.1 合理营养的概念

3.1.2 合理营养的基本要求

3.2 合理的膳食调配

3.2.1 膳食中产热营养素的平衡

3.2.2 动物性食物与植物性食物之间的平衡

3.2.3 成碱性和成酸性食物的平衡

3.3 合理的膳食制度

3.3.1 膳食制度的制定原则

3.3.2 膳食的合理安排

3.4 膳食指南及平衡膳食宝塔

3.4.1 中国居民膳食指南

3.4.2 中国居民平衡膳食宝塔

第四章 营养调查

[教学重点]

营养调查的内容和方法。

[建议课时]

2 学时

[授课章节及知识点]

4.1 膳食调查

4.1.1 膳食调查方法

4.1.2 膳食调查的注意事项
4.2 营养状况体格检查
4.2.1 人体测量
4.2.2 营养缺乏症检查
4.3 人体营养水平的实验室检查
4.3.1 实验室检查的内容
4.3.2 实验室检查的项目
4.4 营养状况评价
4.4.1 膳食调查结果与营养状况评价
4.4.2 体格检查结果与营养状况评价
4.4.3 实验室检查结果与营养状况评价
4.4.4 营养状况的综合评价

第五章 医院膳食

[教学重点]

各类常见医院膳食的适应证、膳食调配原则。

[建议课时]

2 学时

[授课章节及知识点]

5.1 基本膳食
5.1.1 普通膳食
5.1.2 软食
5.1.3 半流质膳食
5.1.4 流质膳食
5.2 治疗膳食
5.2.1 治疗膳食的基本原则
5.2.2 常见的治疗膳食
5.3 试验膳食
5.3.1 潜血试验膳食
5.3.2 胆囊造影检查膳食
5.3.3 内生肌酐试验膳食
5.3.4 干膳食
5.3.5 纤维结肠镜检查膳食
5.3.6 葡萄糖耐量试验膳食
5.3.7 钙磷代谢试验膳食

第六章 肠内营养与肠外营养

[教学重点]

肠内营养与肠外营养的定义、输注途径、管饲方式、常见的并发症及其防治。

[建议课时]

4 学时

[授课章节及知识点]

6.1 肠内营养

6.1.1 肠内营养的适应证和禁忌证

6.1.2 肠内营养制剂

6.1.3 肠内营养的输注途径与管饲方式

6.1.4 肠内营养的并发症及其防治

6.2 肠外营养

6.2.1 肠外营养的适应证和禁忌证

6.2.2 肠外营养制剂

6.2.3 肠外营养的输注途径和输注方法

6.2.4 完全胃肠外营养的并发症及防治

6.2.5 全营养混合液的配制

第七章 营养、膳食与疾病

[教学重点]

各种常见病的营养护理原则与膳食调配、糖尿病病人食谱的计算方法、肿瘤病人的营养护理原则和膳食调配。

[建议课时]

10 学时

[授课章节及知识点]

7.1 胃肠道疾病的营养与膳食

7.1.1 消化性溃疡病人的营养与膳食

7.1.2 胃炎病人的营养与膳食

7.1.3 腹泻病人的营养与膳食

7.1.4 便秘病人的营养与膳食

7.2 肝、胆、胰疾病的营养与膳食

7.2.1 肝疾病病人的营养与膳食

7.2.2 胆结石和胆囊炎病人的营养与膳食

7.2.3 胰腺疾病病人的营养与膳食

7.3 心血管疾病的营养与膳食

7.3.1 冠心病病人的营养与膳食

7.3.2 原发性高血压病人的营养与膳食

7.4 肾疾病的营养与膳食

7.4.1 急性肾小球肾炎病人的营养与膳食

7.4.2 慢性肾小球肾炎病人的营养与膳食

7.4.3 肾病综合征病人的营养与膳食

7.4.4 急性肾损伤病人的营养与膳食

7.4.5 慢性肾衰竭病人的营养与膳食

7.5 代谢疾病的营养与膳食

7.5.1 糖尿病病人的营养与膳食

7.5.2 痛风病人的营养与膳食

7.5.3 肥胖症病人的营养与膳食

7.5.4 骨质疏松症病人的营养与膳食

7.6 创伤疾病的营养与膳食

7.6.1 概述

7.6.2 手术前后病人的营养与膳食

7.6.3 烧伤病人的营养与膳食

7.6.4 胃大部切除后病人的营养与膳食

7.7 营养、膳食与肿瘤

7.7.1 营养与肿瘤

7.7.2 膳食与肿瘤

7.7.3 肿瘤病人的膳食疗法

7.7.4 肿瘤病人的营养治疗

（二）实践课程大纲 实践学时:4

实践一 膳食调查

[实践重点]

熟悉膳食调查的方法、计算及评价。

[建议课时]

2 学时

[实践要求]

1. 计算调查人群平均每人每日热能以及各种营养素摄入情况。
2. 对调查人群膳食摄入情况进行分析评价，并提出改进建议。

实践二 常见疾病的营养宣教与指导

[实践重点]

熟悉常见疾病营养宣教的方法。

[建议课时]

2 学时

[实践要求]

1. 制定对某一具体病人进行营养宣教与指导的方案。
2. 对某一具体病人进行营养宣教与指导。

六、教学主要内容和建议学时分配表

章	教学内容	理论时数	实践时数	备注
	绪论	1		
一	热能与营养素	9		

续表

章	教学内容	理论时数	实践时数	备注
二	各类食物的营养价值	4		
三	合理营养与膳食	2		
四	营养调查	2	2	
五	医院膳食	2		
六	肠内营养与肠外营养	4		
七	营养、膳食与疾病	10	2	
合计		34	4	

七、考核方式及评分标准

考核目的:本课程主要考核评价学生对营养与膳食的理论知识理解以及对实践技能的掌握程度。

考核方式:本课程采用平时考核和期末闭卷考试相结合的形式进行。

成绩构成评分标准:平时成绩 20 分,期末考试 80 分,总计 100 分,具体标准如下:

考核项目一:

类型:个人作业

形式:膳食调查书面报告

字数:1 500 左右

分数:10

上交时间:营养调查授课结束后一周

考核项目二:

类型:小组作业

形式:小组制定的营养宣教与指导方案报告以及模拟实施演示

时间:30 min

分数:10

演示时间:全部课程结束后

考核项目三:

类型:期末考试(题型包括名词解释、填空题、单选题、是非题、问答题、论述或应用题等)

形式:闭卷

分数:80

考试时间:全部课程结束后

八、教学参考书目

孙长颢. 营养与食品卫生学[M]. 第 7 版. 北京:人民卫生出版社,2012.

葛可佑.中国营养科学全书[M].北京:人民卫生出版社,2004.

九、课程学习指导

绪论

第一章　热能与营养素

掌握膳食、营养、营养素、推荐摄入量(RNI)、热能系数、食物特殊动力作用、必需氨基酸、蛋白质消化率、生物价、蛋白质净利率、蛋白质互补作用、膳食纤维、必需脂肪酸维生素、宏量元素、微量元素等概念,掌握人体热能消耗的组成部分,掌握评价膳食蛋白质和脂类营养价值的主要指标,掌握影响钙、铁吸收的因素,熟悉各类营养素的营养学意义与缺乏病,熟悉各类营养素的膳食来源及参考摄入量,了解各类维生素的理化性质及营养状况鉴定。

第二章　各类食物的营养价值

掌握食物营养价值的定义及影响因素,掌握各类食物营养价值的特点,熟悉加工烹调对各类食物营养价值的影响,了解食物的种类。

第三章　合理营养与膳食

正确理解合理营养与平衡膳食的概念,掌握中国居民膳食指南,熟悉一般人群膳食调配的原则,了解合理营养的卫生要求。

第四章　营养调查

掌握营养调查的方法及其特点,熟悉营养状况的评价内容与方法。通过实践课程,掌握膳食营养素的计算方法及膳食调查的评价方法。

第五章　医院膳食

掌握各类常见医院膳食的适应证、膳食调配原则。

第六章　肠内营养与肠外营养

掌握肠内肠外营养的定义、输注途径、管饲方式、常见的并发症以及并发症的防治。

第七章　营养、膳食与疾病

掌握各种常见病的营养护理原则与膳食调配特点,掌握糖尿病病人食谱的计算方法,掌握肿瘤与各种营养素的关系、膳食中常见的致癌因素以及肿瘤病人的营养支持基本原则,熟悉肿瘤的膳食预防、影响肿瘤病人营养治疗的常见症状及其处理。通过实践课程,熟悉常见疾病营养宣教的方法。

（张金梅）

郑重声明

反盗版举报电话　(010) 58581897　58582371　58581879

反盗版举报传真　(010) 82086060

反盗版举报邮箱　dd@hep.com.cn

通信地址　北京市西城区德外大街4号　高等教育出版社法务部

邮政编码　100120